潍坊市中医院名家经验与名科传承系列丛书

中西医结合内分泌病例诊治精解

张金梅　曹　莹　王好杰　周肖萍　◎　主编

科学技术文献出版社
SCIENTIFIC AND TECHNICAL DOCUMENTATION PRESS
·北京·

图书在版编目（CIP）数据

中西医结合内分泌病例诊治精解 / 张金梅等主编 . 北京 : 科学技术文献出版社 , 2025. 3. --(潍坊市中医院名家经验与名科传承系列丛书). -- ISBN 978-7-5235-2142-7

Ⅰ . R58

中国国家版本馆 CIP 数据核字第 20243TB053 号

中西医结合内分泌病例诊治精解

策划编辑：孔荣华　戴小欢　责任编辑：张雪峰　张　睿　责任校对：彭　玉　责任出版：张志平

出 版 者　科学技术文献出版社
地　　址　北京市复兴路 15 号　邮编 100038
编 务 部　（010）58882938，58882087（传真）
发 行 部　（010）58882868，58882870（传真）
邮 购 部　（010）58882873
官方网址　www.stdp.com.cn
发 行 者　科学技术文献出版社发行　全国各地新华书店经销
印 刷 者　北京虎彩文化传播有限公司
版　　次　2025 年 3 月第 1 版　2025 年 3 月第 1 次印刷
开　　本　787×1092　1/16
字　　数　459 千
印　　张　20.25
书　　号　ISBN 978-7-5235-2142-7
定　　价　88.00 元

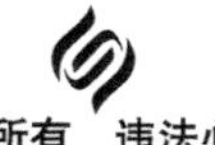

潍坊市中医院名家经验与名科传承系列丛书
编 委 会

主　编　王　冰　嵇克刚

副主编　李文清　杜　振　马小霞　张学正
　　　　衣晓娟　孙长岗　王永传　王　辉
　　　　季　波

编　委（按姓氏笔画排序）
　　　　于龙潭　毕洁亮　庄　静　孙衍果
　　　　李国楼　张亚男　张伦忠　张金梅
　　　　赵　秀　赵长林　赵曼丽　韩　森
　　　　蔺建春　谭　磊

《中西医结合内分泌病例诊治精解》
编 委 会

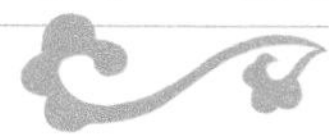

主　编　张金梅　曹　莹　王好杰　周肖萍

副主编　冯治芳　李美姬　邬宜君　刘丰娟
银　艳　王爱秋　王春风

编　委（按姓氏笔画排序）
王巧奕　匡　艺　吕　恋　刘鑫琦
纪银蕾　杜佳乐　余　晓　沈逸凡
周慧敏　康　鹭　董永娟　韩文琳
魏代浩

丛书序

中医药之学，肇启《黄帝内经》，历经《伤寒论》《本草纲目》等经典著作的传承与发展，已然成为中华民族文化宝库中的璀璨瑰宝。它承载了数千年来先贤们的深邃智慧与丰富实践，宛如一位悬壶济世的杏林圣手，不仅在疾病防治与健康养生领域发挥着不可替代的作用，更在全球健康舞台上展现着独特的价值与魅力。潍坊市中医院，作为一所集医疗、教学、科研、预防、保健于一体的综合性中医医院，始终秉持“厚德精医，仁爱济世”的崇高院训，以“护佑众生，关爱健康”为神圣使命，致力于“以人为本，传承创新，提升品位，打造一流”的宏伟战略，矢志不渝地传承中医药事业，推动医院迈向新的辉煌。

《潍坊市中医院名家经验与名科传承系列丛书》之编纂，乃我院“岐黄薪传”工程之重器，旨在系统总结我院名医大家的临床经验与学术思想，生动呈现潍坊市中医药发展的特色，深刻挖掘传统文化与人文精神。丛书辑录数十位名师之临证精粹，或发古方之新用，或融中西之优长，涵盖内、外、妇、儿诸科，医案翔实如鉴，理法方药粲然成章。此套丛书，不仅是扩大医院影响力的重要载体，还是实现传承、探索、智能、普惠协同发展的桥梁，更欲以“一病一方见天地，一案一论载春秋”之匠心，勾勒出我院“道术并重、古今贯通”的学术图谱。此套丛书，既为后学奠定中医临床思维之基，亦为当代中医学注入“守经典之根、开时代之新”的活水。

本丛书的出版，不仅是对我院名医经验的精心梳理与深情传承，更是对中医药文化的热情弘扬与广泛推广。我们怀揣着无比的热情与期待，希望这套以典籍为舟楫、以临床为沃土的丛书能够成为中医药从业者的智慧灯塔，为中医药爱好者提供知识的甘泉，同时也为中医药事业的创新发展注入一股强劲的动力。希望其能成为杏林同人的案头书，为全球健康治理贡献“中国处方”。

兹付梓之际，谨向为本丛书编纂付出辛勤努力的各位专家、学者及工作人员表示感谢！他们的心血，化为此卷中字字珠玑；他们的仁术，终将汇入中医药振兴的浩荡长河。我们也满怀希望，期待广大读者能够从中汲取智慧的养分，共同为推动中医药事业的发展贡献我们的热情与力量。

王　冰

2025年2月13日

序

潍坊市中医院内分泌诊疗中心精心编写了《中西医结合内分泌病例诊治精解》一书，并邀请我作序。捧读之后，我深感这是一本凝结着科室团队长期辛勤付出和不懈努力的实用之作。编者们筛选典型病例，探讨诊疗方案，查阅相关资料，持续跟进治疗，积累了大量真实可靠的临床经验。所谓“博极医源，精勤不倦”。书中对患者的每个症状都有分析，每次治疗都有讨论，每次变化都有跟进，每次用药都有根据。

本书不仅涵盖了常见内分泌疾病，如糖尿病及其急慢性并发症、甲状腺疾病、骨质疏松、肥胖等，还收录了较为少见的内分泌代谢疾病；不仅提供了翔实的病史及体征记录，更结合中医的辨证论治和西医的理论实践，给出了个性化的治疗方案。本书的出版，是编者们传承医学精华、守正创新的成果展现，彰显了编者们对中西医结合治疗内分泌疾病的探索迈出的坚实步伐。

我坚信，广大读者阅读本书后，能够进一步加深对中西医结合诊疗模式的理解，不断提升自身的医学素养和临床技能；同时，本书中蕴含的独特临床经验和有效诊疗方案，也能为广大医务工作者的临床工作提供一定的帮助，为更多的患者解除疾苦。诚若如此，则幸也。是为序。

高思华

2025年2月

目 录

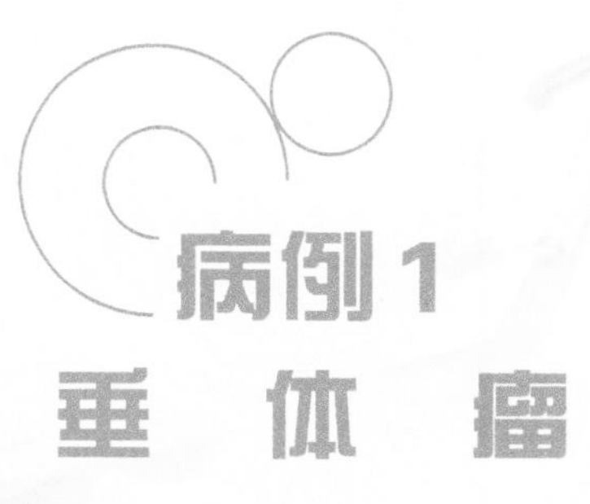

病例1 垂体瘤

一、病历摘要

患者男性，32岁，因“性欲下降2年，乏力1周”入院。

患者2021年12月无明显诱因出现性欲下降，勃起困难，2022年8月10日就诊于我院，完善内分泌六项（10：30采血）：垂体催乳素（prolactin，PRL）411 mIU/L，睾酮（testosterone，T）1.88 ng/mL，促黄体素（luteinizing hormone，LH）3.19 IU/L，卵泡刺激素（follicule stimulating hormone，FSH）3.64 IU/L。2022年8月17日复查内分泌六项（10：30采血）：PRL 398 mIU/L，T 1.9 ng/mL，LH 3.02 IU/L，FSH 3.25 IU/L。完善垂体磁共振成像（magnetic resonance imaging，MRI）：腺垂体左侧局部膨隆，信号欠均匀，增强扫描略不均匀强化，范围约3.2 mm×2.3 mm；垂体柄轻度左偏，神经垂体显示清晰，双侧鞍旁、鞍上池未见明显占位；不除外垂体微腺瘤，诊断为垂体瘤（催乳素瘤）、继发性性腺功能减退症，起始用甲磺酸溴隐亭片每晚口服1.25 mg治疗。其间规律复查内分泌六项，结果均示PRL、T维持在正常水平。自2023年12月3日以来，患者无明显诱因出现乏力明显，2023年12月10日就诊于我科，收入院治疗，入院症见患者性欲减退，勃起欠佳，周身乏力，怕冷，平素情绪易焦虑，多思虑，善叹息，胡须稀少，胡须生长速度慢，发际前移，阴毛稀疏，无头痛头晕，无视力下降及视野缺损，无心慌、手抖、多汗、易饥，无恶心呕吐，纳可，睡眠欠安，小便调，大便溏稀。

既往体健。否认精神类药物、H_2受体拮抗剂应用史；否认甲状腺功能异常史；否认脑血管疾病史；否认结核病、肝炎等传染病病史。无吸烟史，有饮酒史，偶有社交性饮酒。25岁结婚，已育1子1女，配偶及子女均体健。

中医望、闻、切诊：患者精神不振，神志清晰，面色少华，气息平和，舌质红，苔薄白，脉弦细。

二、入院查体

体格检查：体温（temperature，T）36.2 ℃，脉搏（pulse，P）72次/分，呼吸（respiration，R）15次/分，血压（blood pressure，BP）128/82 mmHg。患者青年男性，胡须稀少，发际前移，阴毛稀疏，眼睑正常，双侧瞳孔等大等圆，对光反射灵敏，双乳头未见自发或触发泌乳，未见乳房发育，心、胸、肺、腹查体未见异常，无双下肢水肿，生理反射正常，病理征未引出。

三、辅助检查

患者高催乳素血症病史2年，伴有性腺功能减退，近1周出现周身乏力，为排查相关并发症，完善内分泌六项、生长激素（growth hormone，GH）、促肾上腺皮质激素（adrenocorticotropic hormone，ACTH）、皮质醇、甲状腺功能、胰岛素低血糖兴奋试验（刺激生长激素、催乳素分泌），评估药物治疗效果及垂体前叶储备功能；完善电解质检查；完善25-羟维生素D、钙、磷、骨密度等检查，初步筛查骨代谢；完善垂体MRI，评估病情变化。

相关辅助检查见表1-1、表1-2。

表1-1　内分泌六项、ACTH节律、皮质醇节律检查

项目	结果	参考范围
内分泌六项		
卵泡刺激素（IU/L）	3.98	1.5～12.4
促黄体素（IU/L）	4.08	1.7～8.6
雌二醇（pg/mL）	34.2	11.3～43.2
孕酮（ng/mL）	0.15	＜0.193
睾酮（ng/mL）	4.41	男性20～49岁，2.49～8.36 男性≥50岁，1.93～7.40
垂体催乳素（mIU/L）	401	86～324
ACTH节律（pg/mL）		
0：00	1.40	最低
8：00	12.59	7：00—10：00　7.2～63.4
16：00	16.81	16：00—20：00　3.6～31.7

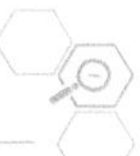

续表

项目	结果	参考范围
皮质醇节律（nmol/L）		
0：00	66.9	最低
8：00	318	6：00—10：00 133～537
16：00	141	16：00—20：00 68.2～327

甲状腺功能三项［游离三碘甲腺原氨酸（free triiodothyronine，FT3）、游离甲状腺素（free thyroxine，FT4）、高敏促甲状腺激素（thyroid-stimulating hormone，TSH）］、血糖、血脂（总胆固醇、甘油三酯、低密度脂蛋白胆固醇、高密度脂蛋白胆固醇）、电解质（血钾、血钠、血氯、二氧化碳、血钙、血清磷）、肾功能（血尿酸、尿素、肌酐）、肝功能（丙氨酸氨基转移酶、天冬氨酸氨基转移酶、天冬氨酸/丙氨酸、碱性磷酸酶、γ-谷氨酰转移酶、总蛋白、白蛋白、球蛋白、白蛋白/球蛋白、总胆红素、直接胆红素、间接胆红素、总胆汁酸）、25-羟维生素D、血常规、尿常规、大便常规检查均未见明显异常。

表1-2 胰岛素低血糖兴奋试验检查

项目	0小时	30分钟	1小时	2小时	3小时
生长激素（ng/mL）	0.265	39	14.9	1.67	0.82
血浆皮质醇（nmol/L）	146	602	545	275	181
血清促肾上腺皮质激素（pg/mL）	12.59	133.79	47.62	11.13	14.36
血清血糖（mmol/L）	5.1	4.3	5.5	5.7	5.3

注：患者体重70 kg，8：00空腹采血，测空腹指尖血糖为5.1 mmol/L，静脉注射7 IU普通胰岛素，约15分钟后出现心悸、手抖，时测指尖血糖为2.4 mmol/L，提示胰岛素低血糖试验诱发成功，予静脉推注50%葡萄糖溶液20 mL。自低血糖诱发成功后30分钟、1小时、2小时、3小时分别采血。

垂体MRI检查显示，腺垂体左侧局部略膨隆，信号欠均匀，垂体柄轻度左偏，神经垂体显示清晰，双侧鞍旁、鞍上池未见明显占位；腺垂体左侧改变，较2022年8月17日垂体MRI检查变化不显著。

四、诊断

西医诊断：垂体瘤（催乳素瘤）；继发性性腺功能减退症。

中医诊断：阳痿—肝郁肾虚证。

五、治疗过程

建议调畅情志，均衡营养，健康作息，适当增加运动，节房欲，戒烟酒。

患者入院完善相关检查，胰岛素低血糖兴奋试验提示垂体前叶功能正常，骨代谢、血糖、甲状腺功能等未见异常；垂体催乳素仍偏高，予甲磺酸溴隐亭片1.25 mg，口服，每日2次，抑制催乳素合成和分泌。

患者因“性欲下降、乏力”为主症入院，综合脉证，四诊合参，本病当属中医学之“阳痿”范畴，证属肝郁肾虚型。肝郁不舒，湿热下注属实，久则因实致虚，湿热下注，湿阻阳气，伤及脾肾，夹痰夹瘀，宗筋失养则痿软不兴，发为本病。予中医特色疗法艾灸关元、气海、肾俞、太溪以益肾温阳，隔吴茱萸末贴敷足三里益气化湿。中药以滋水清肝饮加减，治以疏肝益肾、活血化痰，方药如下。

熟地黄10 g	炒山药10 g	山茱萸10 g	牡丹皮10 g
茯苓10 g	泽泻10 g	炒白芍10 g	栀子9 g
炒酸枣仁10 g	当归10 g	柴胡6 g	炒薏苡仁15 g

水煎服，每日1剂，早晚温服。

六、西医疾病介绍

（一）高催乳素血症

催乳素是一种多肽激素，主要由垂体前叶的催乳素细胞合成分泌，主要受下丘脑释放的多巴胺抑制。虽然垂体催乳素细胞是催乳素最重要的产生者，但垂体外组织，如大脑、乳房、前列腺、子宫内膜、脂肪细胞、淋巴细胞、皮肤等也会产生催乳素。

1. 定义

女性空腹PRL水平＞25 ng/mL，男性空腹PRL水平＞20 ng/mL，被定义为高催乳素血症。

2. 病因

（1）生理因素：妊娠、哺乳、刺激胸壁、睡眠和压力等。

（2）药物因素：多巴胺受体阻断剂（如氟哌啶醇、硫杂蒽、甲氧氯普胺、多潘立酮、阿立必利）、多巴胺合成抑制剂（如α-甲基多巴）、胆碱能激动剂（如毒扁豆碱）、抗高血压药物（如拉贝洛尔、利血平、维拉帕米）、H_2受体拮抗剂（如西咪替丁、雷尼替丁）、避孕药物、抗惊厥药（如苯妥英钠）、神经松弛剂（如氯丙嗪、利培酮、异丙嗪、三氟拉嗪、氟奋乃静、奋乃静、硫利达嗪、匹莫齐特、替沃噻吨、莫林酮）、阿片剂和阿片受体激动剂（如美沙酮、吗啡）、抗抑郁药（如三环类抗抑郁药、选择性5-羟色胺再摄取抑制剂）等。

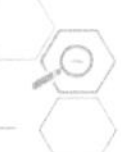

（3）下丘脑-垂体柄病变：自身免疫性疾病、肿瘤（颅咽管瘤、垂体大腺瘤压迫垂体柄、脑膜瘤、松果体肿瘤、恶性肿瘤的鞍区转移等）、垂体脓肿、外伤等异常下丘脑和垂体柄损伤。

（4）催乳素瘤（微腺瘤和大腺瘤）、转移性肿瘤、肢端肥大症、结核病、结节病、库欣综合征、原发性慢性肾上腺皮质功能减退症等所致的垂体超量分泌。

（5）全身慢性病：如甲状腺功能减退、肝硬化、慢性肾衰竭等。

（6）特发性高催乳素血症：未发现任何使血催乳素水平升高的原因。

3. 临床表现

（1）高催乳素血症引起的症状：女性高催乳素血症可出现性腺功能障碍、继发性闭经、月经紊乱、不孕、体重增加等，在闭经女性中，骨质疏松是一种常见的情况；30%的男性高催乳素血症患者可见溢乳，性功能减退，勃起功能障碍，性欲下降、不育，男性乳房发育（gynecomastia，GM），胡须生长速度变慢，发际前移，阴毛稀疏、睾丸变软、肌肉松弛，骨质减少；儿童或青少年患者可表现为发育迟缓。

（2）垂体前叶功能减退：如果垂体柄受压，常见于催乳素大腺瘤，可发生性腺功能减退以外的垂体功能减退，如垂体生长激素分泌障碍、继发性甲状腺功能减退、继发性肾上腺皮质功能减退等。

（3）肿瘤压迫表现：常见于垂体大腺瘤，可见头痛、视力障碍（常见视力下降及典型的双颞侧偏盲），肿瘤向单侧或两侧海绵窦侵袭性生长时，累及第Ⅲ、第Ⅳ、第Ⅵ对脑神经，出现眼睑下垂、复视、瞳孔对光反射消失、眼球活动障碍等。

1）垂体卒中：若催乳素瘤生长较快，可发生急性垂体卒中，表现为剧烈头痛、呕吐、视力下降、动眼神经麻痹等。

2）混合型垂体腺瘤：生长激素、催乳素、促甲状腺激素混合瘤的患者可有多种激素高分泌相关临床表现。

3）其他：雌激素水平低导致骨量丢失加速、低骨量或骨质疏松。低雌激素状态引起生殖器官萎缩、性欲减低、性生活困难。约40%的患者可有多毛的表现。如为混合型腺瘤可有其他垂体激素分泌亢进的临床表现。

4. 相关辅助检查

（1）实验室检查：血催乳素的分泌呈脉冲式，晨起醒前是分泌高峰，10：00—12：00是分泌谷值。测定血PRL水平时，采血有严格的要求：早晨空腹或进食纯碳水化合物早餐，清晨安静状态下、10：00—11：00取血测定，PRL＞正常上限值的3倍者，1次检查即可确定；PRL＜正常上限3倍时，至少重复2次检测。

（2）影像学检查：应用MRI扫描下丘脑垂体区有助于发现微小病变。特发性高催乳素血症应每6个月查血催乳素和CT/MRI，有长期随访而自然缓解者。

诊断流程见图1-1。

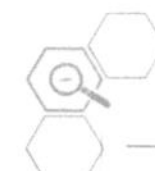

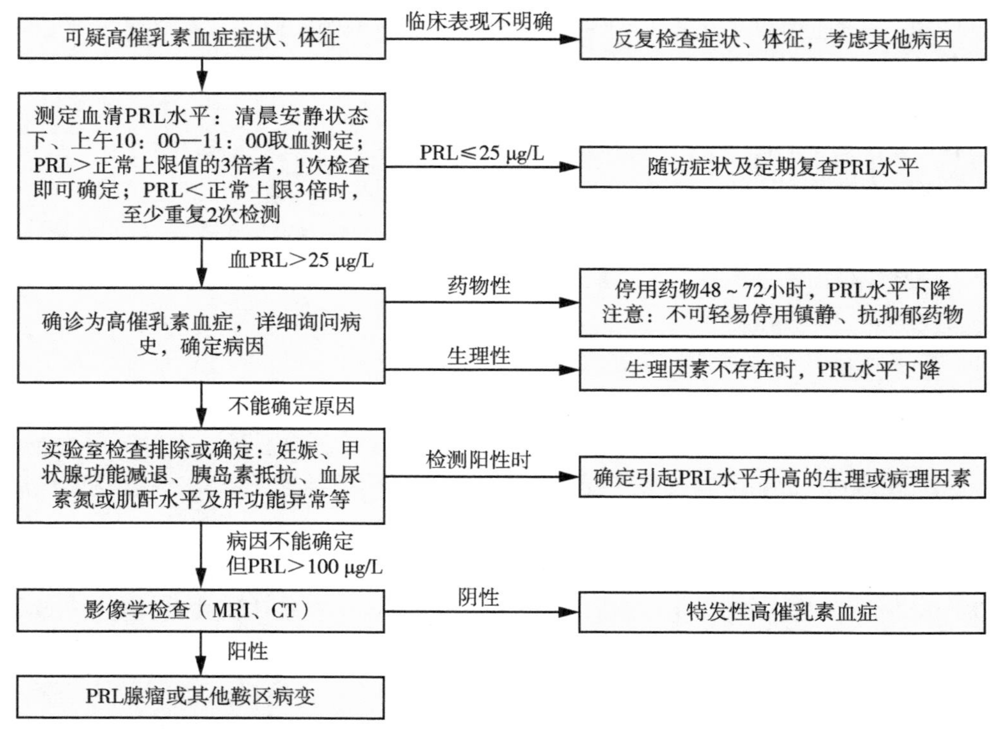

图1-1　高催乳素血症诊断流程

5.治疗

（1）药物治疗：多巴胺受体激动剂是大多数催乳素瘤和特发性高催乳素血症患者的一线治疗方法，多巴胺受体激动剂可抑制催乳素的分泌和肿瘤的生长。常用药物有甲磺酸溴隐亭片、卡麦角林。

1）甲磺酸溴隐亭片。①用法：本品作用于多巴胺D_2受体，抑制催乳素的合成和分泌，其消除半衰期很短，起始剂量为0.625～1.25 mg/d，每日2～3次，用药前应进行溴隐亭敏感试验。②不良反应：常见头痛头晕、嗜睡、鼻充血、恶心呕吐、便秘，少见口干、意识模糊、疲倦、肌肉痉挛、直立性低血压，极少导致晕厥、心血管异常病变等。③禁忌：已知对溴隐亭及药物中任何成分或其他麦角碱过敏者；控制不佳的高血压、妊娠高血压相关疾病、分娩后及产褥期高血压患者，冠状动脉疾病或其他严重的心血管疾病患者；有严重精神疾病症状和（或）病史的患者；已有瓣膜病的患者。④药物减量及维持：若催乳素微腺瘤患者在药物治疗过程中血催乳素水平已正常、症状好转或消失，可考虑将药物减量。大腺瘤患者应先复查MRI，确认瘤体已明显缩小、血PRL水平正常后才可开始减量。减量应缓慢分次进行，通常每1～2个月减少本品1.25 mg/d，同时复查血PRL水平，以确保仍然正常，直至减为最小有效剂量作为维持量，可为每日或隔日1.25 mg，长期使用。⑤停药时机：甲磺酸溴隐亭片只抑制催乳素瘤细胞增殖，短期用药停药后腺瘤会再生长，导致复发。推荐停药时机为小剂量维持血PRL水平正常、MRI检查肿瘤消失或呈空泡蝶鞍，疗程达2年以后。停药初期每月复查血PRL水平，3个月后可每半年复查1次，或第1年每3个月复查1次血PRL水平，

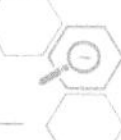

以后每年复查1次；如血PRL水平升高，同时复查MRI；若又升高，仍需长期以最小有效剂量维持。

2）其他药物：卡麦角林和喹高利特是具有高度选择性的多巴胺D_2受体激动剂，是甲磺酸溴隐亭片的换代药物，抑制催乳素的作用更强大而不良反应相对减少，作用时间更长。对溴隐亭抵抗（每天15 mg但效果不满意）或不耐受的催乳素腺瘤患者，改用这些新型多巴胺激动剂仍有50%以上有效。

（2）手术治疗：对于最大剂量达不到有效或耐受的催乳素瘤，伴有视力衰退、垂体卒中、压迫视觉通路或脑脊液漏的患者可考虑手术治疗。

（3）放射治疗（简称“放疗”）：如果手术失败，放疗也是合理的选择。化疗药物替莫唑胺仅限于耐药和恶性、侵袭性催乳素瘤。垂体照射与晚期不良反应相关，主要包括垂体功能减退、视神经损伤、颅神经功能障碍，以及增加脑卒中和第二脑肿瘤的风险。

（4）其他病理原因的治疗：积极治疗原发病，如甲状腺激素替代治疗原发性甲状腺功能减退症。

（5）药物引起的高催乳素血症：无症状的药物诱导的高催乳素血症患者不需要治疗。由药物引起的与高催乳素血症相关的长期性腺功能减退或低骨量患者可以使用雌激素或睾酮。对继发于药物治疗的高催乳素血症，首选的治疗方法是停用不良药物；撤回或替代药物可能对长期应用精神类药物的患者存在一定的风险，如果不能停药，可以考虑对鞍区进行MRI检查，排除病理性病变引起的高催乳素血症，通过替代雌激素/孕激素或睾酮对症治疗由催乳素过多引起的问题。

（二）男性性腺功能减退症

男性性腺功能减退症有雄激素缺乏症的临床表现和明确的低血清睾酮浓度。成年人最常见的表现为性功能障碍（性欲减退、自发和诱发的勃起减少及勃起功能障碍）、男性乳房发育、不育，伴有少精子症、无精子症及睾丸小或萎缩；第二性征退化。长期严重的雄激素缺乏症，可能会出现雄激素依赖性毛发缺失，或出现潮热、出汗、骨量减少或骨质疏松，或出现可能与身高下降相关的轻微创伤性骨折或椎体压缩性骨折。对于性腺功能减退的患者，应注意鉴别是原发性还是继发性。

其中高催乳素血症是导致男性勃起功能障碍的常见原因之一，反之，勃起功能障碍常是高催乳素血症的最早期临床表现之一。导致男性勃起功能障碍的机制尚未完全阐明，目前认为血睾酮水平降低为其原因之一。但不少患者血睾酮水平完全正常，却仍然表现出明显的勃起功能障碍。高催乳素血症使下丘脑分泌促性腺激素释放激素的频率和幅度均明显减低，垂体分泌促黄体素与卵泡刺激素的频率和幅度减退，睾丸合成雄激素的量明显下降，从而引起性欲减退。

诊断流程见图1-2。

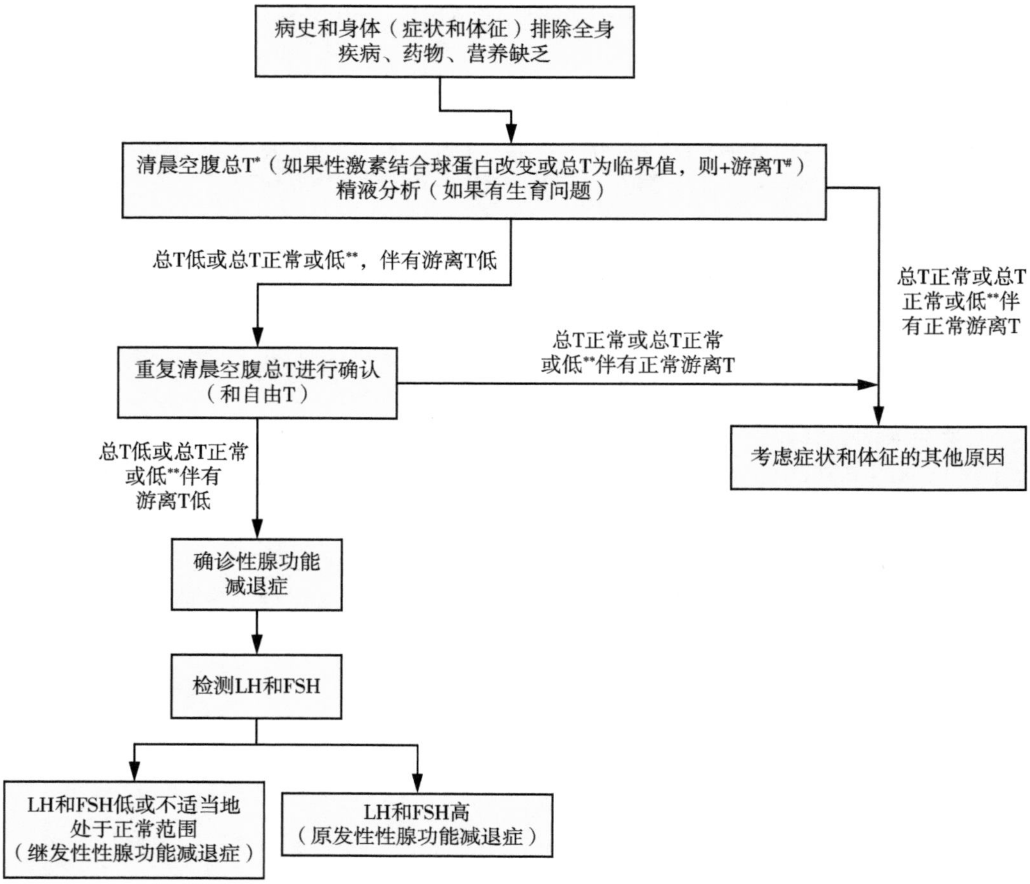

病史和身体（症状和体征）排除全身疾病、药物、营养缺乏

清晨空腹总T*（如果性激素结合球蛋白改变或总T为临界值，则+游离T#）
精液分析（如果有生育问题）

总T低或总T正常或低**，伴有游离T低

总T正常或总T正常或低**伴有正常游离T

重复清晨空腹总T进行确认（和自由T）

总T正常或总T正常或低**伴有正常游离T

考虑症状和体征的其他原因

总T低或总T正常或低**伴有游离T低

确诊性腺功能减退症

检测LH和FSH

LH和FSH低或不适当地处于正常范围（继发性性腺功能减退症）

LH和FSH高（原发性性腺功能减退症）

图1-2　男性性腺功能减退症的诊断流程

注：* 19 ～ 39岁健康非肥胖男性中符合疾病预防控制中心（Centers for Disease Control，CDC）标准的总睾酮（testosterone，T）的正常范围下限为264 ng/dL（9.2 nmol/L）；该限值可用于经CDC认证的总T检验。根据所用的检测和参考人群，在未经CDC认证的实验室中确定的正常范围下限可能无法准确识别性腺功能减退男性。

应使用精确反映平衡透析游离T的公式，通过精确方法（如平衡透析法）检测游离T，或根据总T（含或不含白蛋白浓度的性激素结合球蛋白（sex hormone-binding globulin，SHBG））估算游离T。在大多数实验室检查中，健康青年男性游离T的正常范围通常在5 ～ 6 ng/dL（0.17 ～ 0.31 nmol/L）。

** 在某些SHBG浓度非常高的条件下，如艾滋病或使用某些抗惊厥药时，总T也可能很高。应获取黄体生成素（luteinizing hormone，LH）和卵泡刺激素（follicle stimulating hormone，FSH）的浓度（与T检测值在同一样本中），以确定T缺乏是由继发性性腺功能减退引起（低T伴LH和FSH低或正常）还是由原发性性腺功能减退（低T伴LH和FSH高）引起。

七、中医疾病介绍

中医治疗着眼于“证”，具有整体观念、辨证论治的特点，在本病治疗上具有优势。高催乳素血症男性患者常表现为性欲减退、勃起障碍、不育，部分患者出现男乳女化、乳溢等，因此可将其归为中医“阳痿”“乳疬”“乳癖”范畴。《医学入门》谓乳癖：“盖怒火房欲

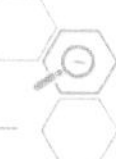

过度，以致肝虚血燥，肾虚精怯，不得上行，痰瘀凝滞，亦能结核。”陈实功在《外科正宗》指出：“男子乳节与妇人微异，女损肝胃，男损肝肾。”《景岳全书》曰：“男子阳痿不起，多由命门火衰，精气虚冷，或以七情劳倦，损伤生阳之气，多致此证。”清代沈金鳌《杂病源流犀烛·前阴后阴病源流》提出了肝郁致阳痿说。清代韩善徵《阳痿论》以虚实论阳痿，反对滥用燥烈温补。《素问·上古天真论》曰：“丈夫二八，肾气盛，天癸至，精气溢泻，阴阳和，故能有子。”说明肾气-天癸-生殖能力之间的关系。《诸病源候论》说：“肾开窍于阴，若劳伤于肾，肾虚不能荣于阴器，故萎弱也。”提出阳痿从肾论。后世医家多有提出阳痿从肝论治。中医认为本病病位在肝、肾，基本病机为肝郁肾虚，同时兼夹痰、湿、瘀、浊。围绕肝肾功能失调的发病基础注重情志疏导、身心同治，处方立法多从疏肝解郁、疏肝益肾、补益肝肾等出发，佐以涤痰、化瘀、祛湿、化浊等。辨证论治如下。

1.肝肾不足证

临床表现：口干舌燥，手足心热，腰膝酸软，小便黄，舌偏红，苔少，脉细数。多见男性不育，伴少精子症、弱精子症、精液不液化、遗精、滑精、早泄、性欲低下等。

治法：补益肝肾。

方药：六味地黄丸、杞菊地黄丸、一贯煎等。

2.肝郁肾虚证

临床表现：焦虑，抑郁，善叹息，胸胁胀满，腰酸，性欲减退，夜寐不佳，舌暗红，苔薄，脉弦涩。多见男性不育，伴少精子症、弱精子症、生殖激素紊乱、精索静脉曲张等。

治法：疏肝益肾。

方药：柴胡疏肝散、逍遥散、四逆散、滋水清肝饮等。

3.阴虚阳亢证

临床表现：头晕，潮热盗汗，口干，舌红苔少，脉弦数。多伴生殖激素紊乱、迟发性性腺功能减退、勃起功能障碍、早泄、遗精等。

治法：平肝潜阳、益肾息风。

方药：镇肝熄风汤、大补阴丸、左归丸等。

4.肝肾虚寒证

临床表现：肝经绕阴器，抵少腹，肾阳不足，寒凝肝脉，经脉拘急，则小腹冷痛或睾丸肿痛，畏寒而喜温，舌淡苔薄，脉沉涩。多伴精索静脉曲张、睾丸附睾炎、前列腺炎等。

治法：温补肝肾、理气散寒。

方药：暖肝煎、天台乌药散、龟鹿二仙胶等。

夹瘀者，加赤芍、牡丹皮、丹参、三七粉、苏木、刘寄奴等活血化瘀；乳房胀痛、胸胁满闷者，加荔枝核、郁金、香附、青皮、陈皮、橘叶理气散结；痰多者，加白芥子、胆南星、皂角刺等；痰瘀互结见癖块者，多用夏枯草、浙贝母、生牡蛎等软坚散结；湿重者，多用薏苡仁、白术、茯苓、四妙散等；湿浊者，用佩兰、藿香、草果、淡豆豉、荷叶等芳香化浊；湿热较重者，可加用龙胆草、茵陈、车前子等。

参考文献

[1] 中华医学会神经外科学分会，中华医学会妇产科学分会，中华医学会内分泌学分会. 高催乳素血症诊疗共识[J]. 中华医学杂志，2011，91(3)：147-154.

[2] 罗院，曾莉. 高催乳素血症的西医研究进展[C]. 贵州省中西医结合学会妇产专业委员会二届一次会议论文集. 贵阳：贵州中医药大学，2021：21.

[3] BHASIN S，BRITO J P，CUNNINGHAM G R，et al. Testosterone therapy in men with hypogonadism：an endocrine society clinical practice guideline [J]. Clin Endocrinol Metab，2018，103(5)：1715-1744.

[4] 郑军状，殷一红，韩铝洲，等. 崔云治疗男性高泌乳血症经验[J]. 浙江中西医结合杂志，2022，32(8)：689-691.

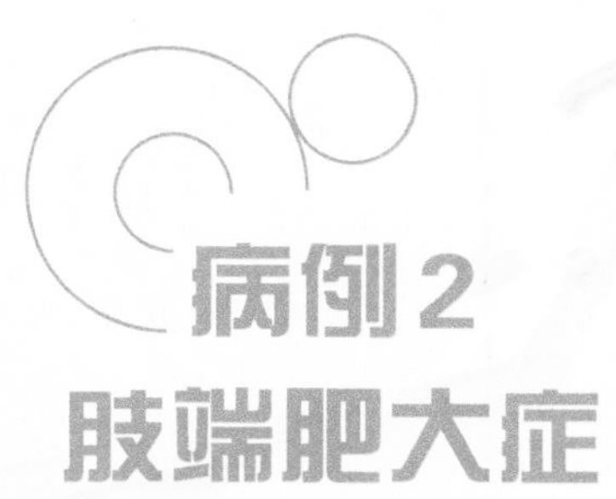

病例2 肢端肥大症

一、病历摘要

患者女性，52岁，因“手指、足趾增宽，关节疼痛，颜面改变6年”入院。

患者6年前无明显诱因出现手足逐渐增宽，鼻肥厚，唇厚，下颌骨较前增宽、稍前突，嗓音变厚，皮肤较粗糙，关节疼痛、活动不利，时有暴躁，偶有乏力，无头痛，无复视及视野缺损，未予重视。现为求进一步治疗来诊。自发病以来，患者精神一般，纳食较差，二便调。身高无变化，体毛无变化，体重进行性增加10 kg，6年前患者足部码数为37码，现在为39码。初潮年龄14岁，行经天数5～7天，月经周期28～30天，49岁绝经。育有1女，顺产，配偶及女儿均体健。否认其他系统疾病史，否认家族中有遗传倾向疾病。

中医望、闻、切诊：患者精神不振，神志清晰，面色苍白，气息平和，语声乏力，声音低怯，舌淡红，苔白，脉沉缓。

二、入院查体

体格检查：T 36.5 ℃，P 74次/分，R 17次/分，BP 131/79 mmHg，体重60 kg，身高159 cm，体重指数（body mass index，BMI）23.7 kg/m^2。口腔黏膜正常，咽部黏膜正常，双侧扁桃体无肿大。颈软，无抵抗，气管居中，颈静脉正常，甲状腺无肿大。皮肤粗糙。心、肺、腹部未见明显异常。

专科检查：口唇增厚，下颌骨增宽、微向前突，膝关节疼痛、活动不利，双下肢无凹陷性水肿。手指及足趾增宽，扁平足。

三、辅助检查

实验室检查见表2-1～表2-4。

表2-1　实验室检查相关项目及结果

项目	结果	参考范围
胰岛素样生长因子-1（ng/mL）	374	60～350
生长激素（ng/mL）	28.27	0.01～3.607
卵泡刺激素（IU/L）	27.80	16～66
促黄体素（IU/L）	5.80	10.87～58.64
雌二醇（pg/mL）	＜15	＜15
孕酮（ng/mL）	＜0.1	＜0.8
睾酮（ng/mL）	0.36	0.1～0.75
垂体催乳素（mIU/L）	501	＜526
糖化血红蛋白（%）	6.4	4～6
餐后2小时血糖（mmol/L）	8.2	3.9～7.8
空腹血糖（mmol/L）	6.7	3.9～6.1

表2-2　血浆皮质醇测定结果（nmol/L）

测定时间	结果	参考范围
8：00	104.31	171～536
16：00	110.53	64～327
24：00	100.05	0～185

表2-3　血清促肾上腺皮质激素测定结果（pg/mL）

测定时间	结果	参考范围
8：00	18.099	8.48～66.1
16：00	12.767	6.24～61.3
24：00	9.764	0～31.93

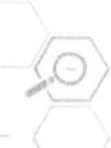

表2-4　GH抑制试验结果（ng/mL）

测定时间	结果	正常情况
空腹	＞35.200	正常人服葡萄糖后GH水平可下降至3 ng/mL以下，甚至1 ng/mL以下
服葡萄糖后30分钟	＞35.200	
服葡萄糖后60分钟	＞35.200	
服葡萄糖后90分钟	＞35.200	
服葡萄糖后120分钟	＞35.200	

该患者口服75 g葡萄糖后GH不能被抑制至1 ng/mL以下。

患者血清脑利尿钠肽、心肌酶水平、甲状旁腺激素（parathyroid hormone，PTH）、甲状腺功能五项、电解质、降钙素原、肝功能、肾功能、风湿因子、免疫方面检查及血常规均无异常。

影像学检查见表2-5。

表2-5　影像学检查项目及结论

项目	结论
垂体MRI	平扫示蝶鞍内团块状等T_1、稍短T_2信号，大小约2.7 cm×1.6 cm×1.5 cm，与右侧海绵窦分界不清，腺垂体显示欠清，神经垂体显示。鞍底凹陷，垂体柄左偏，视束略受压。蝶鞍内异常信号。 诊断：垂体瘤
心脏彩超	无明显异常
双侧甲状腺彩超	甲状腺多发结节（TI-RADS 3类）
双下肢膝关节彩超	双侧膝关节退行性改变

四、诊断

西医诊断：肢端肥大症；垂体瘤；糖耐量受损；甲状腺结节3类；膝关节退行性改变。
中医诊断：痹病—气血亏虚证。

五、治疗过程

入院后完善相关实验室及辅助检查，结合辅助检查、实验室检查结果明确诊断为肢端肥大症。治疗上，予甲磺酸溴隐亭片1.25 mg口服，每日3次，以抑制GH水平。予隔吴茱萸末艾灸足三里，以固本培元、益气补血。予耳针（肝、脾、内分泌、皮质下）以调节脏腑功能。中药汤剂予气血并补荣筋汤加减，以益气养血，舒筋活络。气血并补荣筋汤加减，方药如下。

薏苡仁30 g	茯苓15 g	白术10 g	制何首乌15 g
当归10 g	砂仁6 g	熟地黄15 g	黄精15 g
露蜂房10 g	乌梢蛇10 g	豨莶草15 g	络石藤30 g
狗脊15 g	秦艽6 g	菟丝子15 g	黄芪10 g
神曲5 g	麦芽5 g	甘草6 g	

水煎服，每日1剂，早晚分服。

方中熟地黄、当归、茯苓、白术、甘草健脾益气养血，可补虚损劳怯之不足；薏苡仁、茯苓、白术又可渗湿利水；砂仁化湿开胃，温脾理气，可使滋补之品无碍脾生湿之弊；制何首乌补肝肾、益精血、强筋骨；黄精补气养阴、健脾、润肺、益肾；乌梢蛇、豨莶草、络石藤、狗脊、秦艽、菟丝子以舒筋活络、强筋骨；黄芪益气；患者纳食较差予神曲、麦芽健脾消食。

中药热奄包热敷双膝关节以活血化瘀、通络止痛，方药如下。

透骨草30 g	醋乳香10 g	茯苓20 g	牛膝20 g
海桐皮20 g	刺五加20 g	片姜黄20 g	白芷20 g
苏木20 g	花椒6 g	儿茶20 g	盐补骨脂30 g
烫骨碎补30 g	续断30 g	炒僵蚕10 g	炒白芍20 g
秦艽10 g	木香15 g	川芎15 g	生大黄6 g
桂枝10 g	山香圆叶50 g	云芝30 g	干漆3 g

加工药末（粗粉外用），热敷，每日1剂。

治疗后续：患者口服甲磺酸溴隐亭片治疗5日，经神经外科医师会诊后，同意手术治疗，遂转入神经外科予垂体瘤切除术，术后复测GH为14.21 ng/mL，予停用甲磺酸溴隐亭片，嘱控制饮食，适当运动。半年后电话随访，患者复查GH为8.24 ng/mL，肢端肥大面容较前改善，鼻及唇肥厚较前减轻，乏力及膝关节疼痛较前缓解。

六、讨论与分析

（一）病例特点

老年女性，已绝经。

垂体MRI示垂体瘤。

查体：手指及足趾增宽，鼻肥厚、唇厚，下颌骨较前增宽、稍前突，嗓音变厚，皮肤较粗糙，双膝关节疼痛、活动不利，平底足，体重进行性增加10 kg，6年前患者足部码数为37

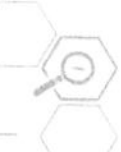

码，现在为39码。

GH水平明显上升，其余激素未见明显异常。

起病隐匿，进展缓慢。

（二）诊疗思路

患者来诊时有较为明显的肢端肥大体征，经GH抑制试验及胰岛素样生长因子-1（insulin like growth factor-1，IGF-1）测定可见GH水平明显异常。余激素测定均正常，结合垂体MRI结果，可诊断患者为肢端肥大症。

七、西医疾病介绍

肢端肥大症是一种起病隐匿的慢性进展性内分泌代谢性疾病。以循环中过度分泌GH和IGF-1为主要特征。其产生的原因主要是垂体生长激素瘤或垂体生长激素细胞增生，以垂体生长激素瘤最多见。GH会刺激肝脏产生IGF-1，肢端肥大症患者长期过量分泌的GH和IGF-1会促进全身软组织、骨和软骨过度增生，导致患者出现典型肢端肥大症症状、体征，并可引起呼吸系统、心血管系统、消化系统和糖代谢等多器官/系统并发症；垂体腺瘤局部压迫或侵袭可致患者头痛、视觉功能障碍和腺垂体功能减退等。肢端肥大症及相关并发症严重影响患者健康、生活质量和寿命。

（一）临床表现

1. 基本临床表现

（1）肢体与面容改变：高水平的GH和IGF-1可以促进骨骼及软组织增生，导致骨骺尚未闭合的儿童和青少年发生巨人症；成年患者出现肢端肥大症相关的肢体及面容改变，包括眉弓和颧骨凸出、鼻翼增宽、嘴唇增厚、齿列稀疏、舌体肥厚、反咬合、下颌前突、手足肥大等；此外，患者可出现多汗、皮脂腺分泌旺盛、皮肤粗糙增厚和褶皱等。

（2）心血管系统并发症：心血管疾病是肢端肥大症患者最常见的并发症之一。常见左心室肥厚、心肌纤维化、舒张功能障碍（临床表现较轻或无临床症状）、心肌收缩功能障碍、高血压。心律失常在肢端肥大症患者中不常见，部分患者心电图可出现QT间期改变或室性心律失常。此外，合并高血压、高脂血症和糖代谢异常等并发症可增加患者缺血性心脏病的发生风险。

（3）糖脂代谢相关并发症

1）葡萄糖代谢：GH过量分泌导致肢端肥大症患者发生胰岛素抵抗（insulin resistance，IR），病程较长者可发生胰岛素分泌不足，从而引起糖代谢异常。糖代谢异常是最常见的代谢并发症之一，将近一半的肢端肥大症患者存在糖耐量异常。

2）脂代谢紊乱：GH通过增加脂肪分解引起游离脂肪酸（free fatty acids，FFAs）水平升高，进而导致高甘油三酯血症，高密度脂蛋白胆固醇水平降低，从而导致肢端肥大症患者出现血脂紊乱。

（4）呼吸系统并发症：GH和IGF-1过量分泌刺激患者上颌骨及下颌骨生长、软组织增厚、上呼吸道结构改变，致患者出现睡眠呼吸暂停综合征。大部分患者出现睡眠呼吸暂停，尤以男性多见，其中2/3的患者为阻塞性睡眠呼吸暂停。呼吸系统并发症是增加手术期麻醉风险的重要因素之一，临床研究显示肢端肥大症患者存在麻醉插管困难。

（5）骨和骨关节系统并发症：肢端肥大症相关的骨关节系统并发症包括关节软骨增厚、骨关节病和椎体骨折。50%～70%的肢端肥大症患者并发骨关节病，患病率是正常人群的2倍，常累及肩、膝和髋关节。肢端肥大症患者的椎体骨折患病率是正常人群的3～8倍，活动性肢端肥大症患者椎体骨折的发生率可高达60%。GH和IGF-1过量分泌使骨转换增加，致松质骨和皮质骨微结构损伤，控制GH水平可以改善骨转换异常，降低患者骨折发生风险。然而由于骨微结构的不可逆性损伤，部分肢端肥大症患者即使病情控制稳定，仍存在较高的椎体骨折风险。

（6）神经肌肉系统并发症：肢端肥大症患者较常出现双手麻木疼痛、肌力下降等症状，神经检查可发现正中神经运动和感觉传导异常。骨、软骨和软组织增生可压迫正中神经引起腕管综合征。长期病情活跃的肢端肥大症患者可出现活动耐力的下降，肌电图可有肌病的表现。有效控制GH水平，肌力可逐渐改善。

（7）肿瘤相关并发症：恶性肿瘤是肢端肥大症患者的主要死亡原因之一。有关肢端肥大症患者合并恶性肿瘤发生风险的流行病学资料尚不一致。但肢端肥大症患者发生结肠息肉的风险显著增加是明确的，结肠息肉的患病率为27%～55%。多项研究显示肢端肥大症患者发生结肠癌的风险也较正常人群增加2～14倍。肢端肥大症患者甲状腺结节的患病率可高达75%，其中部分患者为甲状腺恶性肿瘤。

2. 腺瘤压迫所致的症状

腺瘤占位和侵袭所致的症状包括头痛、视觉功能损害、颅神经受累症状及高催乳素血症等。

（1）头痛：一半以上的肢端肥大症患者出现头痛，其严重程度可能与腺瘤大小不相关。头痛可能反映了腺瘤生长对硬脑膜的牵拉或腺瘤侵袭海绵窦对三叉神经的刺激。

（2）视觉功能损害：垂体微腺瘤的“盗血”现象及大腺瘤对视交叉的直接压迫，可导致肢端肥大症患者视力下降、双眼或单眼颞侧视野缺损，持续压迫严重者可导致失明。

（3）颅神经受累症状：垂体腺瘤侵犯海绵窦时可能累及第Ⅲ、第Ⅳ和第Ⅵ对颅神经，表现为患侧眼球运动障碍、眼睑下垂、瞳孔扩大或对光反应迟钝和复视等。

（4）高催乳素血症：部分肢端肥大症患者存在高催乳素血症，由垂体柄效应或腺瘤激素共分泌导致，高催乳素血症可导致女性患者出现月经紊乱或闭经、溢乳；男性患者出现乳房发育和性腺功能减退等。

（二）诊断及鉴别诊断

根据患者的临床表现、实验室检查及影像学检查，通过综合分析做出肢端肥大症的诊断，同时要对患者的病情活动程度、各系统急慢性并发症及治疗后患者病情控制情况做出明确的判断。如果临床诊断考虑与遗传综合征相关，建议进行相关遗传学检测，并进一步对有

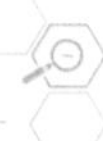

关并发症进行筛查和诊断。建议检查：①血清GH，用于确诊肢端肥大症，需空腹或随机检测，异常时进行口服葡萄糖耐量试验；②血清IGF，用于诊断肢端肥大症、评估患者的病情活动情况；③垂体MRI，评估垂体腺瘤的大小、位置、是否压迫其他组织等；④性激素、甲状腺功能和促肾上腺皮质激素，用于评估垂体腺瘤是否影响垂体其他功能。确认诊断后，应进行血压、血脂、心电图、心脏彩超、呼吸睡眠功能的检测，根据临床表现可以选择甲状腺超声、肠镜等检查。

临床上需与出现类似肢端肥大症或巨人症（身材高大/身高加速增长）表现的疾病进行鉴别，这些疾病通常生长激素轴分泌正常。如原发性肥大性骨关节病、小儿巨脑畸形综合征、韦弗综合征和贝－维综合征等，患者病史和特征性体征可提供临床线索，通过遗传学检测协助明确诊断。

（三）治疗

肢端肥大症的治疗目标：降低患者血清IGF-1的浓度至患者年龄和性别所对应的参考值范围内，并降低血清GH浓度至1.0 ng/mL以下。具体包括手术治疗、药物治疗、放疗。

1. 手术治疗

手术切除腺瘤是垂体腺瘤所致肢端肥大症的首选治疗方法。若患者存在垂体微腺瘤、预期能完全切除的垂体大腺瘤或导致视力障碍的垂体大腺瘤，推荐进行经蝶手术。

2. 药物治疗

通常使用生长抑素类似物、多巴胺受体激动剂、生长激素受体拮抗剂。生长抑素类似物是首选，多用于预期手术无法完全切除的大腺瘤且无肿瘤压迫症状的患者、不愿意及不适合接受手术的患者；也用于手术前后的辅助治疗。生长抑素类似物还可以改善高血压、心功能不全、呼吸功能障碍等肢端肥大症的相关合并症。

3. 放疗

常用于术后病情缓解不全、残留和复发肿瘤的辅助治疗，也用于不能手术治疗的患者。具体可采用伽玛刀、X线刀和质子束治疗。

八、中医疾病介绍

肢端肥大症会造成肢体关节的异常生长并伴随疼痛，可以归为中医学“痹病”范畴。清代李用粹所著《证治汇补》这样描述：“闭塞不通谓之痹，或痛痒麻痹，或手足缓弱，与痿相类，但痿症不痛，痹症多痛，四肢肌肉不为我用，为异耳。”痹病指正气不足，风、寒、湿、热等外邪侵袭人体，痹阻经络，气血运行不畅所导致的以肌肉、筋骨、关节部位，发生疼痛、麻木、重着、屈伸不利甚至关节肿大灼热为主要临床表现的病证。痹病的含义有广义、狭义之分。痹者闭也，广义的痹病，泛指机体正气不足，卫外不固，邪气乘虚而入，脏腑经络气血为之痹阻而引起的疾病，统称为痹病，包括《黄帝内经》所含肺痹、心痹等脏腑痹，以及肉痹、筋痹等肢体经络痹；狭义的痹病，指其中的肢体经络痹，本节主要讨论其狭义范畴，辨证论治如下。

1. 行痹

临床表现：肢体关节、肌肉酸痛，上下左右关节游走不定，但以上肢为多见，以寒痛为多，亦可轻微热痛，或见恶风寒，舌苔薄白或薄腻，脉多浮或浮紧。

治法：祛风通络，散寒除湿。

方药：宣痹达经汤。

方以蜂房、乌梢蛇、土鳖虫、螳螂通经活络以宣痹；威灵仙、羌活、防风、秦艽、豨莶草、青风藤疏风祛邪；当归养血活血；穿山甲（现已禁用）搜剔络脉瘀滞。

2. 痛痹

临床表现：肢体关节疼痛较剧，甚至关节不可屈伸，遇冷痛甚，得热则减，痛处多固定，亦可游走，皮色不红，触之不热，苔薄白，脉弦紧。

治法：温经散寒，祛风除湿。

方药：乌头汤。

方以制川乌、麻黄温经散寒，宣痹止痛；芍药、甘草缓急止痛；黄芪益气固表，并能利血通痹；蜂蜜甘缓，益血养筋，制乌头燥热之毒。可选加羌活、独活、防风、秦艽、威灵仙等祛风除湿。加姜黄、当归活血通络。寒甚者可加制附片、桂枝、细辛温经散寒。

3. 着痹

临床表现：肢体关节疼痛、重着、酸楚，或有肿胀，痛有定处，肌肤麻木，手足困重，活动不便，苔白腻，脉濡缓。

治法：除湿通络，祛风散寒。

方药：薏苡仁汤加减。

方以薏苡仁、苍术健脾渗湿；羌活、独活、防风祛风胜湿；川乌、麻黄、桂枝温经散寒；当归、川芎养血活血；生姜、甘草健脾和中。关节肿胀者，加秦艽、萆薢、防己、木通、姜黄除湿通络。肌肤不仁，加海桐皮、豨莶草祛风通络，或加黄芪、红花益气通痹。若痛甚者，可用《医学心悟》蠲痹汤治之。

4. 热痹

临床表现：肢体关节疼痛，痛处焮红灼热，肿胀疼痛剧烈，得冷则舒，筋脉拘急，日轻夜重，多兼有发热，口渴，烦闷不安，舌质红，苔黄腻或黄燥，脉滑数。

治法：清热通络，祛风除湿。

方药：白虎加桂枝汤。

方以白虎汤清热除烦，桂枝疏风通络。可加忍冬藤、连翘、黄柏清热解毒；海桐皮、姜黄、木防己、威灵仙等活血通络，祛风除湿。若皮肤有瘀斑者，酌加牡丹皮、生地黄、地肤子清热凉血散瘀。湿热盛者亦可选用《温病条辨·中焦》宣痹汤加减治疗。热痹化火伤津，症见关节红肿，疼痛剧烈，入夜尤甚，壮热烦渴，舌红少津，脉弦数者，治以清热解毒、凉血止痛，可用犀角散加减。

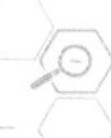

5. 尪痹

临床表现：肢体关节疼痛，屈伸不利，关节肿大、僵硬、变形，甚则肌肉萎缩，筋脉拘急，肘膝不得伸，或尻以代踵、脊以代头而成废人，舌质暗红，脉细涩。

治法：补肾祛寒，活血通络。

方药：补肾祛寒治尪汤。

方以川续断、补骨脂、骨碎补、淫羊藿补肾壮筋骨；制附片补肾阳除寒邪；熟地黄填精补血，滋养肝肾；桂枝、独活、威灵仙祛风散寒除湿；白芍养血缓急舒筋。

肢体关节刺痛，屈伸不利，多个关节漫肿，重则关节肿大，顽麻顽痛，久而不除，舌质红赤，两侧有瘀斑，治以化瘀涤痰，通络止痛为主，方以宣痹化瘀涤痰汤。方中蜂房、乌梢蛇、土鳖虫、羌活、伸筋草、豨莶草活血祛风，通络宣痹；当归养血和营；制南星、白芥子豁痰；生姜、片姜黄舒筋散结止痛。瘀血征明显者加血竭、皂角刺、乳香、没药活血化瘀。骨节变形严重者，可加透骨草、寻骨风、自然铜、骨碎补、补骨脂搜风壮骨。兼有低热，或自觉关节发热者，去淫羊藿，加黄柏、地骨皮退虚热。脊柱僵化变形者，可加狗脊、鹿角胶、羌活补肾壮筋骨。

6. 气血亏虚证

临床表现：四肢乏力，关节酸沉，绵绵而痛，麻木尤甚，汗出畏寒，时见心悸，纳呆，颜面微青而白，形体虚弱，舌质淡红欠润滑，苔黄或薄白，脉多沉虚而缓。

治法：益气养血，舒筋活络。

方药：气血并补荣筋汤。

方中以生薏苡仁、茯苓、生白术、首乌、当归、砂仁、熟地黄、黄精益气补血而荣筋；蜂房、乌梢蛇、豨莶草、络石藤、狗脊、秦艽活络导滞通经，宣痹止痛；菟丝子补肝肾，强筋骨。本证亦可选用独活寄生汤。

参考文献

[1] 中国垂体腺瘤协作组. 中国肢端肥大症诊治共识（2021版）[J]. 中华医学杂志，2021，101（27）：2115-2126.

[2] 中华医学会内分泌学分会. 肢端肥大症诊治中国专家共识（2020版）[J]. 中华内分泌代谢杂志，2020，36（9）：751-760.

[3] 马淼，刘杰，马瑞敏，等. 肢端肥大症患者生长激素、胰岛素样生长因子-1与骨代谢、糖脂代谢的相关性研究[J]. 国际检验医学杂志，2023，44（23）：2827-2830.

病例3
垂体前叶功能减退症

一、病历摘要

患者女性，71岁，因“乏力、纳差半月”入院。

患者半月前无明显诱因出现乏力、纳差，偶有恶心、呕吐，就诊于当地医院，予枸橼酸莫沙必利片、泮托拉唑治疗，效果欠佳，遂来我科就诊。入院症见乏力、纳差，偶有恶心呕吐，餐后腹部胀满不适，偶有胸闷、头晕，听力下降，畏寒，腰膝酸软。患者自发病以来，纳差，睡眠较差，小便可，大便干，排便困难，2～3日1行。近期体重下降5 kg。曾因鞍结节脑膜瘤于2023年3月24日于我院行手术治疗，术后应用糖皮质激素治疗，现已停药。

既往冠心病、高血压病史10年。已绝经，绝经年龄60岁，月经史不详。配偶体健。育有1子，体健，正常胎儿，顺产娩出，未有产后大出血。否认其他系统疾病史，否认家族中有遗传倾向疾病。

中医望、闻、切诊：患者精神不振，神志清晰，面色苍白，气息平和，语声乏力，声音低怯，舌淡，苔白，脉沉弱。

二、入院查体

体格检查：T 36.3 ℃，P 55次/分，R 16次/分，BP 146/92 mmHg，体重57 kg，身高156 cm，BMI 23.4 kg/m^2。心前区无隆起，心浊音界正常，心率55次/分，律齐，各瓣膜听诊区未闻及病理性杂音。乳晕色浅淡，乳房萎缩。皮肤干燥、苍白。会阴部萎缩，腋毛及阴毛脱落。跟腱反射延迟，腹壁反射、巴宾斯基征、脑膜刺激征未引出。

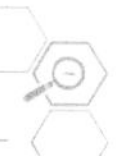

三、辅助检查

实验室检查见表3-1。

表3-1　实验室检查项目及结果

项目	结果	参考范围（绝经后）
卵泡刺激素（IU/L）	0.55	16～66
促黄体素（IU/L）	＜0.2	10.87～58.64
雌二醇（pg/mL）	＜15	＜15
垂体催乳素（mIU/L）	489.10	＜526
孕酮（ng/mL）	＜0.1	＜0.8
睾酮（ng/mL）	0.12	0.1～0.75
血浆皮质醇测定（nmol/L）	30.97	138～635
血清促肾上腺皮质激素（pg/mL）	0.507	7.2～63.3
高敏促甲状腺激素（mIU/L）	0.21	0.27～4.2
游离甲状腺素（pmol/L）	8.05	12～22
高密度脂蛋白胆固醇（mmol/L）	0.68	0.83～1.96
空腹血糖（mmol/L）	5.4	3.9～6.1
餐后2小时血糖（mmol/L）	7.5	3.9～7.8

注：血浆皮质醇、血清促肾上腺皮质激素的测定时间为8：00。

电解质及尿液分析11项，尿常规、血常规及免疫方面检查均未见异常。

影像学检查见表3-2。

表3-2　影像学检查项目及结论

项目	结论
颅脑CT	鞍上区肿瘤术后改变，左侧颅骨部分欠连续
垂体MRI	鞍上区占位术后，平扫示蝶鞍内液性信号，腺垂体受压变薄；部分性空泡蝶鞍；鞍底未见凹陷，垂体柄基本居中
双侧甲状腺彩超	未见明显异常
肾上腺CT	未见明显异常

四、诊断

西医诊断：垂体前叶功能减退症；中枢性甲状腺功能减退；继发性肾上腺皮质功能减退；性腺功能减退症；垂体瘤术后。

中医诊断：虚劳—肾阳亏虚，气血两虚证。

五、治疗过程

入院后完善相关辅助检查，结合既往手术、检查结果明确诊断为垂体前叶功能减退症。治疗上，予维生素C静脉滴注以提供营养支持。考虑患者已绝经，无生育需求，不宜予促性腺激素进行治疗，予醋酸泼尼松片，于8：00前5 mg、晚餐前2.5 mg口服以补充糖皮质激素，为预防垂体危象，入院7日后再予左甲状腺素钠片25 μg口服，每日1次，补充甲状腺素。予隔吴茱萸末艾灸神阙，固本培元、改善症状。予耳针（肝、肾、脾、内分泌、神门、皮质下）以调节脏腑功能。中药汤剂予二仙汤合八珍汤加减以益气养血、补脾温阳。二仙汤合八珍汤加减，方药如下。

人参30 g	白术30 g	茯苓30 g	炙甘草30 g
熟地黄30 g	当归30 g	川芎30 g	白芍30 g
酸枣仁15 g	黄芪30 g	远志15 g	陈皮30 g
炒神曲15 g	炒莱菔子10 g	仙茅9 g	淫羊藿9 g
巴戟天9 g	黄柏5 g	知母5 g	杜仲9 g
生姜5片	大枣1枚		

水煎服，每日1剂，早晚分服，2周为1个疗程。

二仙汤方中仙茅、淫羊藿、巴戟天温补肾阳，补益肾精；黄柏、知母清热坚阴；当归补血养血润燥，调理冲任。其组方补肾阴却无熟地黄、阿胶类滋腻过度之物，通过性味苦寒的知母、黄柏以坚阴，从而间接达到补阴益精的目的；用仙茅、淫羊藿峻补肾阳，恐其燥热过度而加入当归，一以养血，一以润燥。八珍汤为四君子汤及四物汤复合的方剂。方中以人参及熟地黄相配，益气养血，共为君药。白术、茯苓健脾渗湿，协人参益气补脾；当归、白芍养血和营，助熟地黄补益阴血，均为臣药。佐以川芎活血行气，使之补而不滞。炙甘草益气和中，调和诸药，为使药，共同发挥益气补血的作用。

治疗结果：患者乏力、纳差较前改善，心率64次/分，TSH 0.27 mIU /L，FT4 9.26 pmol/L，ACTH（8：00）0.67 pg/mL，血浆皮质醇（8：00）42.79 nmol/L，遂予出院，嘱患者每月按时复查。

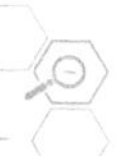

六、讨论与分析

（一）病例特点

老年女性，已绝经。

鞍上区肿瘤术后。

疾病发展过程隐匿。

各激素水平明显降低。

查体：T 36.3 ℃，P 55次/分，R 16次/分，BP 146/92 mmHg，体重57 kg，身高156 cm，BMI 23.4 kg/m^2。乳晕色浅淡，乳房萎缩。皮肤干燥、苍白。会阴部萎缩，腋毛及阴毛脱落。跟腱反射延迟。

（二）诊疗思路

患者来诊时明显乏力、纳差，体格检查结果显示性激素分泌不足，既往鞍上区肿瘤病史，结合病史及相关激素水平检查，发现患者LH、FSH、TSH、ACTH明显缺乏，且TSH的减少并未伴随甲状腺影像学异常，排除原发性甲状腺功能减退，明确患者为中枢性甲状腺功能减退。患者血清ACTH 8：00值低于正常值，而原发性肾上腺皮质功能减退患者其血清ACTH（8：00）基础值高于正常，结合患者垂体瘤病史，可以明确患者为继发性肾上腺皮质功能减退。综上可基本确诊该患者为垂体前叶功能减退症。

七、西医疾病介绍

垂体前叶功能减退症是指垂体前叶功能受损，单种或多种垂体激素分泌不足而导致的一组临床综合征。常见原因包括原发性及继发性两类，原发性垂体前叶功能减退症常见于先天遗传、垂体瘤、垂体缺血性坏死、蝶鞍区手术、放疗和创伤、垂体卒中、垂体浸润等疾病；继发性垂体前叶功能减退症则见于垂体柄破坏、下丘脑病变及中枢神经系统疾病。其中垂体腺瘤是最常见的致病原因之一。既往国外研究提示垂体前叶功能减退症的患病率为（37.5～45.5）/10万。

（一）症状

大多数垂体前叶功能减退症患者的表现较为隐匿，同时缺乏特异性，具有“潜伏”的危险。

患者可逐渐出现垂体前叶多种激素分泌不足的症状，一般先出现PRL、促性腺激素（FSH、LH）、GH分泌不足症状，继而出现TSH分泌不足症状，最后出现ACTH分泌不足症状。若累及性腺轴，女性可出现产后无乳，闭经，不育，腋毛、阴毛、眉毛脱落，男性胡须稀少、阳痿、性欲减退或消失、睾丸松软缩小、肌力减退，以及女性生殖器萎缩、宫体缩小、会阴部和阴部黏膜萎缩、阴道炎等症状。若影响生长激素分泌，可导致儿童生长障碍，导致成年人对镇静药、麻醉药甚为敏感，出现低血糖、血脂紊乱及骨代谢异常等表现。若累及甲状腺轴，可出现继发性甲状腺功能减退，出现畏寒、皮肤干燥粗糙、面色苍白无光泽、少汗、纳差、便秘、精神抑郁、表情淡漠、记忆力减退、行动迟缓等症状，但较原发性甲状腺功能减退症状轻。若累及肾上腺轴，可出现疲乏、体力软弱、厌食、恶心、呕吐、体重减轻、脉搏细弱、血压低、肤色变浅等症状。若前叶病变累及垂体后叶，还会出现抗利尿激素分泌不足，继而出现多饮、烦渴、夜尿增多等表现。此外，垂体瘤较大患者还可出现头痛、视物模糊、视野缺损、脑脊液鼻漏等肿瘤压迫综合征。

（二）诊断

1. 明确是否存在垂体前叶功能减退症

（1）有垂体瘤、下丘脑病变、产后大出血、蝶鞍区手术、放疗、创伤、感染、炎症、出血、海绵窦处动脉瘤等相关病史。

（2）有以上垂体前叶功能减退的临床症状和体征。

（3）实验室结果显示垂体前叶激素及相应靶腺激素水平降低。

2. 明确垂体前叶功能减退症的病因

（1）影像学检查可发现下丘脑垂体区的异常改变。

（2）明确垂体前叶功能减退症诊断后应积极寻找病因并进行鉴别诊断。

（三）鉴别诊断

1. 贫血

贫血患者也可出现乏力、纳差及皮肤苍白等症状。贫血患者的血常规中红细胞计数、血红蛋白量及血细胞比容均低于正常标准。而垂体前叶功能减退症的患者往往不会出现血常规改变。贫血时心悸为最突出的症状之一，因心动过速可在心尖或肺动脉瓣区听到柔和的收缩期杂音。垂体前叶功能减退症的患者因为激素水平低，心率一般较慢，且无心脏病理性杂音。

2. 原发性肾上腺皮质功能减退症

原发性肾上腺皮质功能减退症的症状表现主要源于皮质醇、醛固酮、雄激素等肾上腺皮质激素的缺乏，常见的症状有虚弱、疲乏无力、厌食、恶心呕吐、腹痛、体重下降、喜欢吃咸食。如果是原发性肾上腺皮质功能减退症，会出现面部、肘部、手背、掌纹、足背皮肤变黑，甲床、乳晕、肛周、牙龈处黑色素沉积。如果是继发性肾上腺皮质功能减退症，皮肤会变得苍白。

（四）治疗

1. 一般治疗

包括高蛋白、高热量、高维生素饮食。避免过度激动、劳累，预防感染，注意保暖，慎用镇静催眠药及降血糖药物，以免诱发垂体危象。

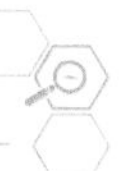

2. 病因治疗

如为肿瘤占位引起，需要根据肿瘤的性质选择手术（催乳素瘤除外）、放疗、化疗等措施，来解除病变对周围正常残余垂体的压迫。对于鞍区占位性病变，首先必须手术解除其对周围组织的压迫，缓解颅内高压。对于出血或休克而引起的缺血性垂体坏死，其关键在于对产妇围产期进行预防。对于淋巴细胞性垂体炎引起者，需要应用激素和（或）其他免疫抑制药物治疗，以控制炎症的发展和浸润。

3. 对症治疗

激素替代疗法如下。

（1）GH缺乏者及时补充GH，儿童青春期前推荐补充GH剂量为0.1 ～ 0.15/（kg・d）；青春期推荐补充剂量为0.15 ～ 0.20/（kg・d）。成年人可小剂量补充。

（2）ACTH不足：首选氢化可的松15 ～ 20 mg/d（8：00口服总量的2/3，16：00口服总量的1/3）；或口服醋酸泼尼松5 ～ 7.5 mg/d。氢化可的松为生理激素，故抢救时首选。应激情况下糖皮质激素需要加量至2 ～ 3倍。根据患者血钠及是否出现中心性肥胖等其他库欣综合征表现，及时调整剂量。

（3）甲状腺激素缺乏者根据生理需要量进行补充，推荐左甲状腺素钠片50 ～ 150 μg/d。老年人、冠心病、骨密度低的患者，从小剂量25 μg/d开始，密切观察患者是否出现心率加快、心律不齐及血压改变，逐渐加量后，需定期监测甲状腺激素水平，必要时暂缓加量或减少用量。

（4）LH/FSH不足：青春期或需要生育的女性，使用序贯周期疗法，建立人工月经周期，推荐使用人绝经期促性腺激素（human menopausal gonadotropin，hMG）＋人绒毛膜促性腺激素（human chorionic gonadotropin，hCG）＋补充性激素，戊酸雌二醇1 ～ 2 mg/d（1 ～ 21天），甲羟孕酮10 mg/d（17 ～ 21天）；成年人已生育者补充性激素，老年人不需要补充。青春期男性，推荐使用hCG＋hMG＋补充性激素，十一酸睾酮40 mg口服，每日3次；成年人已生育者补充性激素，老年人不需要补充。另外各个年龄段的男女均需要补充钙质及维生素D。

4. 垂体危象

垂体前叶功能减退对于各种应激因素的反应能力低下，故感染、腹泻、呕吐、脱水、饥饿、创伤、手术、麻醉、寒冷及镇静药等均可诱使原有症状加重而出现危象，垂体危象的临床表现有以下几种类型。

（1）低血糖昏迷：最为多见。常于空腹时发生，初始可见心悸、出汗、头晕、意识障碍，有时可出现精神失常及抽搐或癫痫样发作，最后昏迷。

（2）感染性昏迷：抵抗力低，易发生感染，可伴高热；并发神志不清，昏迷。

（3）低温性昏迷：多见于严寒的冬季与患者保暖不善时。

（4）水中毒昏迷：因皮质激素缺乏，对水代谢的调节能力减退，过多输液与饮水后，易发生水中毒昏迷。水中毒表现为恶心、呕吐、虚脱、精神错乱、抽搐与昏迷。

（5）垂体切除术后昏迷：术后神志不清，呈嗜睡、昏迷状态，可持续数日至数周，脉率偏低，体温可低可高或正常，血钠、血糖正常或偏低。

（6）垂体卒中：由垂体瘤内急性出血导致。起病急骤，表现为头痛、眩晕、呕吐、视力下降、失明，甚至休克、昏迷。

（7）镇静与麻醉药所致昏迷：本病患者对镇静药、麻醉药甚为敏感，有时常规剂量即可致昏睡或昏迷，而且持续时间延长。

5. 生活管理

日常进行高热量、高蛋白、高维生素饮食。注意维持水电解质平衡，尽量避免感染、过度劳累及应急刺激。

（1）高热量食物：红肉、米饭、花生酱、植物油、黄油、香蕉、坚果、培根等。

（2）高蛋白食物：主要分为两类，一类是奶类、畜肉、禽肉、蛋类、鱼、虾等动物蛋白；另一类是黄豆、大青豆和黑豆等豆类，以及芝麻、瓜子、核桃、杏仁、松子等干果类的植物蛋白。

（3）高维生素食物：高维生素A的食物主要是动物内脏，如猪肝、鸡肝、羊肝和橙黄色植物性食物，如彩椒、胡萝卜和南瓜；高维生素B的食物主要是粗粮，如玉米、燕麦、荞麦和蔬菜当中的瓜茄类，如黄瓜、西红柿、冬瓜；高维生素C的食物主要是水果，如橘子、柠檬、橙子；高维生素D的食物主要是深海鱼类，如三文鱼、文昌鱼。

八、中医疾病介绍

垂体前叶功能减退症在中医中并无确切的名称，但根据其症状及临床表现，可归属于“虚劳”范畴。病因包括先天不足、后天失养、久病五脏亏虚、女性产后失血、房劳过度、误治失治、饮食不节、外感邪毒、疾病日久损伤脑络等。

（一）病因病机

中医认为，本病病因病机较复杂，可分虚实两端，但多属虚。本病由精血耗失而得，脏腑虚弱，以虚为主，而实际上又虚中有实，血虚中有气虚，阴虚中有阳虚，阳虚中有阴失，互相掺杂，同时兼并。气随血耗，血少而不能生精，至气耗津伤，血脱脉空，脏腑失却濡润，四肢百骸、皮毛筋骨失去润泽，致一派虚象。

（二）辨证论治

临床表现：面色苍白，唇淡无华，气怯头晕，畏寒肢冷，发枯、毛发脱落，性欲淡漠，乳汁不泌，闭经，腰膝酸软。舌淡苔白，脉沉弱。

辨证：肾阳亏衰，气血两虚证。

证候分析：气随血耗，精血骤亏，无以上荣，故见面色苍白，唇淡无华，气怯头晕；肝藏血，肾藏精，肝肾无精血充养，故见毛发脱落、发枯，腰膝酸软；肝肾与冲任二脉密切相关，肝肾两亏，冲任虚损，则无乳、闭经；气血相依，阴阳互根，气血骤亏，肾阳随之大损，可见畏寒肢冷，性欲淡漠；舌淡苔白，脉沉弱，均为气血两亏、肾阳虚衰之证。

治法：温补肾阳，益气养血。

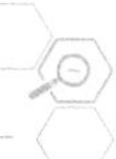

方药：二仙汤合八珍汤加减。

参考文献

[1] 夏友娟，曹卫娟. 垂体前叶功能减退症的病因及诊疗研究进展［J］. 河北医药，2024，46（1）：128-132.

[2] FERNANDEZ-RODRIGUEZ E，LOPEZ-RATON M，ANDUJAR P，et al. Epidemiology，mortality rate and survival in a homogeneous population of hypopituitary patients［J］. Clin Endocrinol（Oxf），2013，78（2）：278-284.

[3] 李会敏，魏军平，李宇思，等. 腺垂体功能减退症的中医诊疗初探［J］. 时珍国医国药，2023，34（7）：1679-1680.

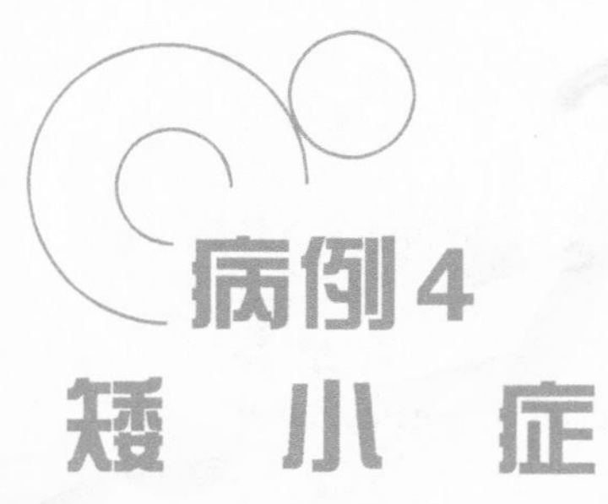

病例4
矮小症

一、病历摘要

患儿女性，10岁1个月，因“身高发育迟缓5年”入院。

患儿10岁1个月，身高自5岁时明显较同龄人发育迟缓，2023年12月13日于某市中医院儿科门诊完善骨龄测定：骨龄相当于8岁10个月女孩标准（TW3-RUS法）。5年来每年身高增长3～4 cm，近1年身高增长2 cm，现身高127 cm，体重30 kg。智力正常，性格活泼，无反应迟钝，无月经来潮，无乳房发育，无外阴发育。门诊以矮小症收住院。入院症见患儿精神欠佳，时有乏力，无明显第二性征发育，偶有头晕头痛，无视物模糊及视野缺损，无胸闷胸痛，纳差，幼时饮食偏嗜，现饮食较均衡，平素夜间睡眠时间约9小时，二便调。

既往体健。患儿足月顺产，出生时身长48 cm，体重2.9 kg，出生时女性外阴正常，否认阴蒂肥大，无缺氧史，母乳喂养至1岁，无喂养困难，抬头、翻身、坐、爬、出牙、说话、走路同同龄儿。5岁左右发现身高偏矮，近5年每年身高增长3～4 cm，近1年身高增长2 cm。患儿为第一胎第一产。月经未来潮。父母均否认家族中父母及兄弟姐妹有遗传倾向疾病。母亲身高149 cm，母亲怀孕时28岁，母孕期体健，否认特殊用药史，无妊娠高血压、妊娠糖尿病等特殊疾病史。父亲身高172 cm，平素体健，无高血压、糖尿病、心脏病、脑血管病等病史。

中医望、闻、切诊：患者精神欠佳，神志清晰，面色少华，气息平和，语声乏力，舌淡红，苔薄白，脉沉细。

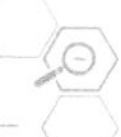

二、入院查体

体格检查：T 36.2 ℃，P 96次/分，R 18次/分，BP 108/79 mmHg。身高127 cm，体重30 kg，BMI 18.6 kg/m^2。患儿女性，发育正常，营养良好，意识清楚，全身皮肤黑，颈背部及腹部多处色素沉着，皮肤粗糙，无阴毛、腋毛，喉结不突出。第二性征Tanner发育分期示乳房Ⅰ期，腋毛Ⅰ期，阴毛Ⅰ期。无肘外翻，无颈蹼，无唇裂、腭裂，双侧甲状腺无肿大，心肺听诊无异常，四肢肌力5级，肌张力正常。

三、辅助检查

入院后查血常规、尿常规、大便常规、小生化（血脂、血糖、肝功能、肾功能）、甲状腺功能三项（FT3、FT4、TSH）、抗甲状腺过氧化物酶自身抗体（anti-thyroid peroxidase antoantibody，anti-TPOAb）、抗甲状腺球蛋白抗体（anti-thyroglobulin antibody，anti-TGAb）、内分泌六项（FSH、LH、雌二醇、孕酮、T、PRL）、红细胞沉降率、IGF-1，均未见明显异常。GH为0.115 ng/mL。

实验室其他检查见表4-1 ～表4-3。

表4-1 皮质醇、ACTH节律测定

项目	结果	参考范围
皮质醇节律（nmol/L）		
0：00	68	最低
8：00	328	6：00—10：00 133 ～ 537
16：00	120	16：00—20：00 68.2 ～ 3275
ACTH节律（pg/mL）		
0：00	13.66	最低
8：00	53.50	7：00—10：00 7.2 ～ 63.4
16：00	30.44	16：00—20：00 3.6 ～ 31.7

表4-2 可乐定激发试验

测定时间	生长激素（ng/mL）	参考范围（ng/mL）
0分钟	8.43	0.12 ～ 7.79
30分钟	4.93	
60分钟	2.53	
90分钟	2.48	
120分钟	9.96	

表 4-3　胰岛素低血糖激发试验

项目	结果	参考范围
皮质醇节律（nmol/L）		6：00—10：00　133 ～ 537
0分钟	367	16：00—20：00　68.2 ～ 3275
30分钟	240	
60分钟	532	
90分钟	388	
120分钟	274	
ACTH节律（pg/mL）		7：00—10：00　7.2 ～ 63.4
0分钟	48.92	16：00—20：00　3.6 ～ 31.7
30分钟	67.47	
60分钟	110.28	
90分钟	41.14	
120分钟	33.82	
生长激素（ng/mL）		0.12 ～ 7.79
0分钟	0.254	
30分钟	0.299	
60分钟	4.94	
90分钟	4.22	
120分钟	1.22	
血糖（mmol/L）		3.9 ～ 6.1
0分钟	6.5	
30分钟	1.6	
60分钟	6.1	
90分钟	5.4	
120分钟	5.3	

影像学检查见表4-4。

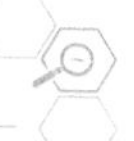

表4-4 影像学检查项目及结论

项目	结论
甲状腺彩超	双侧甲状腺未见异常
垂体MRI	未见异常
骨龄测定	TW3-RUS法测定骨龄为8岁10个月，根据影像判读，该患者骨龄落后于日历年龄1岁以上，初步判断可能发育延迟

四、诊断

西医诊断：生长激素缺乏症；矮小症。
中医诊断：五迟—脾肾亏虚证。

五、治疗过程

均衡饮食，规律作息，适量锻炼。

西医予重组人生长激素0.1 U/（kg・d），睡前皮下注射治疗，治疗期间监测血常规、肝功能、甲状腺功能、血糖、胰岛素、IGF-1、维生素D均未见异常，监测骨龄情况。1年内患儿身高增长18 cm，平均每月增长1～2 cm（图4-1），骨龄测定与年龄接近（表4-5）。且家属反映患儿在注射生长激素治疗过程中无明显抗拒心理，治疗效果满意。

中医辨证为脾肾亏虚证，治以健脾益肾为主，中药整方以六味地黄丸合归脾汤、养心汤加减，本方以熟地黄、山药、山萸肉“三补”为君药，补肝、脾、肾三阴，且以填补肾精为主。太子参健脾补虚，滋化脾胃，体现了“治痿独取阳明”的思想。黄精为补中宫之胜品，宽中益气，使五脏调和，肌肉充盛，骨髓坚强。药理学研究表明，黄精多糖可在成骨分化过程中促进骨髓间充质干细胞的增殖，并增强其活力。龟甲、鳖甲常相须为用，龟甲具有滋阴潜阳、益肾健骨、养血补心之功。鳖甲主入肝、肾经，具有滋阴潜阳的功效。现代药理学研究表明，鳖甲含有20多种游离氨基酸、钙、磷、镁等常量、微量元素，具有免疫调节、抗疲劳等作用。二者常相须使用，用于肝肾精血亏虚之证。上述诸药合用，共奏固本培元、健脾益肾之功，临床常获良效。方药如下。

熟地黄6 g	山药6 g	山萸肉6 g	黄精6 g
太子参6 g	杜仲6 g	续断片6 g	菟丝子6 g
龟甲6 g（先煎）	鳖甲6 g（先煎）	桑寄生6 g	焦山楂6 g
焦神曲6 g	焦麦芽6 g	莱菔子6 g	鸡内金6 g
甘草片6 g			

水煎服，每日1剂。

六、讨论与分析

（一）病例特点

患儿女性，10岁1个月，因“身高发育迟缓5年”入院，既往体健。

以身高发育迟缓为主要表现。

查体无明显异常，无视物模糊及视野缺损。

实验室检查：可乐定激发试验、胰岛素低血糖激发试验提示生长激素完全缺乏。

（二）诊疗思路

患者入院后完善各项相关检查，提示生长激素偏低，垂体MRI等无明显异常。完善可乐定激发试验，试验显示生长激素峰值在120分钟＜10 ng/mL，提示生长激素部分缺乏，为保证试验准确性，第2日行胰岛素低血糖激发试验。胰岛素低血糖激发试验显示生长激素高峰＜5 ng/mL，提示生长激素完全缺乏，结合患儿身高低于正常儿童，处于中国2～18岁女童身高、体重曲线图第3百分位，骨龄较实际年龄落后1年以上，符合矮小症诊断。

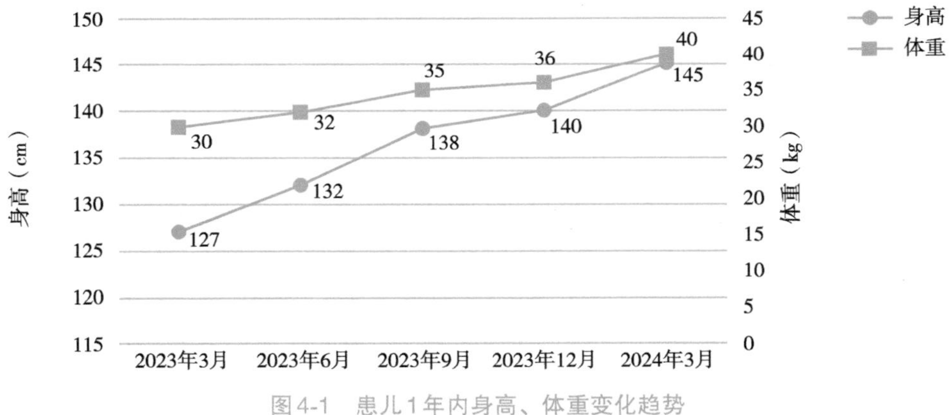

图4-1　患儿1年内身高、体重变化趋势

表4-5　2023年3月至2024年3月患儿身高增长趋势

指标	2023年3月	2023年6月	2023年9月	2023年12月	2024年3月
BMI（kg/m^2）	18	18.37	18.38	18.37	19.02
P值	＜P3	P3	P3～P10	P10～P25	P25～P50
骨龄测定	8岁10个月	—	9岁5个月	—	10岁7个月
实际年龄	10岁1个月	—	10岁7个月	—	11岁1个月

注：P值为中国2～18岁女童身高、体重曲线图百分位。

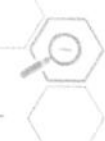

七、西医疾病介绍

矮小症，是指因GH缺乏或GH生物效应不足所致的躯体生长障碍，又称生长激素缺乏症（growth hormone deficiency，GHD）。在相似环境下，GHD的儿童身高较同种族、同年龄、同性别的健康人群身高均值低2个标准差（−2 SD）或低于第3百分位（−1.88 SD）。

（一）病因

1. 原发性下丘脑-垂体功能障碍

垂体发育异常，如不发育、发育不良或空蝶鞍均可引起生长激素合成和分泌障碍。其中有些伴有视-隔发育不良、唇裂、腭裂等畸形。由下丘脑功能缺陷造成的生长激素缺乏症远较垂体功能不足导致者为多。其中因神经递质-神经激素功能途径的缺陷，导致生长激素释放激素（growth hormone-releasing hormone，GHRH）分泌不足引起的身材矮小称为生长激素神经分泌功能障碍（growth hormone neurosecretory dysfunction，GHND），这类患儿的GH分泌功能在药物刺激试验中可能表现正常。

2. 继发性矮小症

多为器质性，常继发于下丘脑、垂体，或其他颅内肿瘤感染、细胞浸润、放射性损伤和头颅创伤等。

3. 暂时性矮小症

体质性生长及青春期延迟、社会心理性生长抑制、原发性甲状腺功能减退等均可造成暂时性GH分泌功能低下，在外界不良因素消除或原发疾病治疗后即可恢复正常。

（二）临床表现

GHD的临床表现因发病年龄而异。

1. 新生儿GHD

偶可表现为孤立性生长激素缺乏症（isolated growth hormone deficiency，IGHD），多表现为多发性垂体激素缺乏症（multiple pituitary hormone deficiency，MPHD）。新生儿和婴幼儿往往症状和体征不典型，表现为嗜睡和体重不增，严重者可危及生命，包括呼吸窘迫、呼吸暂停、发绀、喂养困难、肌张力低下、长期胆汁淤积性黄疸、严重低血糖伴或不伴癫痫发作、新生儿败血症。视交叉受累患儿可能出现眼部异常或眼球震颤。

2. 儿童期GHD

典型临床表现为持续性身高增长不足和矮身材，伴额隆起、鼻梁塌陷、面容幼稚、面中部发育不良、牙齿萌出延迟、体脂堆积和小阴茎。

3. 青少年时期GHD

最常见的表现是生长发育迟缓和青春期延迟，通常无胡须、腋毛和阴毛。大多数儿童和青少年IGHD病例属于特发性；极少一部分需考虑脑肿瘤、浸润性疾病（如组织细胞增生症），以及中枢神经系统感染等可能。颅脑放射和脑损伤可能导致IGHD或MPHD。

（三）相关辅助检查

一般实验室常规检查包括血常规、尿常规、大便常规、肝肾功能、血脂、血糖、电解质、骨龄测评等。可根据患儿情况选择以下检查项目：血气分析、碱性磷酸酶及维生素D测定、甲状腺功能、IGF-1、ACTH及皮质醇、骨密度等，对于非匀称性矮身材或有体态异常者，可行脊柱、骨盆、四肢长骨X线检查。

1. 骨龄检测

目前国内外使用最多的评估方法是G-P法和TW3法。正常情况下，骨龄与实际年龄的差别在 ±1岁，落后或超前过多即为异常。

2. GH药物激发试验

用于评估下丘脑–垂体–GH–IGF–1轴的功能。临床上应用GH药物激发试验作为诊断GHD的主要依据。目前多主张选择作用方式不同的两种药物试验组合进行：一种抑制生长抑素释放的药物（如胰岛素、精氨酸、溴吡斯的明）联合另一种兴奋GHRH的药物（如可乐定、左旋多巴）。GH药物激发试验结果判断：只要有一项试验GH峰值≥10 ng/mL，即排除GHD；当两项试验GH峰值均＜5 ng/mL时判断为GH完全缺乏；GH峰值在5 ～ 10 ng/mL，判断为GH部分缺乏。

GH药物激发试验是诊断GHD的重要依据，由于该试验并非生理状态下的GH分泌，且不同药物和性发育状态均可影响结果，该试验在临床应用过程中有一定局限性，难以作为GHD诊断的“金标准”。单纯根据GH药物激发试验结果诊断GHD，易造成误诊或漏诊，需结合其他指标综合判断，如IGF-1、骨龄等。建议身高达到矮小标准且伴有生长迟缓者，可考虑行GH药物激发试验，具体内容见表4-6。

3. 内分泌轴其他相关检查

（1）若考虑患儿为多种垂体激素缺乏时，需检测其他垂体前叶激素水平，如TSH、总甲状腺素（tatal thyroxine，TT4）、FT4、ACTH、皮质醇、促性腺激素（LH、FSH）、PRL，同时检测性激素。必要时查垂体后叶分泌的抗利尿激素。

（2）对女孩＞13岁、男孩＞14岁尚未开始性发育的矮身材患者，需行性腺轴激素检测，包括LH、FSH、雌二醇、T、PRL，必要时行促性腺激素释放激素兴奋试验，以判断是否存在促性腺激素缺乏。

（3）IGF-1生成试验：主要用于怀疑存在GH不敏感（基础GH水平升高或正常，IGF-1降低），如Laron综合征，方法如下。每晚皮下注射生长激素，剂量为0.033 mg/（kg · d），共4日。于注射前和第5日晨分别空腹采血测定IGF-1浓度。正常人IGF-1在注射后较基线值增高20%以上，Laron综合征患儿的IGF-1浓度仍为低水平。

（4）下丘脑、垂体影像学检查：矮身材儿童应进行头颅MRI检查（重点是垂体和蝶鞍区），了解有无先天发育异常和占位性病变。原发性GHD常可见垂体前叶发育不良、垂体柄阻断、Rathke囊肿和空泡蝶鞍等。

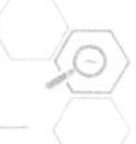

表4-6 生长激素激发试验种类介绍

	禁忌证	准备	操作方法	注意事项
胰岛素激发试验	有癫痫病史、心肌缺血、怀疑全垂体功能低下者不宜做此项检查	①受试者从午夜起禁食、禁水，幼童在试验前一日睡前加餐1次； ②记录患者身高、体重； ③提前安置静脉留置针头两个，一个取血用，另一个备用（出现低血糖时静脉应用葡萄糖），试验在8：00开始； ④试验第1个小时内需在临床医师监护下进行； ⑤准备20mL的10%及50%的葡萄糖各1支	禁食8小时，试验前静卧1小时后安置静脉留置针头；常规胰岛素0.05～0.1 U/kg； （怀疑ACTH缺乏者用常规胰岛素0.05 U/kg）加生理盐水2 mL静脉注射（时间＞1分钟），注射前及注射后15分钟、30分钟、45分钟、60分钟、90分钟和120分钟取血测定血糖及GH	①血糖下降幅度＞基础值的50%或血糖≤2.6 mmol/L时认为试验有效； ②不良反应为低血糖，一般发生在胰岛素注射后15～30分钟，一旦出现面色苍白、出汗、脉速、嗜睡等低血糖症状即以10%葡萄糖注射液2 mL/kg静脉注射，4～5分钟再测定血糖水平，同时仍按时采集血标本； ③试验结束，立刻进食； ④血糖监测正常后才能回家
精氨酸激发试验	高氯性酸中毒、肾功能不全、无尿者禁用	①受试者从午夜起禁食（幼儿至少禁食6小时），幼童在前1日睡前加餐1次； ②记录患者身高、体重； ③提前安置静脉留置针头两个，一个用于取血，另一个用于静脉滴注精氨酸，试验在8：00开始	禁食6～8小时，25%精氨酸按0.5 g/kg，最大剂量为30 g，以生理盐水稀释成10%溶液，在30分钟内静脉滴注，于静脉滴注前及静脉滴注后30分钟、60分钟、90分钟和120分钟取血测定GH	①本试验比较安全，少数有呕吐、皮肤潮红，可引起高氯性酸中毒，因此要监测血气； ②试验以静脉滴注开始时计时； ③静脉滴注时应避免药物漏出血管，以防局部红肿、疼痛
左旋多巴激发试验	癫痫、溃疡病患者慎用	①受试者从午夜起禁食（幼儿至少禁食6小时），幼童在试验前1日睡前加餐1次； ②记录患者身高、体重； ③提前安置静脉留置针头，试验在8：00开始； ④血压计1台	禁食6～8小时，空腹口服左旋多巴10 mg/ kg，最大剂量为500 mg，于口服前及口服后30分钟、60分钟、90分钟和120分钟取血测定GH，同时监测血压	此试验无明显不良反应，少数患者有恶心、呕吐、嗜睡，无须特殊处理。严重时可引起腹痛，溃疡病患者可引起消化道出血，需按消化道出血原则处理。口服左旋多巴，可引起直立性低血压，因此试验时应平卧。如有低血压发生，先抬高下肢，如仍有低血压，按低血压处理原则处理。试验结束立即进食
可乐定激发试验	有脑血管疾病、冠状动脉供血不足、精神抑郁、窦房结功能低下者慎用	①受试者从午夜起禁食（幼儿至少禁食6小时），幼童在试验前1日睡前加餐1次； ②记录患者身高、体重； ③提前安置留置针，试验在8：00开始； ④准备血压计1台	禁食6～8小时，空腹口服可乐定，按4 μg/kg（0.15 g/m^2），最大剂量为250 μg，于服药前及服药后30分钟、60分钟、90分钟和120分钟取血测定GH，并同时监测血压	可有恶心、呕吐、嗜睡、血压下降等反应，试验中要监测血压。当血压下降明显，可以抬高下肢。如仍有低血压，按低血压处理原则处理。试验结束，立即进食，试验完毕后观察30分钟，血压稳定后方可回家

（四）鉴别诊断

1. 与其他疾病的鉴别诊断

（1）家族性身材矮小症：父母身高均矮，小儿身高常在第3百分位左右。但其年生长速度＞5 cm，骨龄和年龄相称，智能和性发育正常。

（2）特发性矮小症：病因不明，患者出生时身长和体重正常，生长速度稍慢或正常，一般年生长速度＜5 cm，两项GH激发试验的GH峰值≥10 ng/mL，IGF-1浓度正常，骨龄正常或延迟。无明显的慢性器质性疾病（肝肾、心肺、内分泌代谢病和骨骼发育障碍），无心理和严重的情感障碍，无染色体异常。

（3）先天性甲状腺功能减退：患者除有生长发育落后、骨龄明显落后外，还有特殊面容、基础代谢率低、智能低下，故不难与生长激素缺乏症区别。但有些晚发性病例患者症状不明显，需借助血T4降低、TSH升高等指标鉴别。

（4）其他内分泌代谢病引起的生长落后：先天性肾上腺皮质增生症、性早熟、皮质醇增多症、黏多糖贮积症等，各有其特殊的临床表现，易于鉴别。

2. 矮小症状的鉴别诊断

（1）生长缓慢性矮小：外观均匀性矮小，且生长缓慢。最常见于生长激素缺乏症，其他有染色体病变引起的特纳综合征、小于胎龄儿、慢性病（如营养不良、慢性肾脏疾病、先天性心脏病、慢性哮喘等）及环境和精神因素引起的矮小症。

（2）体形不匀称性矮小：外观不匀称性矮小，即患儿的躯干与四肢长短不成比例，常见于软骨发育不良、成骨不全和甲状腺功能减退。

（3）特发性矮小：外观为匀称性矮小，且每年的生长速度正常，常见于家族性矮小症及体质性生长和发育迟缓。

（五）生长激素缺乏症的治疗

1. 一般治疗

均衡饮食，规律作息，适量运动，心理健康。

2. 激素治疗

（1）生长激素：基因重组人生长激素替代治疗已被广泛应用，目前大都采用0.1 U/kg、每晚临睡前皮下注射1次（或每周总剂量分6～7次注射）的方案。促生长治疗应持续至骨骺闭合为止。治疗时年龄越小，效果越好，以第1年效果最好，身高增长可达每年10～12 cm，以后生长速度可有下降。治疗过程中可能出现甲状腺功能减退，需进行监测，必要时加用左甲状腺素维持甲状腺功能正常。血清IGF-1和胰岛素样生长因子结合蛋白-3水平检测可作为基因重组人生长激素疗效和安全性评估的指标。

（2）性激素：同时伴有性腺轴功能障碍的生长激素缺乏症患儿骨龄达12岁时可开始用性激素治疗。男性可注射长效庚酸睾酮25 mg，每月1次，每3个月增加25 mg，直至每月100 mg；女性可用炔雌醇1～2 μg/d，或结合雌激素片，自每日0.3 mg起酌情逐渐增加，同时需监测骨龄。

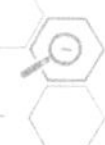

八、中医疾病介绍

中医学并无身材偏矮这一概念，根据其身材偏矮、生长落后等临床表现特点，可归为“五迟”“胎弱”等范畴。

（一）病因病机

中医认为其多源于先天禀赋不足，后天调养不当，其病机关键为脾肾不足。肾为“先天之本”，主骨生髓，为人体生长、发育、生殖之源，人体的生长发育依赖于肾精的生髓与充养。若先天禀赋怯弱，肾精亏虚，肾气不足，骨髓化生乏源，则骨长缓慢，身材矮小。脾为“后天之本”，气血生化之源，人体的生长发育依赖于脾气运化的水谷精微的濡养。由于小儿脏腑娇嫩，形气未充，脾常不足，而气血津液的化生、四肢肌肉的丰满、筋骨的强劲、五脏六腑功能的完善，都依赖于脾胃的运化功能。若后天喂养不当，或因疾病影响，脾胃受损，运化失常，则化源不足，五脏失养，生长缓慢。

（二）辨证论治

本分型标准参考《中医儿科学（第十版）》。

1. 肝肾亏虚证

临床表现：形体瘦弱，发育迟缓，面色苍白，毛发枯黄，爪甲色白易脆，耳鸣目涩，手足心热，潮热盗汗，面色颧红，腰膝酸软，口舌干燥，烦躁失眠。舌质红、苔少或光剥，脉细数。

治法：滋养肝肾、填精补髓。

方药：六味地黄丸加减。

2. 心脾两虚证

临床表现：身材矮小或偏矮，面色无华，偏食纳少，多动而不暴躁，注意力不集中，发黄稀疏，神疲乏力，肌肉松软，口角流涎，失眠多梦，夜寐不安。舌淡，苔薄白，脉细或指纹淡红。

治法：养心健脾、开窍益智。

方药：调元散合菖蒲丸加减。

3. 痰瘀阻滞证

临床表现：身材矮小，失聪失语，意识不清，反应迟缓，动作不自主，或口角流涎，喉间痰鸣，或关节强硬，肌肉软弱，或癫痫发作。舌胖质暗，或见瘀点瘀斑，苔腻，脉沉涩滑，指纹暗滞。

治法：涤痰开窍、活血通络。

方药：通窍活血汤合二陈汤加减。

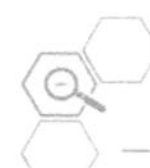

参考文献

[1] CAMILLE H，HOONGWEI G，ANASTASIA I，et al. Advances in differential diagnosis and management of growth hormone deficiency in children [J]. Nature reviews. Endocrinol，2021，17 (10) : 608-624.

[2] 朱建芳，王春林. 青春期矮身材儿童身高改善的药物治疗 [J]. 中国当代儿科杂志，2024，26（2）：118-123.

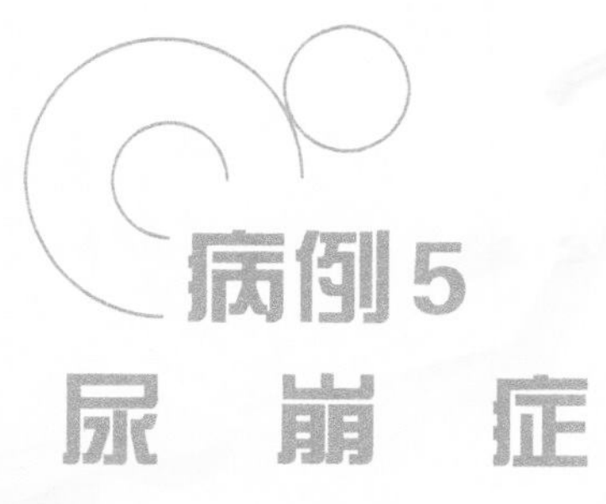

病例5 尿崩症

一、病历摘要

患者女性，36岁，主因“多饮、多尿3个月”入院。

患者家属诉患者2024年1月头痛剧烈，突发昏迷，于某医院诊断为脑干肿瘤术后所致的脑积水，遂行脑室分流术治疗。术后患者口干多饮明显，无明显时间界限，自测每日饮水量4000 ～ 5000 mL，尿量5000 mL左右，尿量与饮水量相关，出入量基本一致，10小时未饮水状态下无烦躁，日间尿量大于夜间，夜尿3 ～ 4次，为求进一步诊疗，遂来诊，门诊以“尿崩症？”收入院。入院症见口干、多饮、多尿，小便频急，乏力，脾气急，易烦躁，步态不稳，无头晕头痛，无视物重影及视力下降，无视野缺损，无恶心、呕吐，无胸闷、憋气、心慌，无明显胃脘部不适，无泌乳，无明显汗出，双下肢无水肿。自发病以来，纳眠可，小便频急，无明显尿道不适，大便调，近2个月体重增加5 kg。

患者既往于2023年10月因脑干良性肿瘤行手术治疗；2024年1月因脑干肿瘤术后导致的脑积水行脑室分流术；2005年因便秘行部分直肠切除术。31岁结婚，育有1子，配偶及子均体健。初潮年龄17岁，行经天数7天，月经周期28天，2023年7月顺产1子，妊娠前月经规律，末次月经日期为2024年2月25日，现月经规律。无家族遗传病病史。

中医望、闻、切诊：患者精神欠振，神志清晰，面色有华，气息平和，语声有力，舌淡红，苔白微腻，脉濡。

二、入院查体

体格检查：T 36.2 ℃，P 72次/分，R 17次/分，BP 113/85 mmHg，身高160 cm，体重67 kg，BMI 26.17 kg/m²。患者青年女性，发育正常，营养良好，意识清楚，自主体位，查体合作，语言清晰，正常面容，表情淡漠，头颅无畸形，术后可见约20 cm及3 cm的手术瘢痕，甲状腺无肿大。胸廓对称，双肺呼吸音清，未闻及干湿啰音，心率72次/分，律齐，各瓣膜听诊区未闻及病理性杂音。腹部平坦，上腹部正中线偏右侧可见约5 cm的手术瘢痕。专科查体：右侧上肢肌张力偏高，左侧上肢肌张力正常，双上肢肌力正常，左下肢肌力5-级，右下肢肌力正常。

三、辅助检查

入院后2024年1月12日查胸部CT＋冠矢重建示脑室分流术后改变可能。

2024年1月16日查血管彩超、腹部彩超、心电图均未见异常。

2024年4月24日查垂体磁共振示①腺垂体略萎缩，垂体柄显示欠清或缺如；②幕上脑室扩张、脑积水。查甲状腺彩超、大便常规、尿常规、血常规、肝功能、肾功能、电解质、血脂、血糖均未见异常。

2024年4月25日查FT3、anti-TGAb、anti-TPOAb、内分泌六项均未见异常。

其他实验室检查结果见表5-1～表5-3。

表5-1　实验室检查结果（2024年4月25日）

项目	结果	参考范围
游离甲状腺素（pmol/L）	10.4	12～22
高敏促甲状腺激素（mIU/L）	0.20	0.27～4.2
生长激素（ng/mL）	0.117	0.126～9.88
皮质醇节律（nmol/L）		
0：00	32.8	最低
8：00	274	6：00—10：00　133～537
16：00	192	16：00—20：00　68.2～327
ACTH节律（pg/mL）		
0：00	32.02	最低
8：00	0.83	7：00—10：00　7.2～63.4
16：00	16.4	16：00—20：00　3.6～31.7

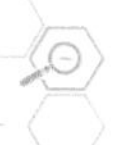

表5-2 2024年4月27日胰岛素低血糖兴奋试验

项目	结果	参考范围
皮质醇节律（nmol/L）		6：00—10：00 133 ～ 537
空腹时	264	16：00—20：00 68.2 ～ 3275
30分钟	190	
60分钟	203	
90分钟	173	
120分钟	159	
ACTH节律（pg/mL）		7：00—10：00 7.2 ～ 63.4
空腹时	28.27	16：00—20：00 3.6 ～ 31.7
30分钟	21.02	
60分钟	25.61	
90分钟	20.51	
120分钟	18.09	
生长激素（ng/mL）		0.12 ～ 7.79
空腹时	0.278	
30分钟	0.140	
60分钟	0.132	
90分钟	0.398	
120分钟	0.215	
血糖（mmol/L）		3.9 ～ 6.1
空腹时	5.9	
30分钟	11.2	
60分钟	5.1	
90分钟	4.1	
120分钟	3.9	

表 5-3 禁水－加压素试验

项目	BP（mmHg）	体重（kg）	尿量（mL）	尿比重	尿渗透压（mOsm/kg）	血渗透压（mOsm/kg）	血钠（mmol/L）
禁水试验							
20：00（前一晚）	117/86	74.1	750	1.006	150	285	133.7
8：00	116/88	72.55	550	1.004	130		
9：00	118/87	72.55	560	1.003	132		
10：00	108/73	72.4	552	1.002	134	295	136.3
加压素试验							
11：00	113/84	72.25	334	1.005	166	287	138.5
12：00	114/87	72.95	128	1.008	242		

注：禁水试验结束后，予加压素 5 U 皮下注射行加压素试验。

四、诊断

西医诊断：尿崩症；垂体前叶功能减退症；中枢性甲状腺功能减退；脑干肿瘤术后；脑积水；部分直肠切除术后。

中医诊断：消渴—脾肾亏虚证。

五、治疗过程

嘱患者口渴时饮用淡水（少量多饮），低盐饮食，限制咖啡、茶类或其他高渗饮料，适当补充糖、蛋白质和多种维生素等。

西医治疗上予氢化可的松（8：00）20 mg口服，每日1次，补充激素，去氨加压素50 μg口服，每日2次，待服用1周后予左甲状腺素钠片12.5 μg口服，每日1次，治疗，并密切观察出入量。

中医治疗上，辨证为脾肾亏虚证，治以健脾益肾为主，方剂以六味地黄丸加减，方中龟甲补肾壮阳，现代医学证明，龟甲含有大量的钙离子，钙离子是人体多种酶的激活剂，故龟甲之效可能与其含有丰富的钙离子激活了下丘脑的某种释放因子的辅酶有关；党参补气；黄连、黄柏清热燥湿，泻火解毒；甘草中的甘草酸、甘草次酸及其盐类具有显著的抗利尿作用；生地黄、熟地黄滋阴养血；山药补脾；羚羊角凉肝清心，息风镇惊，有调节中枢神经功能之效，并对恢复神经垂体功能似有一定作用。方药如下。

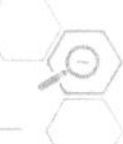

龟甲60 g	甘草15 g	生地黄15 g	熟地黄15 g
山药15 g	党参9 g	黄连9 g	黄柏9 g
羚羊角2 g（先煎）			

水煎服，每日1剂，分服2次。

六、讨论与分析

（一）病例特点

患者青年女性，主因“多饮、多尿3个月”入院。2023年10月因脑干良性肿瘤行手术治疗；2024年1月因脑干肿瘤术后导致的脑积水行脑室分流术；2005年因便秘行部分直肠切除术。

入院症见口干、多饮、多尿，小便频急，乏力，脾气急，易烦躁，步态不稳，无头晕头痛，无视物重影及视力下降，无视野缺损，无恶心、呕吐，无胸闷、憋气、心慌，无明显胃脘部不适，无泌乳，无明显汗出，双下肢无水肿。自发病以来，纳眠可，小便频急，无明显尿不适，大便调，近2个月体重增加5 kg。

患者正常面容，表情淡漠，头颅无畸形，术后可见约20 cm及3 cm的手术瘢痕，上腹部正中线偏右侧可见约5 cm的手术瘢痕。专科查体：右侧上肢肌张力偏高，左侧上肢肌张力正常；双上肢肌力正常，左下肢肌力5−级，右下肢肌力正常。

实验室检查：胰岛素低血糖兴奋试验结果显示生长激素、皮质醇、ACTH均缺乏，提示垂体前叶功能减退。禁水－加压素试验提示中枢性尿崩症。

（二）诊疗思路

患者入院后完善各项常规检查。生长激素、皮质醇的节律测定，因其为脉冲式分泌，8：00为分泌高峰，16：00降至8：00的50%左右，24：00降至全天最低，而根据节律测定试验结果，提示生长激素、皮质醇水平均偏低，故完善胰岛素低血糖兴奋试验以明确垂体前叶激素储备功能。兴奋试验结果中，患者生长激素、皮质醇、ACTH曲线低平，均未成功激发，提示垂体前叶功能减退。患者TSH、FT4同时缺乏，但并未伴有甲状腺影像学异常，排除原发性甲状腺功能减退，明确患者为中枢性甲状腺功能减退。完善禁水－加压素试验，结果提示尿渗透压进一步升高，综合患者既往脑干肿瘤手术、脑积水病史，结合垂体MRI结果，明确中枢性尿崩症诊断。

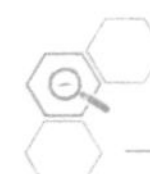

七、西医疾病介绍

（一）诊断要点

1．患者有持续性低渗性多尿，尿量一般＞3000 mL/d。

2．患者有颅脑外伤或手术史，以及相应的神经系统临床表现。

3．排除溶质性多尿，如糖尿病、肾衰竭等。

4．尿液与血液的渗透压比值降低。

5．禁水后反应迟钝，尿量不减少，尿比重不升高。补充抗利尿激素后尿比重升高。

6．垂体MRI改变。

（二）诊断依据

1．尿量多，一般4 ～ 10 L/d。

2．低渗尿，尿渗透压＜血浆渗透压，一般低于200 mOsm/kg，尿比重多在1.005以下。

3．禁水试验不能使尿渗透压明显增加，而注射加压素后尿量减少、尿渗透压较注射前增加9%以上。

4．去氨加压素或AVP治疗有明显效果。

（三）分型

完全性尿崩症与部分性尿崩症的鉴别诊断见表5-4，中枢性尿崩症、肾性尿崩症与精神性烦渴的鉴别诊断见表5-5。

表5-4　完全性尿崩症与部分性尿崩症的鉴别诊断

指标	完全性尿崩症	部分性尿崩症
症状	较重	较轻
每日尿量（L）	＞5.0	2.5 ～ 5.0
尿比重	1.001 ～ 1.005	1.010 ～ 1.014
禁水后反应	尿量无减少，比重无增加，尿渗透压不超过血浆渗透压	尿量减少，比重增加（不超过1.016），尿渗透压可超过血浆渗透压
注射AVP反应	尿量显著减少，比重明显上升，尿渗透压增高50%以上	尿量进一步减少，比重进一步增加，尿渗透压增加9% ～ 50%

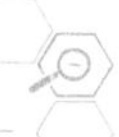

表5-5 中枢性尿崩症、肾性尿崩症与精神性烦渴的鉴别诊断

指标	中枢性尿崩症	肾性尿崩症	精神性烦渴
发病年龄	多为20岁以下	出生后	成年人
性别	女＝男	女＞男	女＞男
症状	多尿、多饮	多尿、多饮	多饮、多尿
自然病程	持续性	成年后减轻	间歇性
病因	下丘脑－垂体柄损害	遗传性	癔症、行为障碍
随机血AVP	减低	正常或升高	减低或正常
随机血渗透压	轻度升高或正常	轻度升高	低
随机尿渗透压	低	低	低
禁水后血渗透压	增高	增高	正常或轻度升高
禁水后尿渗透压	低	低	增高
对AVP反应	好	无反应	有时加重
对高渗盐水反应	无反应	无反应	好

注：AVP为精氨酸升压素。

（四）相关辅助检查

禁水－加压素试验：禁水时间视患者多尿程度而定，一般从夜间开始（重症患者也可白天进行），禁水6～16小时，记录禁水期间每1～2小时的血压、体重、尿量、尿渗透压等，当尿渗透压达到高峰平顶（连续2次尿渗透压差＜30 mOsm/kg）时，抽血测血浆渗透压，然后立即皮下注射加压素5 U，注射后1小时和2小时，分别测尿渗透压。

禁水试验结果解读如下。

血渗透压＜295 mOsm/kg，尿渗透压＜600 mOsm/kg，可继续禁水试验。

血渗透压＞295 mOsm/kg，尿渗透压＞800 mOsm/kg，非尿崩症，终止试验。

血渗透压＞295 mOsm/kg，尿渗透压＜血渗透压，高度怀疑尿崩症，可继续进行加压素试验，以此进行鉴别诊断。

血渗透压＞295 mOsm/kg，尿渗透压达平台期（相邻2次尿渗透压差＜30 mOsm/kg），应继续进行加压素试验以便进一步明确。

加压素试验结果解读如下。

正常人及精神性多饮者禁水后体重、血压、血渗透压变化不大，尿量逐渐减少，尿比重升高，多超过1.020，尿渗透压升高，大于血渗透压2倍以上，多超过750 mOsm/kg；在注射AVP后，尿渗透压升高幅度在5%左右。

部分性尿崩症患者禁水后尿比重轻度上升，可达1.015，尿渗透压可超过血渗透压，但常＜600 mOsm/kg，仍低于正常人，注射水剂加压素后尿渗透压可继续上升（较前上升

10% ～ 50%或增加值＞800 mOsm/kg）。

完全性尿崩症患者禁水后血渗透压平均值＞300 mOsm/kg，尿量无明显减少，尿比重多不超过1.010，尿渗透压无明显升高，低于血渗透压，注射垂体加压素后尿量减少，尿渗透压明显上升，较前上升＞50%，甚至成倍升高。

肾性尿崩症在注射AVP后几乎无明显改变，禁水试验尿液也无任何浓缩。

（五）鉴别诊断

1. 精神性烦渴

临床表现与尿崩症极相似，但精氨酸升压素（arginine vasopressin，AVP）并不缺乏，主要由于精神因素引起烦渴、多饮，因而导致多尿与低比重尿。这些症状可随情绪而波动，并伴有其他神经症的症状。禁水－加压素试验有助于两者的鉴别。

2. 糖尿病

有多尿、烦渴、多饮症状，但尿比重和尿渗透压升高，且有血糖升高、尿糖阳性，容易鉴别。

3. 慢性肾脏病

尤其是肾小管疾病、低钾血症、高钙血症等，均可影响肾浓缩功能而引起多尿、口渴等症状，但有原发性疾病相应的临床表现，且多尿的程度也较轻。

（六）药物治疗

1. 激素替代治疗

激素替代治疗对中枢性尿崩症疗效较好，主要制剂有以下几种。

（1）神经脑垂体激素：5 ～ 10 U皮下注射，作用可维持4 ～ 6小时。

（2）水剂抗利尿激素：5 ～ 10 U皮下注射，可6 ～ 8小时重复给药。

（3）鞣酸加压素注射液：每毫升含5 U，0.3 mL/次肌内注射，作用时间较长（可维持36 ～ 72小时）。起始剂量宜小，从0.1 mL/次开始，逐渐递增，避免过量。用药后应密切观察尿量，严防水中毒。上述AVP制剂皆有促进血管平滑肌和支气管平滑肌收缩的作用，可升高血压，合并高血压、冠心病和哮喘的患者应酌减剂量；

（4）去氨加压素：为AVP的衍生物，其半衰期为AVP的3倍，抗利尿升压活性可达3000 : 1。成年人起始剂量为50 μg/次，2次/天，最主要的不良反应是水中毒，因剂量偏大所致，可用呋塞米解除。

2. 非抗利尿激素类

多为口服制剂，包括以下几种。

（1）噻嗪类利尿剂：主要用于治疗肾性尿崩症，治疗尿崩症的机制尚未完全阐明，推测与以下因素有关。①抑制磷酸二酯酶可使集合管细胞内环磷酸腺苷水平升高，从而提高集合管对水的通透性；②增加NaCl的排泄，造成Na^+的负平衡，导致血浆渗透压下降，从而减轻口渴感，减少饮水，使细胞外液容量降低，尿量遂减少。常用药为氢氯噻嗪，每次25 mg，2 ～ 3次/天，可使尿量减少一半。如果其间同时限制钠的摄入，可增强疗效，反之则降低。

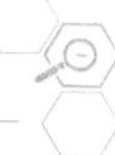

注意长期使用可引起低钾血症、高尿酸血症及糖耐量减退。

（2）氯磺丙脲：为口服降糖类药物，其抗尿崩症的机制亦不清楚，可能与氯磺丙脲增强集合管细胞腺苷酸环化酶活性并抑制磷酸二酯酶，使细胞内环磷酸腺苷水平升高，集合管对水的通透性增高有关。此外，氯磺丙脲可通过抑制前列腺素E_2的合成，降低AVP的拮抗作用，来发挥抗利尿作用。200～300 mg，每日1次。

（3）卡马西平：为抗惊厥药，该药可促进AVP分泌，还可增加肾脏对AVP的敏感性从而达到治疗作用。0.1～0.2 g/次，每日2～3次，其疗效与剂量有关。该药与噻嗪类利尿剂、氯贝丁酯配伍应用可提高疗效，有严重心脏、肝脏、肾脏疾病者慎用。

（4）氯贝丁酯：为降血脂药，对尿崩症也有效。该药通过促进AVP分泌而发挥作用，主要用于部分性中枢性尿崩症治疗。0.5～0.75 g/次，每日3次。应注意胃肠道反应和肝脏损害。

单一用药常不能完全控制肾性尿崩症的症状，近年来临床医师主张联合用药。常见的联合方案有噻嗪类利尿剂加螺内酯、噻嗪类利尿剂加前列腺素合成抑制剂、前列腺素合成抑制剂加去氨加压素。联合用药可增加疗效，避免低血钾等不良反应的发生。

八、中医疾病介绍

（一）病因病机

消渴多为先天禀赋不足、后天失养所致，即基因缺陷、不良生活方式、情志失调、六淫等。其主要的病机在于阴虚为本，燥热为标。阴津亏损，燥热偏胜，二者互为因果，阴越虚则燥热越盛，燥热越盛则阴越虚。范仁忠认为此病乃胃热炽盛，消灼真阴，扰动肾关，肾关开阖失司，于是所饮之水直趋膀胱，与此同时，阴伤及气，使中州受累，肾元内损，水液蒸化转输失衡，津乏敷布，脱陷下行，而水泉不止，不仅令脾肾更虚，且必进一步加重阴液衰竭和火热燎燔的局面。冯志海认为肺热伤津，肺阴亏耗，水液不能敷布则饮水自救，金水不能相生，肾关不固则饮一溲一。

（二）辨证论治

1. 阴虚燥热证

临床表现：烦渴引饮，尤喜冷饮，但饮而不解其渴，尿频尿多，尿色清淡，咽干舌燥，甚者干食难以吞咽，言语困难，皮肤干燥，无汗或盗汗，头痛头昏，耳鸣目眩，腰膝酸软，心悸烦乱，夜寐不安，噩梦纷扰，面色潮红，手足心热，大便干结，数日一更。女性经少或经闭，月经衍期。舌质红或红绛，苔少或见黄苔，舌面干涩，脉虚细而数或兼弦意。

治法：滋阴清热，生津止渴。

方药：分为二型。

（1）偏于阴虚

方药：生熟地，淮山药，山萸肉，牡丹皮，茯苓，泽泻，知母，黄柏，麦冬，枸杞，天花粉，甘草，龟板。

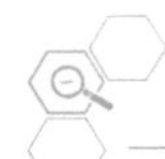

加减：口渴明显加乌梅、玄参；大便干结加生大黄、火麻仁；午后潮热加地骨皮、胡黄连；排尿频数加益智仁、覆盆子。

常用成方：知柏地黄丸、三才封髓丹、麦门冬汤、二冬丸、地黄饮子。

（2）偏于燥热

方药：石膏，知母，生熟地，葛根，黄连，大黄，玄参，羚羊角粉（另吞），牡丹皮，芦根，北沙参。

加减：心悸失眠加远志、酸枣仁；小便频数加五味子、金樱子；口渴明显加玉竹、麦冬、乌梅。

常用成方：玉女煎、白虎加人参汤、玉泉散、引龙汤。

2. 脾肾阳虚证

临床表现：口渴多饮，冷热不限，尿色清长，小便频多，尤以夜尿为甚，影响睡眠，形体消瘦，神疲乏力，气短懒言，食欲缺乏，纳少便溏，形寒怯冷，面容萎黄或皖白无华，性欲减退。舌质干涩或见腻苔，舌质淡红或见暗紫，脉来沉细，尺脉尤弱。

治法：温阳益气，固肾缩尿，健脾助运。

方药：黄芪，党参，附子，肉桂，白术，茯苓，山药，菟丝子，覆盆子，桑螵蛸，龙骨，牡蛎，鹿茸，甘草。

加减：口渴引饮加葛根、升麻；尿次频数加芡实、益智仁；肾阴不足加生地黄、龟板；气短懒言加生晒参、核桃肉；水湿内蕴加泽泻、牛膝；纳谷不馨加陈皮、山楂。

常用成方：鹿茸丸、缩泉丸、玄菟丸、加味龙骨牡蛎汤。

3. 阴阳两虚证

临床表现：口渴引饮，尿频尿多，饮后即欲登圊，呈饮一溲一之情，形体憔悴，面色黧黑，咽干舌燥，手足心热，心悸失眠，纳谷少思，间或呕恶，腰酸肢软，记忆力减退。舌淡苔干，脉沉弦细。

治法：温阳滋阴，补肾固涩。

方药：附子，肉桂，生熟地，淮山药，山萸肉，益智仁，菟丝子，肉苁蓉，枸杞子，桑螵蛸，五味子，甘草。

加减：肺胃燥热加石膏、知母；脾虚失运加黄芪、升麻。

常用成方：金匮肾气丸、右归丸、左归丸。

（三）名家经验

贺学林根据通因通用的原则，提出以补肾利水为主，佐以化瘀行水、滋阴活血的方法治疗肾性尿崩，药用茯苓、猪苓、泽泻、薏苡仁、车前子、冬瓜皮利水，水去则小便自然减少，用肉桂、附子温肾化气行水，兼用何首乌、丹参、益母草补肾滋阴，活血利水。张琪教授认为应用寒热并治法治疗上热下寒之大渴引饮、喜冷饮、舌苔干厚无津、舌质红之尿崩症，以白虎汤加人参汤合生脉饮，上清肺热，下温肾阳，壮水之主以制阳光，益火之源以消阴翳，具有良好疗效。林兰提出，在治疗过程中要审证求因，以补肾固涩为先，用六味地黄丸加金樱子、覆盆子、五味子、益智仁，在滋阴的基础上运用固涩之品，减少对津液的损

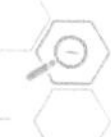

伤；还提出阴中求阳的治法，临床上用大量甘寒濡润之品补肾阴，少佐肉桂以少火生气。

（四）中医外治法

随着诸多医家对尿崩症认识的不断深入，尿崩症的治疗方法也在不断完善，除选用传统中医药治疗外，不少医家也会选用外治法进行辅助治疗。如徐乃佳采用加味缩泉丸联合隔姜灸关元、中极、神阙、肾俞治疗，有效率达94.4%；宫润莲认为耳穴压豆能显著升高尿渗透压，降低血浆渗透压，可作为治疗尿崩症的辅助疗法。常选用耳穴内分泌、遗尿点、膀胱点、交感、神门再配以肺、脾、肾、三焦等穴位，总体调整病变脏腑功能。

参考文献

[1] 林果为，王吉耀，葛均波. 实用内科学［M］. 15版. 北京：人民卫生出版社，2017.

[2] 任泽鹏. 中西医结合治疗垂体瘤术后尿崩症临床研究［J］. 中医临床研究，2018，10（5）：122-123.

[3] 郑航宇，范仁忠. 范仁忠治疗尿崩症临床经验［J］. 中医药临床杂志，2007（2）：110-111.

[4] 陈广进. 浅谈通因通用法在临床各科中的应用［J］. 光明中医，2009，24（3）：592-593.

[5] 贺学林. 通因通用法治疗肾源性尿崩症1例体会［J］. 浙江中医杂志，2000（1）：37.

[6] 李淑菊. 张琪治疗尿崩症二则［J］. 山东中医杂志，2009，28（8）：586-587.

[7] 刘亚军，倪青. 林兰治疗中枢性尿崩症的经验［J］. 北京中医药，2009，28（9）：684-686.

[8] 徐乃佳. 加味缩泉丸联合隔姜灸治疗肾性尿崩症36例［J］. 云南中医中药杂志，2013，34（2）：25.

[9] 宫润莲. 耳穴贴压对特发性尿崩症患者尿渗透压及血浆渗透压的影响［J］. 中国社区医师（医学专业半月刊），2009，11（19）：124.

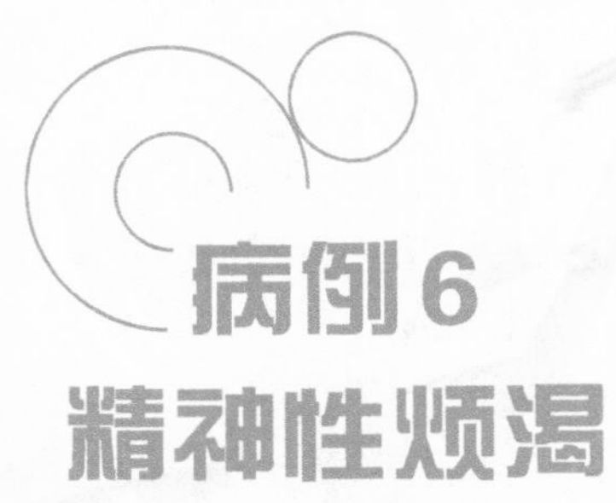

病例6 精神性烦渴

一、病历摘要

患者女性，34岁，因“口干、多饮3周”入院。

患者3周前因情绪剧烈起伏后出现口干、多饮症状，伴多尿，饮水7～9 L，24小时尿量最多达9 L以上，无多食、体重下降，夜间亦多饮多尿，情绪波动后饮水次数增加。曾就诊于当地医院，化验肝肾功能、血糖、甲状腺功能均正常。1周前就诊于我院，化验电解质、尿常规、皮质醇（8：00）及ACTH，大致正常。予中药滋阴生津治疗，效果欠佳，夜间烦渴、多饮、多尿症状无明显改善，且记忆力较前下降。为求系统诊疗来院。入院症见口干、多饮、多尿，先多饮后出现多尿，夜间起身10余次，每次饮水约400 mL，饮水量与尿量相当，7～9 L/d。发病以来，口苦，纳可，寐欠安，大便尚调，近期体重无明显变化。

既往体健。否认家族糖尿病病史。个人史、婚育史均无异常。月经13岁初潮，月经周期28～30天，行经天数5～7天，末次月经为2024年3月9日，平素月经规律，末次月经色暗、量少、有血块，伴有经前乳房胀痛。

中医望、闻、切诊：患者神志清，精神萎靡，言语气息焦躁，舌红，苔黄，脉弦数。

二、入院查体

体格检查：T 36.8 ℃，P 85次/分，R 16次/分，BP 110/72 mmHg。查体合作，发育正常，营养良好，正常面容，自主体位，神清语利。无脱水貌，心、肺、腹均未见异常。

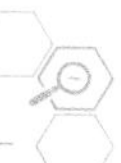

三、辅助检查

血常规、大便常规、肝功能、肾功能均正常。尿比重1.005、尿pH 7.0、尿上皮细胞0个/μL。空腹血糖5.4 mmol/L；糖化血红蛋白5.1%。甲状腺功能三项及甲状腺相关抗体检查见表6-1。

表6-1　甲状腺功能三项及甲状腺相关抗体检查

项目	结果	参考范围
游离三碘甲腺原氨酸（pmol/L）	5.72	3.1～6.8
游离甲状腺素（pmol/L）	10.35	12～22
高敏促甲状腺激素（mIU/L）	3.32	0.27～4.2
抗甲状腺过氧化物酶自身抗体（IU/mL）	7.47	0～34
抗促甲状腺激素受体抗体（IU/L）	0.30	0～1.5

电解质、ACTH、皮质醇（8：00）、抗核抗体谱均正常。

禁水－加压素试验：夜间行禁水试验，患者夜间口干频繁，多次欲饮水，未果后情绪焦躁。禁水12小时后，尿量明显减少，尿比重升至1.015，尿渗透压900 mOsm/kg。

垂体MRI平扫显示，垂体未见异常。

唇腺活检示唾液腺组织、腺泡间及导管周围见少许淋巴细胞及浆细胞浸润（＜1灶/4平方毫米，＜50个细胞/灶）。

四、诊断

西医诊断：精神性烦渴。

中医诊断：口干证—肝气犯脾证。

五、治疗过程

要求患者改变饮水习惯，少量多次，逐渐限制饮水量。转移注意力，培养个人兴趣爱好，将患者精神集中于其他事情。医患之间亲切交流，多加安抚患者情绪，嘱咐患者家属给予患者放松舒适的精神氛围，并给予患者积极的心理疏导。

需严格且频繁地监测血清钠，预防低钠血症的出现。

中医治疗上，考虑患者因情志不舒引发口干、多饮、多尿的症状，烦渴多饮，尤其夜间频繁饮水，且曾服用养阴生津中药汤剂无效，结合中医四诊合参给予柴胡疏肝散合丹栀逍遥丸合生脉散加减，方药如下。

柴胡30 g	陈皮15 g	当归15 g	白芍12 g
茯苓30 g	白术20 g	甘草12 g	生姜6 g
薄荷9 g	牡丹皮12 g	焦栀子15 g	人参9 g
麦冬15 g	五味子12 g	焦山楂9 g	

水煎服，每日1剂，早晚分服。

柴胡疏肝散出自明代医家张景岳的《景岳全书·古方八阵》："若外邪未解而兼气逆胁痛者，宜柴胡疏肝散主之"。本方用于治疗肝郁气滞引起的两胁肋部疼痛，胸闷善太息，情绪急躁易怒，反酸嗳气，脘腹胀满等。方中以柴胡疏肝解郁，行气止痛，使肝气条达为君药。白芍酸苦微寒，养血敛阴和血，柔肝缓急止痛；当归甘辛苦温，养血和血，且气香可理气，为血中之气药；当归、白芍与柴胡同用，补肝体而助肝血，使血和则肝和，血充则肝柔，共为臣药。木郁则土衰，肝病易于传脾，故以白术、茯苓、甘草健脾益气祛湿，益气和中，非但实土以抑木，且使营血生化有源，共为佐药。方中加薄荷辛凉清轻，疏散郁遏之气，透达肝经郁热，助柴胡疏肝散热，引药入经；生姜降逆和中，且能辛散达郁，亦为佐药。柴胡为肝经引经药，又兼使药用。甘草益气补中，调和诸药，为佐使药。诸药合而成方，可使肝郁得疏，血虚得养，脾弱得复，气血兼顾，肝脾同调。

"治血虚劳倦，五心烦热，肢体疼痛，头目昏重，心忪颊赤，口燥咽干，发热盗汗，减食嗜卧，及血热相搏，月水不调，脐腹胀痛，寒热如疟。又疗室女血弱阴虚，营卫不和，痰嗽潮热，肌体羸瘦，渐成骨蒸"，《太平惠民和剂局方》如是形容逍遥散。丹栀逍遥丸是在逍遥丸基础上增添焦栀子、牡丹皮两味中药，其中逍遥丸本身就具有疏肝养血、健脾和胃的功效，添加的焦栀子可以泻火除烦、凉血、清热利尿、凉血解毒，牡丹皮能够清热凉血、止痛、活血化瘀，二者联用，在逍遥丸的基础上增添了清热泻火的作用。

生脉散首见于《医学启源》，原书治疗病证见麦冬功用后："加五味子、人参二味，为生脉散，补肺中元气不足，须用之"。方中人参甘平，益元气，补肺气，生津液，是为君药。麦冬甘寒养阴清热，润肺生津，用以为臣。人参、麦冬合用，则益气养阴之功益彰。五味子酸温，敛肺止汗，生津止渴，为佐药。三药合用，一补一润一敛，益气养阴，生津止渴，敛阴止汗，使气复津生，汗止阴存，气充脉复，故名"生脉"。

给予中医特色皮下埋针治疗，取液门、足三里、太冲等腧穴，以清热生津，健脾疏肝。

进行艾灸，温和灸阴陵泉、涌泉、天枢等腧穴，以畅通三焦，调理气机，疏通水道。

患者用中医综合疗法治疗3天后，诉每晚饮水减少，饮水4～6次，每次约300 mL。舌红，苔薄白，脉弦。7天后，夜间喝水3次左右，每次300 mL左右，遂出院。

原方再服7剂后，患者口干、多饮、多尿症状基本消失，夜间未饮水，睡眠改善。1个月后门诊复查，血钠无异常，诉诸症状未再出现，已愈。嘱其尽量避免情绪剧烈波动以免再次诱发。

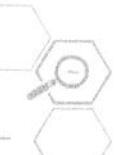

六、讨论与分析

（一）病例特点

患者女性，34岁，因“口干、多饮3周”入院。

入院症见口干、多饮、多尿，夜间尤甚，饮水量与尿量相当，均为7～9 L/d，发病以来，纳可，寐欠安，大便尚调，近期体重无明显变化。

查体合作，发育正常，营养良好，正常面容，自主体位，神清语利。无脱水貌，心、肺、腹未见异常。

尿常规：尿比重1.005、pH 7.0、上皮细胞0个/μL。血常规、肝功能、肾功能、血糖、甲状腺功能三项、电解质等均未见异常。

禁水-加压素试验阴性。

垂体MRI平扫：垂体矢状位、冠状位T_1WI＋FS、T_2WI及T_1WI动态增强序列示蝶鞍无扩大，鞍底无下陷，垂体左右翼基本对称，平扫信号均匀，未见确切异常信号，垂体最大高度约0.4 cm，垂体后叶短T_1信号存在，垂体柄连续、居中。视交叉未见异常抬高，双侧海绵窦区未见确切异常信号。增强扫描垂体呈均匀性强化。检查结论：垂体MRI平扫＋动态增强未见确切异常。

唇腺活检示唾液腺组织、腺泡间及导管周围见少许淋巴细胞及浆细胞浸润（＜1灶/4平方毫米，＜50个细胞/灶）。

（二）诊疗思路

患者因情绪剧烈波动出现口干、多饮、多尿，辅助检查未见异常，排除糖尿病、甲状腺功能亢进症及尿崩症等疾病引起的症状，遂诊断为精神性烦渴。

七、西医疾病介绍

精神性烦渴又称原发性多饮，是与精神心理因素相关的一组临床综合征，临床可见口干、多饮、多尿，部分与药物及下丘脑病变有关。患者夜尿明显增多，导致夜间休息不足，情绪更加焦虑，也可因多饮导致低比重尿，但禁水后尿量明显减少，尿比重可正常，尿渗透压可超过800 mOsm/kg，应用加压素后尿渗透压上升幅度＜9%。与尿崩症非常相似，但抗利尿激素并不缺乏。症状可随情绪而波动，同时伴有焦虑、抑郁等症状。通过禁水-加压素试验可明确诊断。

疾病相关鉴别诊断如下。

1. 尿崩症

最根本的区别在于尿崩症患者体内缺乏抗利尿激素（ADH），而精神性烦渴无激素缺乏，仅有临床表现。根据体内AVP是否分泌不足，尿崩症可分为3种类型：①中枢性尿崩症，下丘脑和（或）垂体病变引起AVP分泌不足；②肾性尿崩症，多种原因致肾脏集合管对AVP不敏感或无反应而致病；③妊娠期尿崩症，一般从妊娠中期开始，分娩后恢复正常。

中枢性尿崩症和肾性尿崩症患者的每日尿量基本稳定，逐日尿量变化不大，而发病前临床上往往有精神疾病病史和临床表现，患者每日的饮水量、排尿量变化较大。临床上可用禁水－加压素试验进行鉴别。

2. 2型糖尿病（type 2 diabetes mellitus，T2DM）

二者虽均有口干、多饮、多尿的症状，但T2DM会伴有体重减轻，静脉血糖及糖化血红蛋白会异常升高，而本病多与情绪相关。

目前西医尚无有效治疗方法，一般仅通过液量限制、行为及药物治疗，同时严格且频繁地监测血清钠，同时合理使用高张盐水治疗症状性或严重低钠血症。

八、中医疾病介绍

（一）中医诊疗

现代医家认为该病以口干欲饮为主症，其症状与消渴相似，但病机有所差异，正常水液代谢通过肺、脾、肾三脏进行，《素问·经脉别论篇》：“饮入于胃，游溢精气，上输于脾。脾气散精，上归于肺，通调水道，下输膀胱，水精四布，五经并行，合于四时五脏阴阳，揆度以为常也”，阐明了正常水液代谢的运行机制。而消渴以三脏阴津大伤为本，继而阴不制阳，阳热之性无以制约，则口干烦饮，饮后多尿。精神性烦渴患者由于情志失常，肝气郁结，无以疏泄，肝气横逆犯脾，脾不能升清，致水液运行障碍，水液单下行膀胱而不输布于五脏六腑四肢百骸。《素问·灵兰秘典论》：“三焦者，决渎之官，水道出焉。”因而，尽管饮入于胃，但不能上输于脾，水津不能四布，故烦渴多饮；阴本不虚，故饮不解渴；三焦水道失调，水液不循常道直达膀胱，故饮而即尿。

现代中医将口干证分为4个证型，临床辨证施治，不能拘泥于此。

1. 脾胃实热证

临床表现：口干欲饮水，喜冷饮，尿黄，大便干，烦躁易怒，失眠多梦，舌红苔黄腻，脉实有力。

治法：清热降火。

方药：黄连解毒汤加减。

2. 湿热郁蒸证

临床表现：口干、口腻、口苦，不欲饮或饮而不多，胸脘痞闷，纳呆，泛恶欲吐，肢体倦怠，便溏不爽，舌苔黄腻，脉濡而数。

治法：清肝胆，利湿热。

方药：龙胆泻肝丸加减。

3. 瘀血内郁证

临床表现：咽燥口干，漱水不欲饮，白天不干，伴午后或夜间发热，或身有痛处，甚者

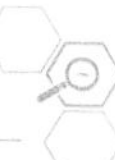

肌肤甲错，舌红、有瘀点瘀斑，舌底静脉瘀暗，脉沉细涩。

治法：活血祛瘀，行气止痛。

方药：血府逐瘀汤加减。

4. 阴虚火旺证

临床表现：口干咽燥，饮水量多，夜间尤甚，虚烦失眠，头目眩晕，手足心热或潮热，大便干，尿黄，舌红苔黄，脉细数。

治法：滋阴降火。

方药：知柏地黄丸加减。

（二）特色治疗

本病一方面肝胆木郁多乘脾胃土气，造成脾胃虚弱，可见食欲缺乏、消瘦乏力等症；另一方面肝胆气郁，日久化生火热，火热伤津耗气，造成烦渴多饮，虽饮水数升也不缓解。如《灵枢·五变》所说："怒则气上逆，胸中蓄积，血气逆流，髋皮充肌，血脉不行，转而为热，热则消肌肤，故为消瘅。"小柴胡汤证，在伤寒六经辨证中属少阳，少阳病有从太阳传来的，也有本经自感外邪的，其病机为半表半里、寒热虚实夹杂。因少阳表证的病机变化，它可以外达出表，亦可以内陷入里。外邪入犯少阳，郁火上炎，三焦失畅，枢机不利，其症见口苦、咽干、目眩，此为少阳病的提纲证，也代表了半里的病机反应（实际包括胸胁苦满、不欲饮食、心烦喜呕等肝胆火郁证的症状）。同时因邪正相争，经气不利，出现了往来寒热的特有症状，可以代表其在半表半里的病机反应。但无论二者单独出现，或相伴出现，均可称其为少阳病。在对本病学习了解与学习大家经验后，科室专家依托于《伤寒论》经方白虎加人参汤合小柴胡汤加减方以和解少阳、清热生津，方药如下。

柴胡30 g	黄芩15 g	半夏20 g	生姜20 g
人参20 g	炙甘草10 g	大枣15枚	生石膏45 g（先煎30分钟）
知母20 g	枳壳15 g	当归20 g	白芍15 g
茯苓20 g	白术15 g	天花粉20 g	淡竹叶20 g

水煎服，每日1剂，早晚2次分服。

方中柴胡苦平，入肝胆经，透泄少阳之邪，并能疏泄气机之郁滞，使少阳半表之邪得以疏散，为君药。黄芩苦寒，清泄少阳半里之热，为臣药。柴胡之升散，得黄芩之降泄，两者配伍，是和解少阳的基本结构。胆气犯胃，胃失和降，佐以半夏、生姜和胃降逆止呕；邪从太阳传入少阳，缘于正气本虚，故又佐以人参、大枣益气健脾，一者取其扶正以祛邪，一者取其益气以御邪内传，使正气旺盛，则邪无内向之机。炙甘草助参、枣扶正，且能调和诸药，为使药。诸药合用，以和解少阳为主，兼补胃气，使邪气得解，枢机得利，胃气调和，则诸症自除。

针灸疗法取足三里、液门、三阴交、太冲等，疏肝健脾，清热生津。

再配合功法锻炼如八段锦、五禽戏等，晨起锻炼0.5～1小时，放松心情，调和气血。

参考文献

[1] 刘忠一，邢新娜，王惠君. 王惠君运用经方治疗精神性烦渴经验 [J]. 湖南中医杂志，2012，28（4）：21-22.

[2] 李克斌. 自拟消渴方治疗精神性烦渴156例的临床报告 [J]. 中外女性健康研究，2016（7）：228.

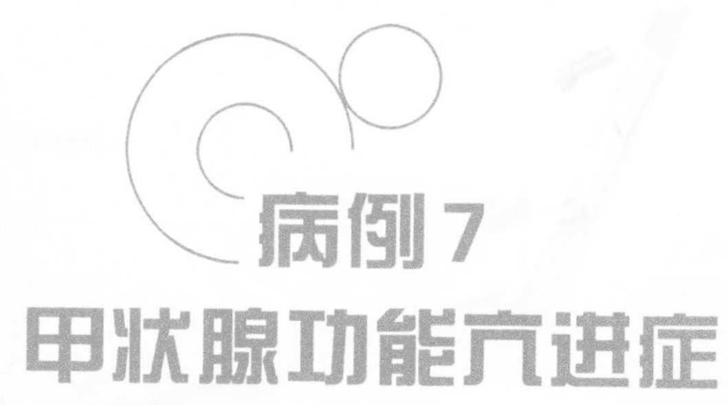

病例7 甲状腺功能亢进症

一、病历摘要

患者女性，32岁，因“多汗、怕热3个月，加重并伴有心慌7天”入院。

患者3个月前无明显原因出现多汗、怕热，未予重视，7日前患者感多汗、怕热加重，并伴有心慌，2022年9月5日就诊。入院症见多汗、怕热、心慌、急躁、乏力、多食，入睡困难，小便正常，大便不成形，1日3次左右，月经规律。否认家族中有遗传倾向疾病。

中医望、闻、切诊：患者神志清晰，精神一般，面色暗，气息平和，语声有力，舌红，边有齿痕，脉沉弦。

二、入院查体

体格检查：T 36.5 ℃，P 90次/分，R 16次/分，BP 128/80 mmHg，BMR 27%。神志清，精神尚可，皮肤潮湿，浅表淋巴结未触及肿大，眼球无突出，眼裂未增宽，甲状腺未触及肿大，质地适中，未触及震颤，未闻及血管杂音，双手平举震颤，双下肢无水肿。

三、辅助检查

肝功能、血常规未见明显异常；甲状腺功能三项及甲状腺相关抗体检查结果见表7-1。

表7-1　甲状腺功能三项及甲状腺相关抗体检查

项目	结果	参考范围
游离三碘甲腺原氨酸（pmol/L）	7.2	3.1～6.8
游离甲状腺素（pmol/L）	25.0	12～22
高敏促甲状腺激素（mIU/L）	＜0.005	0.27～4.2
抗甲状腺球蛋白抗体（IU/mL）	330.7	0～115
抗甲状腺过氧化物酶自身抗体（IU/mL）	16.49	0～34
抗促甲状腺激素受体抗体（IU/L）	5.47	0～1.5

四、诊断

西医诊断：甲状腺功能亢进症。
中医诊断：瘿病—肝郁脾虚证。

五、治疗过程

患者应少食鱼、虾、贝类海产品，禁食海带、紫菜等海产品，因海产品内含有较多的碘，碘是合成甲状腺激素的原料，治疗期间摄入过多含碘食物，会加重甲状腺功能亢进症病情。不宜食用刺激性较大的食物，如烟酒类、辣椒、花椒、生蒜、生葱、韭菜、浓茶、咖啡等。不宜食用可能会使甲状腺肿大的食物，如包心菜、香菜、花生、核桃、马铃薯。

西医予甲巯咪唑（methimazole，MMI）5 mg，每日1次，抗甲状腺功能亢进症治疗，盐酸普萘洛尔10 mg，每日1次，控制心率治疗，随后根据化验结果逐渐减量。2023年11月9日复查甲状腺功能三项及甲状腺相关抗体，各项指标均在正常范围内，给予甲巯咪唑2.5 mg，隔日1次，小剂量维持治疗。2024年2月22日复诊，各项指标仍在正常范围内，见表7-2。患者多汗、怕热、急躁、乏力、入睡困难等症状未再出现，基础代谢率为9%，告知患者停药。

表7-2　复诊检查结果（2024年2月22日）

时间	游离三碘甲腺原氨酸（pmol/L）	游离甲状腺素（pmol/L）	高敏促甲状腺激素（mIU/L）	抗促甲状腺激素受体抗体（IU/L）	抗甲状腺过氧化物酶自身抗体（IU/mL）	抗甲状腺球蛋白抗体（IU/mL）
2022年9月5日	7.2	25.0	＜0.005	6.30	16.49	330.7
2022年9月26日	6.01	19.16	0.006	5.47	16.49	330.7
2022年10月20日	5.95	19.44	0.007	4.85	11.13	315.10
2022年11月26日	4.14	13.12	0.120	3.79	12.36	203.60

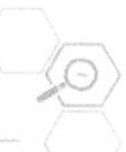

续表

时间	游离三碘甲腺原氨酸（pmol/L）	游离甲状腺素（pmol/L）	高敏促甲状腺激素（mIU/L）	抗促甲状腺激素受体抗体（IU/L）	抗甲状腺过氧化物酶自身抗体（IU/mL）	抗甲状腺球蛋白抗体（IU/mL）
2023年1月30日	4.40	14.81	0.530	3.61	10.39	89.68
2023年3月22日	4.62	17.26	0.851	3.06	13.86	161.30
2023年6月23日	4.42	18.46	1.45	2.43	10.24	90.91
2023年8月10日	4.30	15.22	1.89	2.01	14.60	110.30
2023年11月9日	4.01	14.37	2.03	1.44	16.48	86.50
2024年2月22日	3.99	13.45	2.88	1.15	22.10	98.12

中医治疗方面，予以我院中成药自制剂甲宁胶囊5粒口服，每日3次，后逐渐减量为3粒口服，每日2次，直至停药。中医辨证为肝郁脾虚证，予以逍遥散加减疏肝健脾、益气养血，方药如下。

柴胡9 g	当归10 g	薄荷12 g	黄芪20 g
茯苓12 g	炒薏苡仁30 g	麸炒山药12 g	白芍15 g
麻黄根20 g	夏枯草12 g	浮小麦70 g	五味子12 g
酸枣仁12 g	首乌藤15 g	茵陈12 g	炒栀子9 g

水煎服，每日1剂，分2次温服。

方中柴胡疏肝解郁，使肝气得以条达；当归甘辛苦温，养血和血；白芍酸苦微寒，养血敛阴，柔肝缓急。归、芍与柴胡同用，补肝体而助肝用，使血充则肝柔。肝郁不达致脾虚不运，故以麸炒山药、茯苓健脾益气，既能实土以御木侮，又使营血生化有源。加薄荷少许，疏散郁遏之气，透达肝经郁热。麻黄根、浮小麦、五味子收敛止汗，酸枣仁、首乌藤养心安神。诸药合用，使肝郁得疏，血虚得养，脾弱得复，气血兼顾，肝脾同调。

六、病例特点

患者女性，否认家族中有遗传倾向疾病。

入院症见多汗、怕热、心慌、急躁、乏力、多食，眠一般，小便正常，大便3次/天，月经规律。

查体：T 36.5 ℃，P 90次/分，R 16次/分，BP 128/80 mmHg，BMR 27%。神志清，精神尚可，皮肤潮湿，浅表淋巴结未触及肿大，眼球无突出，眼裂未增宽，甲状腺未触及肿大，质地适中，未触及震颤，未闻及血管杂音，双手平举震颤，双下肢无水肿。

实验室检查：FT3 7.2 pmol/L，FT4 25.0 pmol/L，TSH＜0.005 mIU/L；anti-TRAb 5.47 IU/L，anti-TGAb 330.7 IU/mL，anti-TPOAb 16.49 IU/mL；肝功能、血常规未见明显异常。

七、西医疾病介绍

（一）诊断与鉴别诊断

1. 甲状腺功能亢进症诊断标准

（1）临床表现：怕热多汗，多食易饥，大便次数增多，体重下降等高代谢症状，伴心悸、手颤、烦躁失眠、易激惹等。

（2）甲状腺肿大和（或）甲状腺结节。

（3）血清TSH水平降低，TT3、FT3、TT4、FT4升高。具备以上3项，并除外非甲亢性甲状腺毒症，即可诊断甲状腺功能亢进症。注意部分不典型病例可以单一系统表现为首发突出症状，如心房颤动、腹泻、肝脏转氨酶升高、低钾周期性瘫痪，老年患者可表现为淡漠型甲状腺功能亢进症。少数患者可以无甲状腺肿大。

2. 毒性弥漫性甲状腺肿（格雷夫斯病）诊断标准

（1）甲状腺功能亢进症症状和体征。

（2）甲状腺弥漫性肿大。

（3）血清TSH水平降低，TT3、FT3、TT4、FT4升高。

（4）眼球突出和其他浸润性眼征。

（5）胫前黏液性水肿。

（6）anti-TRAb阳性。

在以上标准中，（1）～（3）项为诊断必备条件，（4）～（6）项为诊断辅助条件。

3. 鉴别诊断

（1）病因：需与毒性结节性甲状腺肿、毒性甲状腺腺瘤、碘致甲状腺功能亢进症、垂体性甲状腺功能亢进症相鉴别。

（2）非甲亢性甲状腺毒症：如桥本甲状腺炎（又称“慢性淋巴细胞性甲状腺炎”）、产后甲状腺炎、亚急性甲状腺炎等。另外，妊娠期甲状腺功能亢进症需与妊娠期一过性甲状腺毒症相鉴别。

（二）药物治疗

1. 抗甲状腺药物（antithyroid drug，ATD）

ATD是治疗甲状腺功能亢进症的首选方法，代表药物分别为甲巯咪唑和丙硫氧嘧啶（propyl thiouracil，PTU）。ATD可用于初发的格雷夫斯病甲状腺功能亢进症患者、甲状腺功能亢进症手术前，以及^{131}I治疗前、后阶段。指南强调，ATD治疗时一般首选MMI，以下情况可考虑优先使用PTU：妊娠早期、甲状腺危象、对MMI反应差又不愿意接受^{131}I和手术治疗。

ATD的常见不良反应包括皮肤反应、轻微肝损伤、胃肠道反应、关节炎和胰腺炎等。轻微皮肤反应可联用抗组胺药物治疗，严重过敏者需停药并考虑其他治疗方案。患者若出现发热、咽痛等感染迹象，应停用ATD并检查血白细胞计数和分类。治疗期间要监测患者的血常

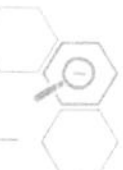

规和肝功能，特别是前3～6个月，出现瘙痒、黄疸、尿液颜色改变、关节痛、腹痛等症状时，应立即检查肝功能。

2. β受体阻滞剂

该类药物通过阻断靶器官的交感神经肾上腺能受体的活性，达到抑制儿茶酚胺（catecholamine，CA）升高的作用，改善烦躁、怕热、多汗、心动过速、肌肉震颤等症状。另外，还能抑制外周组织甲状腺素（thyroxine，T4）转换为三碘甲状腺原氨酸（triiodothyronine，T3），阻断甲状腺激素对心肌的直接作用。适用于老年患者、静息心率＞90次/分患者或合并心血管疾病的患者。

（三）^{131}I治疗

^{131}I是成年人格雷夫斯病的主要治疗方法之一。尤其适用于下述情况：ATD疗效差或多次复发；ATD过敏或出现其他治疗不良反应；有手术禁忌证或手术风险高；有颈部手术或外照射史；病程较长；老年患者（特别是伴发心血管疾病者）；合并肝功能损伤；合并白细胞或血小板减少；合并骨骼肌周期性瘫痪；合并心房颤动；计划半年后妊娠的患者。

^{131}I治疗格雷夫斯病的禁忌证：妊娠期和哺乳期患者；确诊或可疑有甲状腺癌的患者。

（四）手术治疗

格雷夫斯病的手术适应证如下：①伴有压迫症状、中度以上的原发性甲状腺功能亢进症、胸骨后甲状腺肿者；②经内科规范治疗效果不佳者；③对ATD产生严重不良反应者；④不宜行^{131}I治疗或^{131}I治疗效果不佳者；⑤合并甲状腺恶性肿瘤者；⑥伴中重度格雷夫斯眼病者；⑦希望行手术治疗缩短疗程，迅速改善甲状腺功能亢进症症状者。

八、中医疾病介绍

甲状腺功能亢进症，在中医学上属于“瘿病”“瘿气”的范畴。《诸病源候论·瘿候》记载：“诸山水黑土中出泉流者，不可久居，常食令人作瘿病，动气增患”，可见瘿病的病因与周围环境及情志内伤密切相关。《外科正宗·瘿瘤论》云：“夫人生瘿瘤之症，非阴阳正气结肿，乃五脏瘀血、浊气、痰滞而成”，说明瘿病形成与气滞、痰凝、血瘀关系密切。瘿病初期，多由于个人体质、情志内伤、饮食及水土失宜，使肝郁而气机郁滞，肝气犯脾，脾虚生痰；同时脾伤气结，气结则津停，津液不得正常输布，聚而成痰；气郁化热化火，炼液成痰，亦可使津凝痰聚，痰气互结于颈前。痰凝气滞日久，血行不畅引起血脉瘀阻，气耗阴伤加重病情。故本病病位在肝脾，与心相关，气、痰、瘀为本病的病理因素。瘿病初期实证较多，久病由实转虚，以致出现气虚、阴虚等虚实夹杂之证。

甲宁胶囊为我院中成药自制剂，方中黄芪气薄味甘性温而补益元气，生地黄甘寒而养阴生津凉血，两药并用补气益血，补肝肾之阴，使阴复则阳亢自消，既能清火、泄血热，对甲状腺功能亢进症有治疗作用，又能恢复气血的正常运行，对白细胞减少有恢复作用，共为君药。配伍黄芩苦寒而清热燥湿，夏枯草清肝消肿散结，浙贝母苦寒而清热化痰、开郁散结，共辅助君药加强清热凉血、解郁散结之功；香附辛苦微甘，功擅解郁行气，丹参味苦性微寒而活血凉血，于以上寒凉药中加入此两味行气活血之药，既有行气活血祛瘀之功，又防寒凉药凝滞经脉使气血痹阻，一静一动，相得益彰。诸药合用，共奏益气养阴、清热散结化痰瘀之功。本方选药以益气养阴为根本，清热散结、行气活血祛瘀为辅，益气生血而不助邪，清热养阴而不凝滞，活血祛瘀而不伤正，从而攻补兼施，补虚泻实，使脏腑功能调和，阴平阳秘。

参考文献

[1] 刘韬，秦丽红，胡萍，等. 131碘治疗甲亢的进展[J]. 大医生，2023，8(10)：134-137.

[2] 许波进，彭文芳，黄珊. 2022版《中国甲状腺功能亢进症和其他原因所致甲状腺毒症诊治指南》解读[J]. 外科理论与实践，2023，28(6)：512-519.

[3] 卢秀波，田文，姜可伟，等. 甲状腺功能亢进症外科治疗中国专家共识(2020版)[J]. 中国实用外科杂志，2020，40(11)：1229-1233.

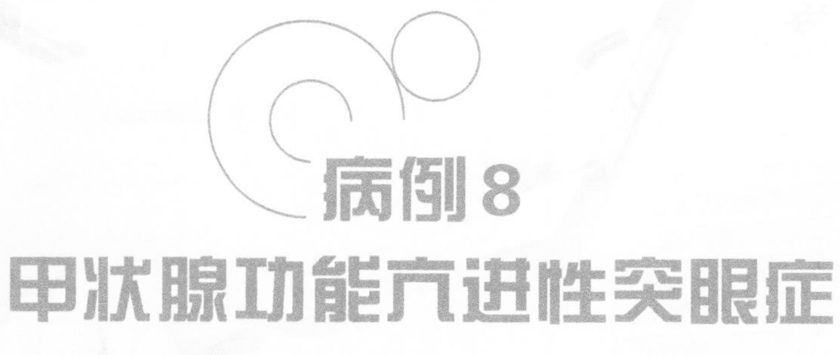

病例8 甲状腺功能亢进性突眼症

一、病历摘要

患者男性，52岁，因“双眼眼球突出半年”入院。

患者半年前无明显诱因出现双眼眼球突出，伴双眼干涩胀痛、分泌物多，视物模糊，消瘦，怕热、多汗、心悸、手抖。3个月前就诊于当地医院，实验室检查提示甲状腺功能亢进症。FT3 9.29 pmol/L，FT4 23.38 pmol/L，TSH 0.008 mIU/L，anti-TGAb 1088 IU/mL，anti-TPOAb 558.6 IU/mL。予甲巯咪唑片2.5 mg，每日1次，门诊定期复诊。现方案为甲巯咪唑片2.5 mg，隔日1次，于我院门诊检查，anti-TRAb 12.5 IU/L，anti-TGAb 1253 IU/mL，anti-TPOAb 490.5 IU/mL。甲状腺彩超：甲状腺不均匀改变。现双眼干涩胀痛、畏光流泪，双眼眼球突出，视物模糊。家族中无相关遗传疾病史。门诊以甲状腺功能亢进性眼病收入院。

中医望、闻、切诊：患者神志清，双眼突出，易烦躁，怕热多汗。纳欠佳，寐差。舌质红，苔黄，脉弦数。

二、入院查体

专科检查：甲状腺功能亢进面容，双侧甲状腺Ⅱ度肿大，未触及明显甲状腺结节，无触痛，未闻及血管杂音。Stellwag征（＋），Mobius征（＋），von Graefe征（－），Joffroy征（－）。眼裂宽度12.50 mm，眼球显著突出，眼球突出度16.75 mm，眼睑肿胀，结膜充血水肿，泪阜肿胀，眼球运动受限，眼睑闭合不全，眼睛干涩，视物模糊，无法聚焦。临床活动性评分（clinical activity score，CAS）为4分。

三、辅助检查

两次实验室检查结果对比见表8-1。血常规、肝功能未见明显异常。眼眶CT示双侧眼球轻度突出，双眼直肌略增粗，格雷夫斯眼病待排。

表8-1 患者就诊时与3个月前实验室检查结果对比

项目	3个月前	就诊时	参考范围
游离三碘甲腺原氨酸（pmol/L）	9.29	4.70	3.1 ～ 6.8
游离甲状腺素（pmol/L）	23.38	12.89	12 ～ 22
高敏促甲状腺激素（mIU/L）	0.008	0.274	0.27 ～ 4.2
抗甲状腺球蛋白抗体（IU/mL）	1088	1253	0 ～ 115
抗甲状腺过氧化物酶自身抗（IU/mL）	558.6	490.5	0 ～ 34

四、诊断

西医诊断：甲状腺功能亢进性突眼症；甲状腺功能亢进症。
中医诊断：瘿病—鹘眼凝睛（肝火亢盛兼夹痰瘀型）。

五、治疗过程

西医治疗予口服甲巯咪唑片2.5 mg，隔日1次，口服醋酸泼尼松片60 mg/d、每周减量5 mg以调节甲状腺功能、口服糖皮质激素及对症治疗。

中药以平肝潜阳，予固本消瘿汤合并镇肝熄风汤加减，方药如下。

黄芪15 g　桔梗10 g　夏枯草15 g　赤芍15 g
炒白芍15 g　青葙子10 g　蜂房15 g　谷精草10 g
密蒙花10 g　天冬15 g　玄参10 g　牛膝30 g
代赭石30 g　龙骨30 g　牡蛎30 g　龟板15 g
茵陈10 g　川楝子6 g　麦芽10 g　甘草6 g

水煎服，每日2次，早晚温服。

针刺治疗。取穴：眶区穴位——睛明、上明、内瞳子髎、承泣、球后；眶周穴位——丝竹空、阳白、攒竹、风池、上天柱（天柱穴上五分）、太冲；治疗甲状腺肿大——合谷、丰

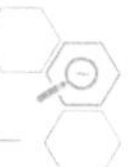

隆。合谷、丰隆、太冲采用提插捻转的泻法，风池、上天柱（天柱穴上五分）采用导气法，其余穴位不施补泻手法。耳针（肝、肾、脾、内分泌、神门、皮质下）以调节脏腑功能。

予吴茱萸末贴敷双足涌泉穴以引火下行。

治疗效果：每周于门诊复诊，3周后结膜充血水肿消失，眼睑肿胀、泪阜肿胀减轻，1个月后突眼未进展，眼裂宽度10.55 mm，眼球突出度14.05 mm。

六、病例特点

中年男性，突眼症状为最早出现的症状。

现症以双眼突出、眼干、眼胀、消瘦为主，以心慌、出汗、手抖为次。

查体：Stellwag征（＋），Mobius征（＋），von Graefe征（－），Joffroy征（－）。眼裂宽度12.50 mm，眼球显著突出，眼球突出度16.75 mm，眼睑肿胀，结膜充血水肿，泪阜肿胀，眼球运动受限，眼睑闭合不全。CAS评分为4分。

辅助检查：anti-TRAb 12.5 IU/L，anti-TGAb 1253 IU/mL，anti-TPOAb 490.5 IU/mL；甲状腺彩超示甲状腺不均匀改变。

七、疾病介绍

甲状腺功能亢进性突眼症，又称甲状腺相关眼病（thyroid associated ophthalmopathy，TAO），其发病机制至今尚未完全清楚，一般认为与自身免疫功能紊乱有关。正常情况下，眼球四周被眼外肌包裹着，周围垫着许多脂肪和软组织，妥妥当当地窝在眼眶里。眼眶除了朝前开着一扇“心灵之窗”，其余部分都是坚硬的骨壁，当TAO发生的时候，眼眶软组织和眼外肌由于自身免疫反应，开始发炎和纤维化，变得肿胀而僵硬，眼眶里的压力不断增高，眼球就被推挤到前面而形成突眼。

（一）分类及临床表现

甲状腺功能亢进性突眼症根据病因及严重程度不同分为两大类。

一类是单纯性突眼，又称良性突眼，主要是由于甲状腺毒症导致交感神经兴奋性升高，使得眼外肌和提上睑肌张力增加而导致眼球突出。因为其中并未出现眶后淋巴细胞浸润这一特征，这种突眼又被称为非浸润性突眼。患者突眼程度较轻，眼裂增宽，眨眼次数减少。非浸润性突眼常随着甲状腺功能亢进症被控制而好转，患者预后良好。

另一类是浸润性突眼，又称恶性突眼，与眶后组织的炎症反应（眶后淋巴细胞浸润）有关。炎症反应造成眶内的脂肪组织增生及眼外肌肿胀，从而导致突眼。此类患者往往突眼程度较重，多在18 mm以上（正常成年人的眼球突出在12～14 mm），眼球活动明显受限，眼睑不能闭合，结膜及角膜外露引起结膜充血、水肿及角膜溃疡，患者常感畏光、流泪、复视及视力下降，严重者甚至会导致失明。

（二）分级

《中国甲状腺相关眼病诊断和治疗指南（2022年）》推荐TAO应进行疾病活动性分期和疾病程度分级。

（1）采用CAS对初诊TAO患者进行疾病活动性分期。包括自发性眼球后疼痛、眼球运动时疼痛、眼睑充血、眼睑水肿、结膜充血、结膜水肿、泪阜肿胀7项内容，每项1分。CAS≥3分为活动期，CAS＜3分为非活动期。

（2）目前临床使用的TAO疾病程度分级方法主要包括欧洲格雷夫斯眼病专家组（European Group on Graves' Orbitopathy，EUGOGO）分级（表8-2）和美国甲状腺学会的NOSPECS分级（表8-3）。EUGOGO分级主要依据临床症状，包括眼睑退缩、眼球突出、复视、视神经受压迫表现及角膜暴露性病变等。NOSPECS分级根据临床表现程度由轻到重，每个分级又分为0、a、b、c 4个分度。

表8-2　2021欧洲格雷夫斯眼病专家组分级

分级	临床特征	生活质量
轻度	通常有以下1种或多种表现：眼睑退缩宽度＜2 mm；轻度软组织受累；眼球突出度在正常值上限＋3 mm内；一过性复视；润滑型滴眼液治疗有效的角膜暴露性症状	轻微影响生活质量，通常无须干预
中重度	通常有以下2种或多种表现：眼睑退缩宽度≥2 mm；中度或重度软组织受累；眼球突出度等于或超过正常值上限＋3 mm；间歇性或持续性复视	影响生活质量，需要干预，但不威胁视功能
极重度	通常有以下1种或2种表现：甲状腺相关眼病视神经病变；严重暴露性角膜病变	威胁视功能，需要立即干预

表8-3　美国甲状腺学会的NOSPECS分级

分级	分度
0级：无症状或体征	—
1级：只有体征，无症状（上睑挛缩，无突眼）	—
2级：软组织受累（流泪、磨砂感、结膜眼睑水肿或充血、泪腺肿胀、眼球压迫感、畏光，无复视）	0：无 a：轻度 b：中度 c：重度
3级：突眼	0：无（≤20 mm） a：轻度（21～23 mm） b：中度（24～27 mm） c：重度（≥28 mm）

续表

分级	分度
4级：眼外肌受累（出现复视）	0：无 a：轻度（任一方向长时间凝视时活动受限） b：中度（无固定位置的活动受限） c：重度（单眼或双眼固定位置活动受限）
5级：角膜受累	0：无 a：轻度（角膜点状病变） b：中度（角膜溃疡） c：重度（角膜云翳、穿孔、坏死）
6级：视觉缺损（视盘苍白、阻塞，视野缺损）	0：无 a：轻度（视野由20/20变为20/60） b：中度（视野由20/70变为20/200） c：重度（失明，光感差，视野缺损＞20/200）

（三）鉴别诊断

1. 炎症性眼球突出

炎症性眼球突出如眼眶蜂窝织炎、肌炎型炎性假瘤等，往往急性起病，疼痛明显，眼睑、结膜充血水肿严重，眼球运动受限。

2. 头部外伤性眼球突出

外伤后眼眶内积血或气肿，可形成占位效应，导致眼球突出。

3. 眶内肿瘤

眶内肿瘤如神经母细胞瘤、淋巴瘤等，前者多见于儿童，后者多见于中老年人，肿瘤可向眼眶转移而导致突眼。影像学诊断要点有边界清楚、卵圆形肿块、T_2WI高信号、“发散式”强化等，可与本病相鉴别。

4. 白血病

某些急性粒细胞白血病（如绿色瘤）可以直接浸润眶骨及软组织，导致眼球突出、复视甚至失明，单侧突眼多见，少数可为双侧突眼。

八、治疗心得

中药和化学药联合应用治疗突眼症效果优于单用化学药，在改善上睑痉挛后缩、眼睑闭合不全、多泪、畏光、酸胀、结膜充血、异物感、眼疲劳和眼球运动障碍症状上效果显著。中医药治疗突眼症能够消除患者的症状和体征，疗效显著、稳定，具有一定的优势，值得进一步深入研究。

随着甲状腺功能亢进症的控制，单纯性突眼往往可以明显好转甚至完全恢复。浸润性突眼往往还需要配合激素或其他免疫抑制剂（如甲氨蝶呤、环磷酰胺、环孢素A等）治疗，其他治疗方法，如球后外照射疗法或眼眶减压手术，可根据患者的具体病情选用。

日常生活中严格戒烟、限酒，低钠、低碘饮食，保持情绪稳定；禁食辛辣刺激性食物（如生葱、生蒜、辣椒等）及含碘丰富的海产品；睡眠时适当垫高枕头，可以缓解因静脉回流受阻造成的眶压升高，减轻眼部症状；如果眼部水肿严重，可使用利尿剂；避免用眼过度，尤其是不要长时间看电脑、电视；外出应佩戴深色眼镜，以减少风沙、阳光对眼的刺激；为防止眼睛干燥、眼涩，坚持用人工泪液滴眼，以保持结膜湿润；对眼睑闭合困难者，为防止角膜暴露，应在睡前涂抗生素眼膏或用油纱布、眼罩保护眼睛，防止出现暴露性角膜炎。

在治疗甲状腺功能亢进症时，药物调整要循序渐进，同时要注意监测甲状腺功能，及时纠正可能出现的药物性甲状腺功能减退。另外，抗甲状腺药物疗程不足也是诱发突眼的一个重要原因。

参考文献

[1] 中华医学会，中华医学会杂志社，中华医学会全科医学分会，等. 甲状腺功能亢进症基层诊疗指南（实践版·2019）[J]. 中华全科医师杂志，2019，18（12）：1129-1135.

[2] 夏勇，舒适，李艺，等. 针药结合治疗甲亢性突眼症的临床效应观察 [C]. 中国针灸学会2009学术年会论文集（下集）. 上海：上海中医药大学针灸推拿学院，2009：3.

[3] 陈欢欢，杨涛. 甲状腺相关眼病发病机制研究进展 [J]. 中国实用内科杂志，2015，35（7）：561-226.

[4] ROSS D S，BURCH H B，COOPER D S，et al. 2016 American thyroid association guidelines for diagnosis and management of hyperthyroidism and other causes of thyrotoxicosis [J]. Thyroid，2016，26（10）：1343-1421.

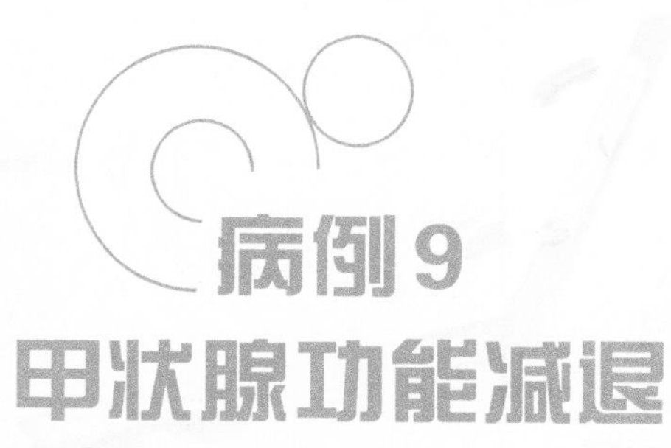

病例9 甲状腺功能减退

一、病历摘要

患者男性，47岁，因“乏力10个月，加重伴怕冷3天”入院。

患者近10个月无明显诱因出现阵发性乏力症状，于医院查体时发现甲状腺功能异常，被诊断为甲状腺功能减退，开始应用左甲状腺素钠片25 μg，每日1次，其间间断性停药，10天前再次停药，未再复查甲状腺功能。3天前开始出现乏力加重，伴头痛症状，偶有汗出，为求系统诊疗来院。入院症见阵发性乏力，时有怕冷、头晕、汗出，偶有心慌胸闷感，颈前异物感，吞吐不爽。患者自发病以来，纳差，寐欠安，小便尚可，大便时干时稀，近期体重下降约5 kg。

既往有桥本甲状腺炎病史。否认家族遗传性疾病史。

中医望、闻、切诊：患者神志清晰，表情淡漠，精神不振，面色苍白，双侧眼睑水肿，舌红、苔白腻，脉沉细。

二、入院查体

体格检查：T 36.8 ℃，P 62次/分，R 18次/分，BP 112/70 mmHg，BMR −35%。皮肤、巩膜无黄染，表情淡漠，面具脸，浅表淋巴结无肿大。眼睑水肿。颈软，双侧甲状腺Ⅱ度肿大，质韧，未触及肿块，未闻及血管杂音。双肺呼吸音清，未闻及干湿啰音。心界范围正常，心率62次/分，律齐，各瓣膜听诊区未闻及病理性杂音。腹软，肝脾肋下未触及，移动性浊音（−），双下肢轻度水肿。

三、辅助检查

甲状腺功能三项及甲状腺相关抗体检查结果见表9-1。甲状腺球蛋白0.22 ng/mL（1.59～50 ng/mL）。尿碘101 μg/L（100～199 μg/L）。甘油三酯3.82 mmol/L（0.48～1.7 mmol/L）。血常规、尿常规、大便常规、肝功能、肾功能、皮质醇、肾上腺皮质激素及其他化验结果均无异常。

表9-1　甲状腺功能三项及甲状腺相关抗体检查

项目	结果	参考范围
游离三碘甲腺原氨酸（pmol/L）	4.58	3.1～6.8
游离甲状腺素（pmol/L）	16.07	12～22
高敏促甲状腺激素（mIU/L）	6.01	0.27～4.2
抗甲状腺球蛋白抗体（IU/mL）	898.9	0～115
抗甲状腺过氧化物酶自身抗体（IU/mL）	＞600	0～34

腹部彩超示轻度脂肪肝。甲状腺彩超示双侧甲状腺弥漫性肿大。

四、诊断

西医诊断：甲状腺功能减退；轻度脂肪肝。
中医诊断：瘿劳—脾虚湿盛证。

五、治疗过程

嘱患者低脂清淡饮食，忌生冷、辛辣、油腻及甜食，夜卧早起，起居有常，适寒温，畅情志。

患者男性，47岁，FT3、FT4正常，TSH 6.01 mIU/mL，高于正常但低于10 mIU/mL，西医治疗予左甲状腺素钠片50 μg口服，每日1次，补充甲状腺素，予维生素D滴剂（每粒含400单位维生素D）1粒口服，每日1次、硒酵母片50 μg口服，每日1次，以维持甲状腺功能。

患者时有阵发性乏力，面色苍白，纳差食少，体重下降，为脾胃虚弱，脾胃不能运化水谷精微；气血乏源，故时有怕冷、头晕、汗出，心慌胸闷感；颈前异物感，吞吐不爽，为湿遏气机，升降失调，湿聚成痰，上聚于颈前。患者自发病以来，精神不振，表情淡漠，面色苍白，双侧眼睑水肿，纳差，寐欠安，小便尚可，大便时干时稀，舌红、苔白腻，脉沉细，为脾虚夹湿。四诊合参，中医辨证为脾虚湿盛证，治以温阳健脾、扶正祛邪之法，方以参苓

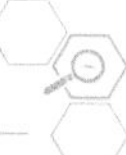

白术散加减。方药如下。

桂枝12 g	炒白术15 g	炒白扁豆12 g	陈皮12 g
党参15 g	砂仁6 g	炒薏苡仁30 g	炒山药15 g
莲子9 g	炙甘草9 g	茯苓15 g	桔梗10 g
夏枯草15 g	法半夏12 g	大枣6 g	

水煎服，每日1剂，早晚分服。

本方出于《太平惠民和剂局方》，《清宫医案集成》谈及此方："参苓白术散，健脾开胃，益气除湿。此方药性中和，专补心脾，气弱神昏，体倦多困，饥饱不知，饮食不进，中满痞噎，大肠滑泻，面色萎黄，不生肌肉，呕吐痢泄，经久不愈，皆可治之。久服养气育神，醒脾益胃，扶正辟邪，及内伤劳役，饥饱失宜，损伤脾胃，一切诸虚并治。早晚用姜枣煎汤调服，米汤亦可。"本方实为健脾扶正之良方，补气健脾、和胃渗湿之功效。重在健脾，其次益气，既可作为疾病用药，又可用于日常保健。此方药性温和，甘温而不燥不热，淡润而不腻不寒。对治疗脾虚腹胀、饮食不消、呕吐泄泻、胸脘满闷等症，功效尤为显著。

本方由人参（党参代）、茯苓、白术、陈皮、山药、扁豆、莲子、薏苡仁、砂仁、桔梗、甘草、大枣等组成，山药、扁豆、莲子、薏苡仁、砂仁、桔梗、甘草等用以增强四君中茯苓、白术的健脾胜湿作用。方内各药多属甘温甘淡之品。味甘入脾；温能散寒祛湿，健脾燥湿；淡能淡渗利水；甘温益气，甘淡育阴。白术、山药、扁豆、莲子、砂仁健脾化湿，和胃理气；茯苓、薏苡仁健脾渗湿；人参（党参代）、甘草益气补脾；此外，山药、莲子、薏苡仁尚有益肾之功，故本方实为健脾扶正之良方。补气益气、和胃渗湿。从现代医学观点看，大致相当于健胃、增强消化吸收、利尿、止泻功能。方内的一些主要药物，如白术、山药、扁豆、茯苓、薏苡仁等是分别具有以上作用的。

温和灸：点燃艾条，手持艾条远端1/3处，取神阙、关元、大椎、双侧足三里等穴，距离腧穴2～3 cm处施灸，每穴灸10分钟，以皮肤红晕、温热没有灼痛感为度，以温通经脉，扶正助阳，增强患者抗病能力。

太极拳：嘱患者晨起后调匀呼吸，凝神静气，姿势正确，进行半小时太极拳锻炼，以调和气血，舒筋活络，调畅情志。

经中西医结合治疗，患者10天后乏力、怕冷症状明显减轻，遂出院。

出院1个月后门诊复查，FT3 4.67 pmol/L，FT4 15.17 pmol/L，TSH 3.88 mIU/mL，乏力、怕冷症状消失，表情自如，眼睑及下肢水肿消失，BMR −18%。遂停用中药、艾灸疗法，以太极拳作为日常保健，坚持长期锻炼。

2个月后门诊复查，甲状腺功能三项正常，TSH 2.58 mIU/mL，无明显症状，原药继用。

3个月后门诊复查，肝功能、肾功能正常，甲状腺功能正常，左甲状腺素钠片减至12.5 μg，每日1次。

4个月后门诊复查，甲状腺功能三项正常，TSH 2.69 mIU/mL。嘱患者之后每半年复查1次，不适时及时就诊。

六、病例特点

患者中年男性，因“乏力10个月，加重伴怕冷3天”入院。

现症见阵发性乏力，时有怕冷、头晕、汗出，偶有心慌胸闷感，颈前异物感，吞吐不爽。患者自发病以来，纳差，寐欠安，小便尚可，大便时干时稀，近期体重下降约5 kg。

10个月前诊断为甲状腺功能减退，间断服用左甲状腺素钠片治疗，未规律复查。

查体：T 36.8 ℃，P 62次/分，R 18次/分，BP 112/70 mmHg，BMR −35%。皮肤、巩膜无黄染，面具脸，表情淡漠，浅表淋巴结无肿大。眼睑水肿。颈软，双侧甲状腺Ⅱ度肿大，质韧，未触及肿块。双肺呼吸音清，未闻及干湿啰音。心界范围正常，心率62次/分，律齐，各瓣膜听诊区未闻及病理性杂音。腹软，肝脾肋下未触及，移动性浊音（−），双下肢轻度水肿。

辅助检查：FT3 4.58 pmol/L，FT4 16.07 pmol/L，TSH 6.01 mIU/mL，anti-TGAb 898.7 IU/mL，anti-TPOAb＞600 IU/mL；甲状腺彩超提示双侧甲状腺弥漫性病变。

七、西医疾病介绍

甲状腺功能减退是由多种原因引起的甲状腺激素合成与分泌减少，或生物效应不足导致的临床综合征。由甲状腺腺体病变引起的甲状腺功能减退称为原发性甲状腺功能减退，成年后发病称为成人原发性甲状腺功能减退。统计数据显示，我国甲状腺功能减退患病率约为17.8%，其中亚临床甲状腺功能减退患病率为16.7%，临床甲状腺功能减退患病率为1.1%。我国甲状腺功能减退的年发病率为0.29%，其中原发性甲状腺功能减退占全部甲状腺功能减退的95%以上，有逐年递增趋势，女性和老年人是主要的患病人群。

（一）鉴别诊断

甲状腺功能减退的鉴别主要是病因的鉴别。甲状腺功能减退按照病变部位可分为原发性甲状腺功能减退和中枢性甲状腺功能减退。

1. 原发性甲状腺功能减退

多见于自身免疫、甲状腺手术和甲状腺同位素治疗后，该患者既往有自身免疫性甲状腺炎病史，因此可诊断为原发性甲状腺功能减退。

2. 中枢性甲状腺功能减退

多为下丘脑和垂体病变引起的促甲状腺激素释放激素或者TSH产生和分泌减少所致，可见于垂体或下丘脑肿瘤、产后大出血、垂体或下丘脑疾病的外科或放射性治疗等，甲状腺功能检查可见TT4和FT4降低，但TSH正常或降低。

3. 低T3综合征

低T3综合征是指由非甲状腺疾病导致的血T3降低，一般多见于老年人、严重的全身性疾病或创伤等，引起血中甲状腺激素水平改变。甲状腺功能检查表现为TT3和FT3水平降

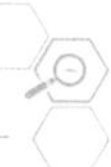

低，反三碘甲状腺原氨酸升高，而TT4、FT4和TSH水平正常。

（二）治疗目标

临床甲状腺功能减退症状和体征消失，TSH、TT4、FT4值维持在正常范围内。对一般人群甲状腺功能减退患者，TSH水平应控制在0.5～2.0 mIU/L，对老年与心血管疾病人群甲状腺功能减退患者，TSH水平应控制在0.5～3.0 mIU/L。中枢性甲状腺功能减退治疗不以TSH水平为指标，而是以T4和FT4水平恢复正常为指标。左甲状腺素钠片是本病的主要治疗药物，一般需要终身服药治疗。

（三）治疗剂量

甲状腺功能减退患者的药物治疗剂量一般取决于患者的病情与个体之间的差异。一般成年患者的治疗剂量为1.6～1.8 μg/（kg·d），儿童及妊娠女性的用量需增加，而老年人的用量较年轻患者低。另外，治疗的起始剂量也要根据患者的年龄、体重和心脏状态来确定。年轻患者开始治疗时即可选用足量治疗量。而对于年龄大于50岁的患者，无论甲状腺功能减退的程度，若无缺血性心脏病依据，则以50 μg/d的起始剂量治疗；已知有冠心病的患者，常规的起始剂量减少至12.5～25 μg/d。

（四）就诊及复诊

如有以下情况需及时就诊：经左甲状腺素钠片治疗后甲状腺功能仍无法控制在正常范围内者、儿童患者、妊娠患者、甲状腺功能减退合并心脏疾病者。

左甲状腺素钠片初始治疗4～8周后，应根据血清TSH水平来调整药物的剂量，因此在治疗初期需要每4～6周来院复查甲状腺激素水平，直至达到治疗目标。治疗目标达到后，可每6～12个月复查一次甲状腺激素水平。

八、中医疾病介绍

（一）病因病机

古代中医并未有明确对应于甲状腺功能减退的疾病名称。由于甲状腺功能减退患者常出现乏力、畏寒肢冷、精神萎靡、面目及全身水肿等多种症状，因此目前通常将其归类为中医的“虚劳”或“水肿”等范畴。也有许多医家将其归于“瘿病”的范畴。巢元方的《诸病源候论·瘿候》中写道：“瘿者，由忧恚气结所生……搏颈下而成之”，最早提出了瘿病的病名，并明确指出情志因素是瘿病的致病因素之一。陈实功的《外科正宗·瘿瘤论》中：“夫人生瘿瘤之症，非阴阳正气结肿，乃五脏瘀血、浊气、痰滞所成”，指出了瘿瘤的主要病理因素及病理产物。《千金翼方》《本草纲目》分别记载用鹿靥和羊靥来治疗甲状腺肿大，即用含甲状腺激素的动物甲状腺，补充人体所缺的甲状腺激素，体现了“以脏补脏”的中医思想。

本病与中医中的虚证相似，证型虽然在临床表现、治疗方药方面有相近之处，但两者

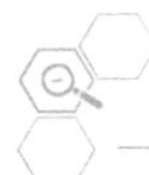

实际上是有一定区别的。虚劳的各种证候均以出现一系列气血阴阳不足的症状为特征。而其他病证的虚证则各以其病证的主要症状为突出表现，如眩晕证的气血亏虚证，以眩晕为最突出、最基本的表现；水肿证的脾阳不振则以水肿为最突出、最基本的表现。而其他病证的虚证类型虽然也以久病属虚者居多，但亦有病程较短而呈现虚证者，如泄泻证的脾胃虚弱证，以泄泻为主要临床表现，有病程长者，亦有病程短者。

（二）辨证论治

甲状腺功能减退多因先天不足或后天失养，以致脾肾阳虚；或因手术、药物损伤使机体阳气受损，致脾肾阳气亏虚而发病。其辨证可根据甲状腺功能减退不同时期而辨证分型，临床用药需根据患者具体症状、舌脉表现进行辨证施治，不可拘泥。

1. 初期：肝郁及脾

临床表现：情志抑郁，善太息，或见瘿瘤；兼见面色不华或虚浮，眼睑水肿，肢体倦怠。舌淡苔白，脉弦或缓。

治法：疏肝理气，温阳健脾。

方药：逍遥散加减。

2. 中期：脾气虚弱，湿浊内盛

临床表现：形寒肢冷，水肿多见于眼睑及胫前，或体重增加，腹胀纳差，面色少华或萎黄，或口唇爪甲无华，皮肤干燥甚则脱屑，神疲乏力，失眠健忘，大便秘结。舌淡胖或有齿痕，苔白滑，脉缓弱或沉迟。女性可伴见月经紊乱或合并有不同程度的贫血。

治法：补气健脾，祛湿化浊。

方药：参苓白术散加减。

3. 后期：脾肾阳虚衰，水湿内停

临床表现：颜面肢体水肿，腰膝酸冷，反应迟钝，智力减退，大便秘结。舌淡苔白，脉沉细弱。可兼见脾阳虚及心阳虚之症。

治法：温肾助阳，化饮利水。

方药：真武汤合葶苈大枣泻肺汤加减。

现代医家张晋锋等用右归丸加党参、黄芪、茯苓、炒白术、甘草、淫羊藿治疗脾肾阳虚型甲状腺功能减退，可显著改善患者临床症状，促进甲状腺功能的恢复。甄月娇等采用健脾益肾法，使用二仙汤治疗桥本甲状腺炎伴甲状腺功能减退的患者，发现其能有效降低甲状腺过氧化物酶自身抗体，调节血脂，改善临床症状。谢晓兰等认为甲状腺功能减退黏液性水肿的主要病机在于脾肾阳虚，使用温阳健脾、利水消肿的方法，可以有效改善甲状腺功能减退性水肿，同时调节体内的免疫功能，扶正祛邪，及时改善症状。

（三）特色治疗

本科室在经过长时间的临床实践及对中医经典的学习后，对本病有了较深刻的认识，认为其应归于“瘿劳”范畴，以阴阳失和为本，阳气不足，阴寒旺盛，患者多表现为阳虚症状，如怕冷、乏力、腰膝酸软、少气懒言等，本病以仲景群方之冠——桂枝汤为主方，调和

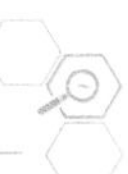

阴阳气血，温通经脉。方中桂枝辛温，温通卫阳而解肌祛风；芍药酸苦微寒，敛阴和营；生姜辛温和胃止呕，并助桂枝通阳助卫，解肌祛风；大枣甘缓，健脾益胃，并助芍药敛阴和营；炙甘草性味甘平，调和诸药，并能补中益气。

方中桂枝、生姜与炙甘草、大枣相配，可辛甘发散调卫气；芍药与炙甘草、大枣为伍能酸甘化阴调营气。方中桂枝与芍药等量配伍，一散一敛，散敛结合，调和营卫。《医宗金鉴》云："桂枝君芍药，是于发汗中寓敛汗之旨，芍药臣桂枝，是于和营中有调卫之功。"本方五味药配伍，共奏解肌祛风、调和营卫之功。另外，桂枝汤又有调和脾胃、调和阴阳、调和气血的作用，因此，除治疗太阳病中风证外，本方多用于内伤杂病。但该患者因其体内湿浊，不可服桂枝汤。

艾灸神阙、关元、足三里温通经脉，固本培元；温和灸及穴位贴敷内关、足三里、三阴交等疏通经络，温补脾肾。

中西医结合的方法在治疗亚临床甲状腺功能减退中取得了良好的临床疗效，可以快速缓解患者症状，提高患者免疫力，甲状腺功能检查更快恢复正常等，相较于纯西医治疗，治疗效果更明显。

参考文献

[1] 李楠楠，严云，陈永魁，等. 名中医李果烈基于和温消法活用桂枝汤治疗甲状腺功能减退症［J］. 陕西中医，2024，45（6）：815-819.

[2] 石伟，林源广，张景斌. 硒酵母片联合左甲状腺素钠片治疗甲状腺功能减退的效果［J］. 吉林医学，2024，45（5）：1173-1176.

[3] 张端淳，张曾，何燕铭. 老年人原发性甲状腺功能减退症的中西医诊疗进展［J］. 老年医学与保健，2024，30（2）：555-559.

[4] 甄月娇，王媛，刘红英. 二仙参草汤治疗桥本甲状腺炎伴甲减的临床观察［J］. 云南中医中药杂志，2018，39（4）：49-50.

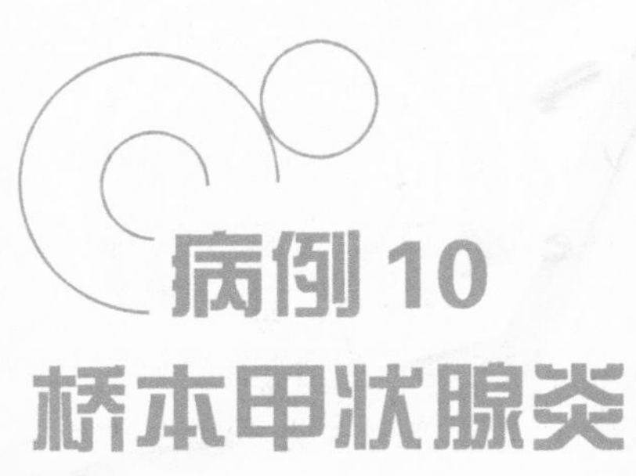

病例10 桥本甲状腺炎

一、病历摘要

患者男性，18岁，因“消瘦伴颈前肿大3个月，心慌、厌油1个月”入院。

患者3个月前自行控制饮食，减少进食量，体重逐渐下降，并出现颈前肿大，未在意。近1个月来诉压力大，与他人争吵后出现厌油腻，纳少，心悸，胸闷，憋气，动辄心率升至180次/分，乏力明显，手抖身颤，怕热多汗，未在意。近两日上述症状明显，伴口干、多饮，夜尿较前增多，遂来诊。门诊行心电图示窦性心动过速；心脏彩超示心动过速，主动脉瓣前向血流速度增快；心肌酶谱、脑利尿钠肽正常；甲状腺功能示T3＞10.00 nmol/L，T4 235.5 nmol/L，FT3＞50.00 pmol/L，FT4＞100.0 pmol/L，FSH＜0.005 mIU/L。考虑甲状腺功能亢进症。患者自发病以来，纳食减少，眠尚安，夜尿1次，大便1～2次/日。近3个月体重减轻超过25 kg。既往体健。父母及姊妹均体健。否认家族中有遗传倾向疾病。

中医望、闻、切诊：患者精神良好，神志清晰，面色潮红，气息急促，语声有力，舌红，苔薄黄，脉弦数。

二、入院查体

体格检查：T 37.1 ℃，P 118次/分，R 20次/分，BP 151/75 mmHg。BMR 83%。面部潮红，呼吸急促，全身皮肤黏膜潮湿多汗，眼球无突出，眼裂增宽。甲状腺弥漫性肿大Ⅱ度，质韧，无触痛，未扪及结节；双上极可闻及血管杂音。双肺未闻及干湿啰音。心界不大，心率118次/分，律齐，各瓣膜听诊区未闻及杂音。腹平软，无压痛，肝脾肋下未触及。双下肢

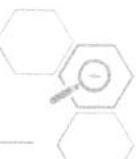

无水肿，双手平举有细微震颤。

三、辅助检查

实验室检查见表10-1，心电图及影像学检查见表10-2。

表10-1　甲状腺功能相关实验室检查

项目	结果	参考范围
总三碘甲状腺原氨酸（nmol/L）	＞10.00	1.3～3.1
总甲状腺素（nmol/L）	235.5	66～181
游离三碘甲腺原氨酸（pmol/L）	＞50.00	3.1～6.8
游离甲状腺素（pmol/L）	＞100.0	12～22
高敏促甲状腺激素（mIU/L）	＜0.005	0.27～4.2
抗甲状腺球蛋白抗体（IU/mL）	645.2	0～115
抗甲状腺过氧化物酶自身抗体（IU/mL）	17.29	0～34
抗促甲状腺激素受体抗体（IU/L）	15.1	0～1.5
甲状腺球蛋白（ng/mL）	0.57	1.59～50.03

表10-2　心电图及甲状腺影像学检查

项目	检查所见	结论
双侧甲状腺彩超	甲状腺体积增大，形态饱满，左叶厚度2.5 cm，右叶厚度2.6 cm，峡部厚度0.77 cm，实质回声减低、不均匀，内见散在片状低回声，CDFI示实质内血流信号较丰富	甲状腺弥漫性病变，甲状腺体积增大
动态心电图	平均心率113次/分，窦性心律，间歇一度房室传导阻滞，二度一型房室传导阻滞，偶发室性期前收缩（单发、多源），ST-T改变，间歇性不同程度心室预激？房室结双径路伴差传？	

四、诊断

西医诊断：甲状腺功能亢进症；格雷夫斯病；心律失常—窦性心动过速。
中医诊断：瘿气—肝气郁结证。

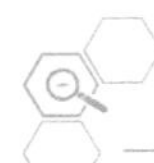

五、治疗过程

调节甲状腺功能、控制心率。应用甲巯咪唑片调节甲状腺功能，应用盐酸普萘洛尔控制心率。因患者多源性心律失常为甲状腺功能亢进症所致心肌及传导功能异常，予振源胶囊治疗心律失常，盐酸曲美他嗪改善心肌代谢。

患者证属瘿气-肝气郁结证。患者平素情志抑郁，肝气失于条达，郁久化火，灼伤津液，炼液为痰，气郁痰阻，聚于颈前而发为本病。肝火炽盛，易耗气伤津则乏力，热扰心神则心慌，肝风内动则手抖，舌脉从证。中药汤剂予柴胡疏肝散加减，以疏肝解郁、行气健脾，加用安神之品，方药如下。

柴胡10 g	黄芩6 g	姜半夏9 g	醋香附10 g
茯苓20 g	党参10 g	麸炒白术10 g	夏枯草10 g
炒白芍10 g	厚朴10 g	丹参20 g	浮小麦30 g
炒神曲15 g	炒鸡内金10 g	炒白扁豆10 g	陈皮10 g
川芎10 g	合欢皮10 g	首乌藤10 g	刺猬皮3 g

水煎服，每日1剂，早晚分服，半个月为1个疗程。

中医其他疗法：予隔吴茱萸末灸足三里以益气健脾；消瘿方穴位贴敷双侧甲状腺以消瘿散结，方药如下。

川芎10 g	醋乳香10 g	醋没药10 g	醋莪术10 g
浙贝母12 g	皂角刺10 g	肉桂3 g	白芷10 g
赤芍10 g	姜半夏12 g	制天南星10 g	夏枯草10 g
五味子10 g			

加工药末（细粉外用），每日1次，半个月为1个疗程。

六、病例特点

患者男性，18岁，因“消瘦伴颈前肿大3个月，心慌、厌油腻1个月”入院。

现症见手抖身颤，怕热多汗，心悸，胸闷，憋气，乏力明显，纳少。近3个月体重减轻超过25 kg。

查体：面部潮红，呼吸急促，全身皮肤黏膜潮湿多汗。甲状腺弥漫性肿大Ⅱ度，质韧。双上极可闻及血管杂音。双手平举有细微震颤。

辅助检查：anti-TGAb、anti-TPOAb、anti-TRAb阳性，甲状腺功能结果提示甲状腺功能亢进症。

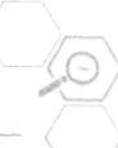

七、西医疾病介绍

格雷夫斯病是甲状腺功能亢进症分类中最常见的疾病（约占80%），其是一种自身免疫性疾病，发病机制是促甲状腺激素受体抗体刺激促甲状腺激素受体，从而导致甲状腺激素过量地产生和释放。日常生活中，诸多因素可以导致发病，如吸烟、高膳食碘摄入、应激、感染、妊娠、自身免疫、化学或机械刺激等。

（一）诊断

在诊断格雷夫斯病之前，首先甲状腺功能亢进症诊断得成立。若患者出现高代谢症状和体征，甲状腺肿大，血清甲状腺激素水平升高、促甲状腺激素水平降低，具备这3项并除外非甲亢性甲状腺毒症，即可诊断为甲状腺功能亢进症。若患者再出现甲状腺弥漫性肿大（触诊和超声检查证实）及以下任一症状：眼球突出和其他浸润性眼征；胫前黏液性水肿；促甲状腺激素受体抗体、甲状腺过氧化物酶自身抗体阳性，格雷夫斯病即可得到诊断，诊断流程见图10-1。

1. 病因

本病的病因尚不十分清楚，一般认为是遗传因素和环境因素共同作用的结果，环境因素主要是指精神压力大、碘摄入过量、病毒感染、妊娠、某些药物作用等。由于自身免疫功能紊乱，血液中产生了针对自身甲状腺组织的特异性抗体（如甲状腺过氧化物酶抗体、甲状腺球蛋白抗体等），引起甲状腺组织中大量免疫细胞（如淋巴细胞、浆细胞等）浸润，对自身甲状腺组织造成损伤及破坏，从而导致本病的发生。

临床表现：本病起病缓慢而隐匿，早期仅表现为甲状腺肿大，患者往往没有明显自觉症状，晚期甲状腺肿大明显，可对气管、食管造成压迫，导致呼吸不畅及吞咽困难等。

2. 临床表现

典型桥本甲状腺炎的病程可分为甲状腺功能亢进期、稳定期和甲状腺功能减退期。

（1）甲状腺功能亢进期：此处准确地讲应该是破坏性甲状腺毒症，是由自身免疫反应造成甲状腺滤泡结构破坏，使得储存在滤泡内的甲状腺激素外溢导致。甲状腺功能亢进症症状通常较轻，持续时间短暂，为一过性，多数患者在这个阶段往往没什么感觉，只有少数患者会出现轻微的甲状腺功能亢进症症状，如怕热、多汗、心悸、手颤、食欲亢进、容易急躁、体重下降等。

（2）稳定期：又称甲状腺功能正常期，这个阶段尽管患者甲状腺组织遭到炎症破坏，但其分泌的甲状腺激素尚能满足机体代谢所需，所以此期患者甲状腺功能可以是正常的，往往没有什么症状，而仅表现为甲状腺自身抗体升高。部分患者可以终身停留在这个阶段，另有部分患者会继续进展到下一期。

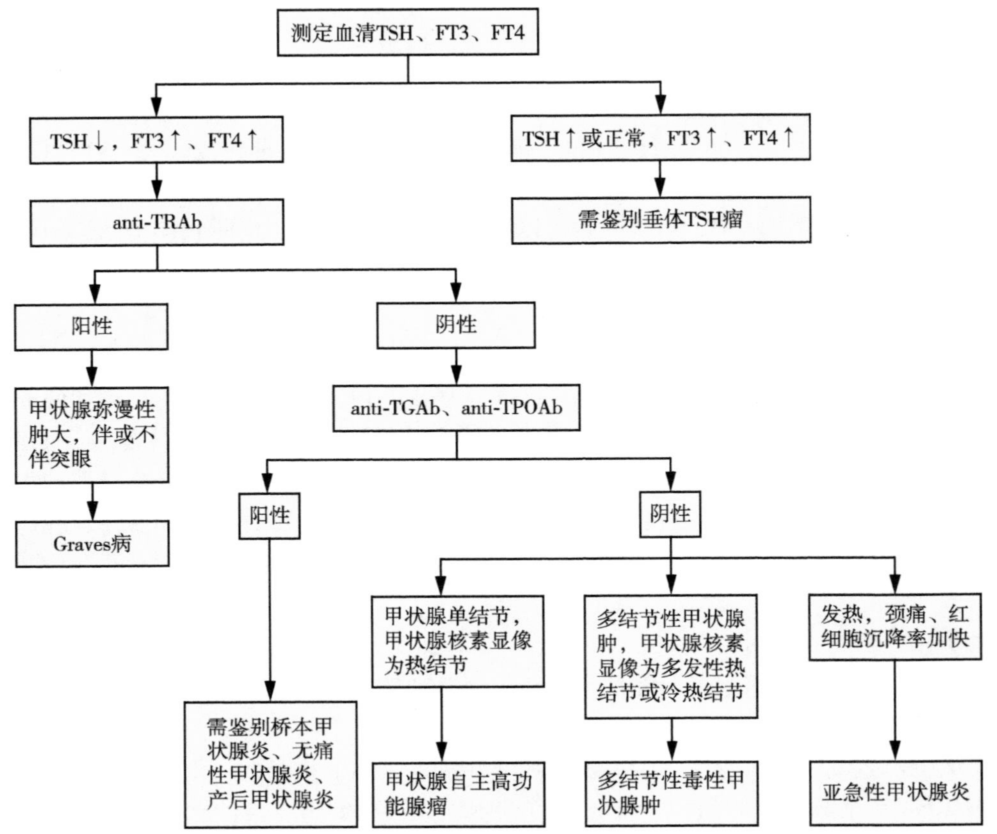

注：TSH.促甲状腺激素；FT3.游离三碘甲状腺原氨酸；FT4.游离甲状腺素；anti-TRAb.抗促甲状腺激素受体抗体；anti-TgAb.抗甲状腺球蛋白抗体；anti-TPOAb.抗甲状腺过氧化物酶抗体；↓降低；↑升高。

图 10-1　格雷夫斯病的诊断流程

（3）甲状腺功能减退期：通常出现在病程的最后阶段，与甲状腺滤泡破坏过多，甲状腺激素分泌严重不足有关。此期患者会表现出一系列甲状腺功能减退症状，如怕冷、汗少、心跳过缓、纳差、腹胀、便秘、容易疲劳、反应迟钝、情绪低落、抑郁、体重增加、颜面部水肿等。

需要说明的是，上述3个阶段并不是每个患者都会经历的，具体还得看个人的病情，有的患者可能一直都处于甲状腺功能正常期。

（二）鉴别诊断

1. 非甲亢性甲状腺毒症

格雷夫斯病作为甲状腺功能亢进症的最常见原因之一，需要与摄入过量外源性甲状腺激素或甲状腺炎破坏甲状腺滤泡所致的非甲亢性甲状腺毒症相鉴别。甲状腺炎是甲状腺毒症的主要病因，包括慢性淋巴细胞性甲状腺炎、亚急性甲状腺炎、无痛性甲状腺炎及产后甲状腺炎等。与格雷夫斯病相比，此病表现为FT4的一过性增高、甲状腺摄碘率降低、促甲状腺激

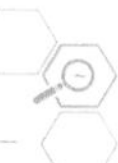

素受体抗体阴性，且不伴有浸润性突眼和胫前黏液性水肿。亚急性甲状腺炎患者的特征性表现为血清FT4水平升高、甲状腺摄碘率下降或甲状腺核素显像表明示踪剂的摄取在弥漫状态下显现出减低的“分离现象”。

2. 甲状腺自主高功能腺瘤与毒性结节性甲状腺肿

甲状腺自主高功能腺瘤与毒性结节性甲状腺肿无格雷夫斯病的自身免疫性疾病特征，如促甲状腺激素受体抗体阳性及自身抗体攻击导致的胫前黏液性水肿、浸润性突眼等。甲状腺核素显像有助于与格雷夫斯病相鉴别，甲状腺自主高功能腺瘤呈“热结节”，其周围甲状腺组织部分显影或不显影，而毒性结节性甲状腺肿为多发“热结节”或“冷结节、热结节”。

3. 中枢性甲状腺功能减退与垂体腺瘤

中枢性甲状腺功能减退是指由垂体、下丘脑，或者下丘脑–垂体门静脉循环的疾病导致垂体促甲状腺素细胞受压、下丘脑–垂体门脉血流中断等，造成TSH缺乏而引起的甲状腺功能异常，部分患者可表现为血清TSH水平低而FT4水平正常的“亚临床甲状腺功能亢进症”假象，其病因以垂体腺瘤最为常见。但部分垂体腺瘤分泌TSH增加会导致甲状腺功能亢进症，多伴随视野缺损等垂体腺瘤压迫症状及溢乳等垂体激素分泌异常的表现。

4. 碘致甲状腺功能亢进症

常见于原有结节性甲状腺肿或隐匿性格雷夫斯病近期曾有碘暴露史（如行含碘造影剂检查、服用胺碘酮等富碘药）的患者，常发生于用碘后的数周至数月。胺碘酮诱导的甲状腺毒症分为甲状腺毒症Ⅰ型和甲状腺毒症Ⅱ型。甲状腺毒症Ⅰ型是胺碘酮高含碘量诱导的甲状腺功能亢进症，具有甲状腺腺体血流增强，甲状腺摄碘率降低、正常或增加，服用胺碘酮后发病时间短（平均3个月）的特点。甲状腺毒症Ⅱ型是由胺碘酮对甲状腺滤泡上皮细胞的直接毒性作用导致的破坏性甲状腺炎，具有甲状腺摄碘率减低，服用胺碘酮后发病时间长（平均30个月）的特点。

5. 其他原因

人为摄入甲状腺激素、卵巢甲状腺肿和功能性分化型甲状腺癌转移可导致外源性或内源性甲状腺激素过量。此外，甲状腺激素抵抗综合征、严重全身性疾病、妊娠及使用雌激素或糖皮质激素等可引起FT4和（或）TSH水平改变。

（三）治疗

对于格雷夫斯病的治疗，通常有以下几种治疗选择：一般治疗、药物治疗（抗甲状腺药物）、β受体阻滞剂治疗、^{131}I治疗、手术治疗。但具体采取何种治疗措施，需依据患者的具体情况、治疗方式的利弊和治疗意愿而定。

八、中医疾病介绍

（一）病因病机

本病属中医学“瘿病”“瘿气”范畴。中医认为本病发病与情志、饮食水土、先天禀赋、六淫邪毒等多种因素相关，可导致血瘀、痰凝积聚于颈。病位一般与肝、脾、肾相关，可涉及心，病性为本虚标实、虚实夹杂。多由情志不舒、忧思过多而情绪郁结，结于颈前则见肿大，气郁日久则化生为火，故可见颈肿眼突、急躁易怒、心烦等症状表现。多为脏腑内生，因气机郁结、肝气不舒，阻滞而生火，或本于心火旺盛，气血上冲颈部，心肝两脏同行，导致全身血脉一派亢盛之象。结合患者舌脉，用药以疏肝解郁，相关症状改善，效果良好。

（二）中医辨证论治

1. 肝郁痰凝证

临床表现：颈部肿大，质地中等或坚韧，伴胸闷胁胀、情志抑郁、善太息、月经不调、乳房胀痛，舌质淡红，苔薄白或白腻，脉弦滑。

治法：疏肝理气，化痰散结。

方药：逍遥散合六君子汤加减，常用药物有柴胡、白芍、白术、茯苓、半夏、陈皮、当归、川芎、浙贝母、生牡蛎、甘草等。

2. 脾肾阳虚证

临床表现：颈部弥漫性肿大，可触及结节，质地坚韧，伴神疲乏力、嗜睡倦怠、畏寒肢冷、腹胀纳呆、腰膝酸软、健忘脱发，舌胖大，苔白滑，脉沉迟。

治法：益气温阳，补肾健脾。

方药：金匮肾气丸合六君子汤加减，常用药物有熟地黄、山药、山茱萸、泽泻、桂枝、熟附片、黄芪、党参、白术、茯苓、半夏、香附、浙贝母、白芥子等。

3. 气阴两虚证

临床表现：颈部弥漫性肿大，可触及结节，伴心悸、口干咽燥、烦热出汗、盗汗自汗，舌红，苔薄白，脉细或细数。

治法：补气养阴，消瘿散结。

方药：生脉散加味，常用药物有生黄芪、党参、麦冬、五味子、玄参、浙贝母、生牡蛎、白芍、茯苓、生地黄、知母等。

4. 痰瘀互结证

临床表现：甲状腺肿大，质地较硬，或有疼痛，伴疲倦乏力、纳呆欲吐，舌质暗或有瘀斑瘀点，苔白腻，脉细涩。

治法：行气化痰，活血消瘿。

方药：二陈汤合桃红四物汤加减，常用药物有白术、茯苓、半夏、陈皮、当归、川芎、赤芍、桃仁、泽泻、红花、水蛭、生牡蛎、浙贝母等。

（三）治疗心得

中医学治疗注重立足疾病全程，与化学药配合可缩短治疗病程，减少化学药剂量，降低甲状腺功能亢进症复发率，减轻化学药治疗的不良反应，有效降低甲状腺抗体水平，提高患者的生活质量，且可改善机体免疫功能。中药汤剂及外敷贴作为有效、方便、患者易接受的药物剂型，在临床得到了广泛应用，许多研究都表明中医药联合化学药治疗甲状腺功能亢进

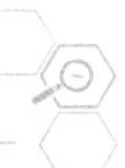

具有缩短疗程，缩小甲状腺体积，缓解症状，减轻不良反应等优势。

参考文献

[1] 中华医学会，中华医学会杂志社，中华医学会全科医学分会，等．甲状腺功能亢进症基层诊疗指南（2019年）[J]．中华全科医师杂志，2019，18（12）：1118-1128.

[2] 中国医师协会中西医结合医师分会内分泌与代谢病学专业委员会，倪青，高天舒．甲状腺功能亢进症病证结合诊疗指南（2021-01-20）[J]．世界中医药，2021，16（2）：193-196.

[3] 张伯礼，薛博瑜．中医内科学[M]．北京：人民卫生出版社，2012：247.

[4]《中成药治疗优势病种临床应用指南》标准化项目组．中成药辅助治疗甲状腺功能亢进症（Graves病）临床应用指南（2021年）[J]．中国中西医结合杂志，2022（9）：1029-1039.

[5] 孙沛沛，朱建敏．中医治疗桥本氏甲状腺炎研究进展[J]．中国中医药现代远程教育，2024，22（10）：167-169.

病例11
亚急性甲状腺炎

一、病历摘要

患者女性，32岁，因“颈前疼痛1个月，发热10天”入院。

患者2021年12月18日出现颈部疼痛，未予任何诊治，2022年1月8日开始出现发热，体温最高达39.3 ℃，院外应用头孢类、阿奇霉素、抗病毒药物治疗，患者体温仍有反复。2022年1月17日于我院发热门诊就诊，实验室检查：红细胞沉降率66 mm/h；FT3 15.9 pmol/L，FT4 36.5 pmol/L，TSH＜0.005 mIU/L；anti-TRAb、anti-TPoAb、anti-TGAb均阴性；白细胞计数12.3×10^9/L，中性粒细胞百分比75.8%，中性粒细胞绝对值9.32×10^9/L，血小板378×10^9/L。甲状腺超声：甲状腺弥漫性病变；甲状腺片状低回声区，亚急性甲状腺炎不除外。心电图：窦性心动过速（心率105次/分）。2022年1月18日因“亚急性甲状腺炎待诊”于我科住院治疗。患者颈前疼痛，心悸，疲惫乏力，时有头痛，无咳嗽咳痰，无怕热、多汗、手抖症状，食欲差，睡眠一般，小便调，大便偏干。

既往体健，无吸烟、饮酒史。既往无甲状腺疾病、自身免疫疾病、垂体和肾上腺疾病、糖尿病、心脏病、肝脏疾病等，否认甲状腺激素、含碘造影剂、胺碘酮及其他含碘药物等应用史。月经初潮15岁，行经天数5天，月经周期28天，末次月经为2021年12月20日。家族中父母均无甲状腺疾病史，否认家族中有遗传倾向疾病。

中医望、闻、切诊：患者精神疲倦，神志清晰，面色无华，气息平和，语声无力，舌红，苔腻微黄，脉弦细数。

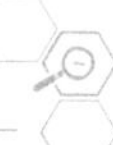

二、入院查体

体格检查：T 38.2 ℃，P 110次/分，R 18次/分，BP 120/70 mmHg，BMR 49%。青年女性，甲状腺弥漫性肿大Ⅰ度，右侧质硬，左侧质软，压痛阳性。心前区无隆起，心浊音界正常，心率110次/分，律齐，各瓣膜听诊区未闻及病理性杂音。胸、肺、腹查体未见异常，肢体无水肿。

三、辅助检查

入院后查肝功能、肾功能、尿常规、大便常规、电解质测定、心肌标志物、心脏彩超均未见异常。

甲状腺核素扫描：双侧甲状腺影像模糊，轮廓不清晰，甲状腺整体摄锝功能减低。

甲状腺摄^{131}I率：曲线偏低，2小时摄碘率为5.2%（参考范围：10%～30%），24小时摄碘率为2%（参考范围：20%～50%）。

甲状腺细针穿刺细胞学检查：甲状腺内有大量炎细胞浸润，肉芽肿形成。

四、诊断

西医诊断：亚急性甲状腺炎；窦性心动过速。

中医诊断：瘿痛—肝郁化火证。

五、治疗过程

嘱患者低碘、高热量、优质蛋白饮食，禁食紫菜、海带等海产品，避免劳累，避风寒，畅情志，监测血压、心率、体温。

中医辨证为肝郁化火证，以清热消瘿汤（我院王立琴教授自拟方）为主方加减，方药如下。

柴胡10 g	黄芩12 g	连翘12 g	香附12 g
夏枯草12 g	半枝莲12 g	浙贝母12 g	白花蛇舌草12 g
金银花20 g	丹参20 g	延胡索12 g	赤芍10 g
党参20 g	茯苓15 g	生白术30 g	炒白扁豆10 g
醋莪术10 g	醋三棱10 g	山慈菇3 g	炙甘草6 g

水煎服，日1剂，早晚温服。

中药以自拟亚甲炎方贴敷双侧甲状腺以清热解毒、消瘿散结，方药如下。

生大黄25 g	黄连25 g	黄柏25 g	片姜黄25 g
马齿苋30 g	当归15 g	紫花地丁30 g	蒲公英30 g
白芷25 g			

上药加工为药末，醋调，敷于双侧甲状腺。

西医予盐酸普萘洛尔片10 mg口服，每日3次，控制心率，吲哚美辛片抗感染镇痛。2022年1月21日，患者血压116/70 mmHg，心率90次/分，BMR 35%，体温37.5 ℃，甲状腺查体：甲状腺弥漫性肿大Ⅰ度，触诊右侧甲状腺质硬，压痛弱阳性，左侧质软，压痛阴性，患者入院后虽体温有所下降，但仍存在反复发热、头痛、心悸不适、右侧颈部疼痛，予加用醋酸泼尼松片10 mg口服，每日3次，抗感染镇痛。2022年1月26日，患者颈部疼痛明显改善，未再发热，心悸、乏力较前缓解。甲状腺查体：甲状腺弥漫性肿大Ⅰ度，触诊双侧甲状腺质软，压痛阴性。复查血常规：白细胞计数12.76×10^9/L，中性粒细胞绝对值8.76×10^9/L，淋巴细胞绝对值3.36×10^9/L，单核细胞绝对值0.61×10^9/L，血小板480×10^9/L。2022年1月29日，血压120/82 mmHg，心率85次/分，BMR 12%，复查红细胞沉降率16 mm/h，患者出院，出院后予醋酸泼尼松片10 mg口服，每日3次，吲哚美辛25 mg口服，每日3次，盐酸普萘洛尔片10 mg口服，每日3次。

患者出院后，规律复查红细胞沉降率、血常规、甲状腺功能三项、甲状腺彩超等，用药逐渐减量，2022年3月9日停用醋酸泼尼松片。2022年3月18日复诊，患者诉周身乏力、怕冷，查红细胞沉降率、血常规均正常，甲状腺功能三项示甲状腺功能减退，先予左甲状腺素钠片12.5 μg口服，每日1次，后规律复查甲状腺功能，根据甲状腺功能调整药量，最大剂量为25 μg口服，每日1次，最小剂量为25 μg口服，每日1次，2天/周，至2023年2月11日停药。复查结果见图11-1、图11-2、表11-1、表11-2。

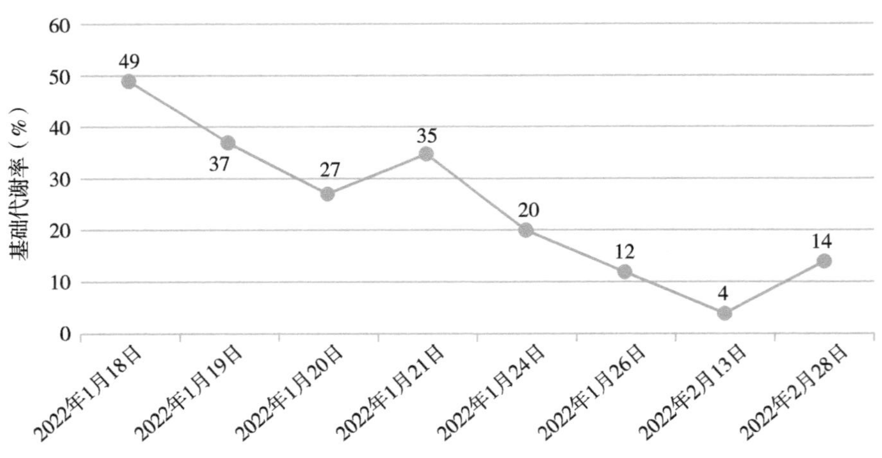

图11-1　基础代谢率监测

注：基础代谢率的正常范围是−10%～+15%。

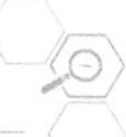

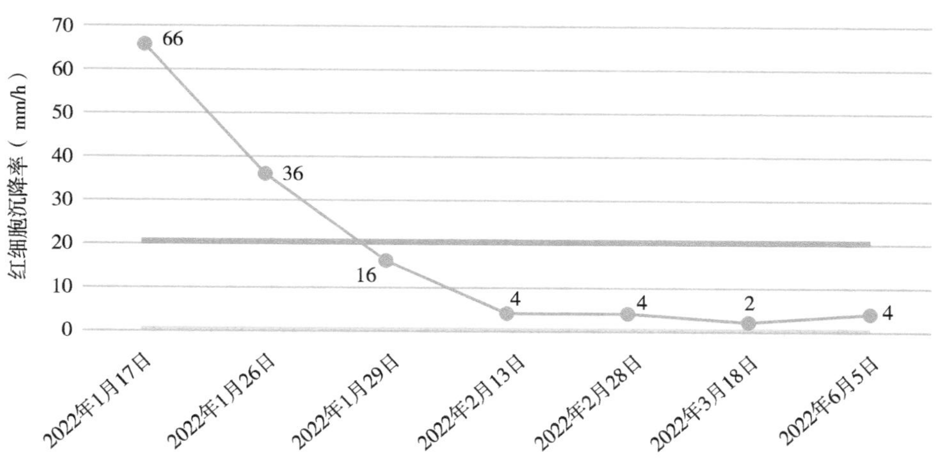

图11-2　红细胞沉降率监测

注：红细胞沉降率的正常范围是0～20 mm/h。

表11-1　甲状腺彩超结果治疗前后对比

日期	左叶厚度（cm）	右叶厚度（cm）	峡部厚度（cm）	CDFI
2022年1月17日	1.9	2.0	0.5	双侧叶内见片状低回声区，内部血流信号不丰富
2022年3月18日	1.3	1.2	0.2	双侧叶内见片状低回声区，内部血流信号丰富

表11-2　甲状腺功能三项监测

时间	游离三碘甲腺原氨酸（pmol/L）	游离甲状腺素（pmol/L）	高敏促甲状腺激素（mIU/L）
2022年1月17日	15.9	36.5	＜0.005
2022年2月27日	10	26.0	0.1
2022年3月18日	4.8	10.9	8.66
2022年4月17日	5.0	12.9	4.05
2022年6月5日	4.3	12.2	3.39
2022年6月25日	4.3	12.5	4.01
2022年8月7日	3.8	10.2	5.70
2022年10月20日	4.8	11.4	3.77
2023年2月11日	5.1	12.5	3.77
2023年5月1日	4.3	15.0	3.80

注：游离三碘甲腺原氨酸（FT3）参考范围2.8～7.1 pmol/L，游离甲状腺素（FT4）参考范围12～22 pmol/L，高敏促甲状腺激素（TSH）参考范围0.27～4.2 mIU/L。

六、西医疾病介绍

（一）亚急性甲状腺炎概述

一般认为亚急性甲状腺炎与病毒感染有关，如流感病毒、柯萨奇病毒、腺病毒和腮腺炎病毒等，常表现出上呼吸道感染前驱症状，如发热、疲乏、肌肉疼痛等，红细胞沉降率加快（部分出现红细胞沉降率不加快），也可发生于非病毒感染之后，可在患者甲状腺组织发现这些病毒，或在患者血清发现这些病毒抗体。

由于甲状腺滤泡被炎症破坏，滤泡内储存的甲状腺激素过量进入血液循环引起破坏性甲状腺毒症，进入亚急性甲状腺炎甲状腺毒症期，炎症损伤引起甲状腺细胞摄碘功能减低，患者常表现出高代谢症状（心动过速、手抖、怕热多汗、体重减轻、乏力等）、甲状腺肿痛（甲状腺肿大、质硬、疼痛、压痛明显，疼痛常逐渐或突然发生，常因转颈、吞咽加重，疼痛可放射至同侧耳、咽喉、下颌角、颏、枕、胸背部等处，触痛明显，少数首先表现为无痛性硬结）、实验室甲状腺功能检查呈甲状腺功能亢进表现；随着甲状腺激素释放殆尽，甲状腺滤泡遭到破坏尚未恢复，摄取碘及合成甲状腺激素的能力不足，部分患者因而出现甲状腺功能减退，可表现为畏寒、水肿、腹胀、便秘、嗜睡等，甲状腺功能提示甲状腺功能减退；待甲状腺滤泡功能完全修复，以及甲状腺功能减退后甲状腺激素替代治疗后，甲状腺功能逐渐恢复正常，不适症状消失，仅有少数患者成为永久性甲状腺功能减退，也有极少数患者反复发作。

（二）辅助检查

1. 红细胞沉降率

病程早期增快，大于50 mm/h时对本病是有力的支持，红细胞沉降率不增快也不能除外本病。

2. 甲状腺功能及相关抗体

随病程进展，依次出现甲状腺功能亢进期、甲状腺功能减退期、甲状腺功能恢复期，anti-TGAb和anti-TPOAb呈阴性或低滴度，anti-TRAb呈阴性。

3. 甲状腺超声

（1）急性期：病变范围可大可小，或局限于一叶的某一部分，或扩散至双叶，甲状腺超声表现为甲状腺一侧或双侧中度肿大，甲状腺实质内见低回声区，边界不清楚，形态不规则，病灶融合可形成低回声带。肿块位于甲状腺叶边缘处，常累及颈前肌，并广泛粘连，以致颈前肌间隙消失，探头加压时出现明显压痛。CDFI显示病灶周围丰富血流信号，而病灶区域内常无血流信号显示。完全没有正常腺组织的“密集光点”特征，与颈前肌间隙消失，或见类囊肿样低回声带，彩色血流普遍增多，呈散在的星点状或短柱状分布。少数呈“火海征”，但实质内动脉血流无明显增快，甲状腺上、下动脉血流流速亦无明显增快。

（2）甲状腺功能减退期：超声表现为病灶区域减小，甲状腺回声降低，边界不清，甚至

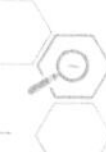

甲状腺实质内出现不规则无回声区，探头加压疼痛减轻或消失。CDFI仍显示病灶周围丰富血流信号，但内部彩色血流明显减少或稀少。

（3）甲状腺功能恢复期：甲状腺内低回声区消失，由高回声光点代之，压痛消失。CDFI无异常血流信号。

4. ^{131}I摄取率

由于甲状腺滤泡遭大量破坏，甲状腺滤泡摄取碘、浓聚碘的功能严重障碍，甲状腺毒症期甲状腺摄碘率通常低于2%，^{131}I摄取率禁止用于妊娠期及哺乳期患者的诊断。

5. 甲状腺细针穿刺细胞学检查

早期典型细胞学涂片见多核巨细胞、片状上皮样细胞、不同程度的炎性细胞，晚期往往见不到典型表现。

（三）鉴别诊断

1. 疼痛性桥本甲状腺炎

红细胞沉降率正常，血anti-TPOAb和anti-TGAb水平明显增高，甲状腺活检显示淋巴滤泡形成。

2. 甲状腺癌

快速生长可出现局部疼痛，但无全身中毒症状，甲状腺质硬、表面不光滑，活动性差，可出现区域淋巴结肿大，细针穿刺活检可见肿瘤细胞。

3. 桥本甲状腺炎

超声表现为甲状腺腺体弥漫性肿大，以峡部肿大为甚，内部亦呈低回声，但没有亚急性甲状腺炎后期出现的甲状腺实质条状高回声分隔，桥本甲状腺炎没有咽痛、颈前压痛、发热、乏力等症状，anti-TPOAb、anti-TGAb为阳性，两者较易鉴别。

4. 原发性甲状腺功能亢进症

早期无明显咽痛、发热、颈前不适症状，甲状腺摄碘率增加，超声示甲状腺弥漫性肿大，部分患者回声减低，分布不均匀，与亚急性甲状腺炎回声相似，腺体均匀性肿大，长径及前后径均明显增大，不会出现某一叶或限于某一叶的局部回声改变；血流信号丰富，一般如“火海征”，明显丰富于亚急性甲状腺炎，甲状腺上动脉血流速度多大于100 cm/s，而亚急性甲状腺炎为低速低阻彩色血流。

5. 结节性甲状腺肿大

两者均为局灶性改变，局灶性改变外的腺组织回声均正常，但结节性甲状腺肿大者边界较亚急性甲状腺炎明显清晰，两者鉴别关键要靠实验室检查、临床病理穿刺、细胞学检查等。

（四）治疗

1. 一般治疗

进食高热量、高蛋白、富含糖类、含B族维生素食物，禁食含碘高的食物。保证充足的睡眠，避免过劳，才能有效调整神经内分泌系统，促使甲状腺激素正常分泌。休息的环境要安静，室温稍低。

2. 药物治疗

（1）镇痛、抗感染：可选择阿司匹林（1～3 g/d，分次口服）、非甾体抗炎药（如吲哚美辛75～150 mg/d，分次口服）、环氧合酶2抑制剂（如依托考昔120 mg/d，每日1次）。

（2）糖皮质激素：对于疼痛剧烈、体温持续显著升高、使用水杨酸或其他非甾体抗炎药治疗无效者，应使用糖皮质激素治疗，可迅速（24～48小时）缓解疼痛，减轻症状。

《中国甲状腺疾病诊治指南》推荐：泼尼松20～40 mg/d，维持1～2周后，根据症状、体征及红细胞沉降率的变化缓慢减少剂量（临床经验分享：标准体重范围内人群，泼尼松30 mg/d，分2～3次/日口服，维持1～2周，症状缓解开始减量，每周减量5 mg），总疗程不少于6周。为避免糖皮质激素撤药后病情反复，可在糖皮质激素减量至小剂量后同时加用非甾体抗炎药。过快减量、过早停药可使病情反复，应注意避免。停药或减量过程中出现反复者，仍可使用糖皮质激素，同样可获得较好效果。应用糖皮质激素后^{131}I摄取率持续降低，提示炎症反应继续，应延长使用糖皮质激素。难治性病例和长期反复发作病例可采用手术切除病灶。但一般不需要手术治疗。

糖皮质激素仅可改善甲状腺毒症症状，不能持久预防甲状腺功能减退的发生。应用之前要询问患者有无结核病、高血压、糖尿病、消化性溃疡、骨质疏松等疾病。使用时可酌情采取如下措施：①低钠、高钾、高蛋白饮食；②补充钙剂和维生素D；③加服预防消化性溃疡及出血等不良反应的药物。

糖皮质激素减量、撤药的指标：体温正常、颈部疼痛消失、甲状腺触诊恢复正常、红细胞沉降率和C反应蛋白恢复正常，以及超声征象提示低回声数目减少和范围缩小。有条件者可行摄碘率检查，检查结果提示正常，炎症完全消退，此时停药较少复发。

（3）甲状腺毒症的治疗：亚急性甲状腺炎早期，因甲状腺组织遭受破坏，大量甲状腺激素释放入血，导致甲状腺毒症，从而引起机体高代谢，非甲状腺激素过量生成，故不建议应用抗甲状腺药物。可应用β受体阻滞剂控制心率，适当高热量饮食，补充维生素C。

（4）甲状腺功能减退阶段的治疗：甲状腺功能减退持续时间久或症状明显者给予左甲状腺素钠片治疗，一般在服用6个月后停用，因为绝大多数甲状腺功能减退可逐渐恢复。永久性甲状腺功能减退者（约5%）须终身服用。

七、中医疾病介绍

亚急性甲状腺炎根据其临床特点，可以将其归为中医学“瘿痛”“瘿痈”“瘿瘤”的范畴。病因病机：因起居生活不节、素体情志内伤，导致阳气偏胜或虚火上炎，不慎感受六淫邪毒，内外合病，气机郁闭，升降失常，壅滞成火，久则成痰、成瘀，蕴结颈前，发为本病，“气、火、痰、瘀”为本病的四大病理因素。

治疗上应围绕理气、泻火、化痰、活血四大治法，中医治疗本病注重分期辨证论治。

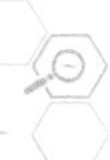

（一）急性期

1. 外感热毒证

临床表现：常起病急骤，颈前肿胀、疼痛，可放射至耳后、颌下，颈前皮肤温度稍高，常伴上呼吸道等前驱症状，如发热、微恶风寒，咽干、咽痛，或怕热多汗、手抖等，食欲减退，睡眠欠安，舌尖红，舌苔黄，脉浮数。

治法：清热解毒、消瘿止痛。

方药：银翘散合金铃子散加减。

2. 肝郁化火证

临床表现：颈前肿胀、疼痛，可放射至耳后、颌下，颈前皮肤温度稍高，情绪急躁、易怒，口干、口苦，怕热多汗、手抖等，食欲减退，睡眠欠安，小便黄赤，大便干结，舌边尖红，舌苔黄，脉弦数。

治法：疏肝泻火、理气散结。

方药：小柴胡汤、五味消毒饮合金铃子散加减。

（二）缓解期

1. 阳虚痰凝证

临床表现：颈前疼痛较急性期缓解，乏力疲倦、畏寒，或见水肿，纳差，舌质淡，苔白，脉弦细。实验室检查可见甲状腺功能减退表现。

治法：温阳散寒、化痰散结。

方药：阳和汤加减。

2. 血瘀痰阻证

临床表现：颈前疼痛缓解，血常规显示正常，但甲状腺彩超示片状或弥漫性较低回声区，形态不规则，边界不清，或有吞咽梗阻感，舌暗红，苔白腻，脉弦涩。

治法：理气活血、化痰通络。

方药：桃红四物汤加减。

（三）恢复期

气阴两伤，兼见血瘀、痰凝。

临床表现：颈前疼痛消失或隐痛，以压痛为主或无明显疼痛，可触及结节，颈前异物感，或见乏力、记忆力减退、便秘、皮肤干燥等，舌淡红，舌苔薄白，脉细或弦细。辅助检查多提示血常规无明显异常，FT3、FT4、TSH基本恢复正常，甲状腺超声表现为弥漫性改变伴低回声区，血流信号较少。

治法：益气养阴，兼以理气活血化痰。气虚为主者应着重补气健脾，阴虚为主者应着重养肝阴、生胃津。

方药：主以玉屏风散，可加当归、穿山龙、鬼箭羽、橘核、荔枝核等理气活血，以及养阴之白芍、石斛、麦冬、沙参、生地黄等。

清热消瘿汤为我院王立琴教授所创治疗亚急性甲状腺炎急性期经验方，全方以疏肝泄热、消瘿止痛、化痰活血为原则，方药如下。

柴胡10 g	黄芩12 g	连翘12 g	香附12 g
夏枯草12 g	半枝莲12 g	玄参12 g	浙贝母12 g
山慈菇3 g	三棱12 g	丹参20 g	川楝子9 g
甘草6 g			

水煎服，每日1剂，早晚温服。

柴胡透少阳之邪，疏泄气机，为君药。黄芩苦寒，清热解毒，柴芩相配，一散一清，和解少阳之邪；连翘清热解毒散热；夏枯草清肝泻火、散结消肿；半枝莲清热解毒、消肿止痛；玄参清热凉血、散结止痛，共为臣药。川楝子行气止痛，丹参清心凉血、活血化瘀，浙贝母、山慈菇、三棱行气化痰、软坚散结止痛，共为佐药。甘草为使药，扶正益气、调和诸药。全方君臣佐使，各有其用，标本兼顾，攻补兼施，共奏疏肝泄热、消瘿止痛、化痰活血之效。

参考文献

[1] 邱爱娥．亚急性甲状腺炎的超声诊断与鉴别诊断［J］．中国医疗前沿，2011，6（20）：73，23．
[2] 中华医学会内分泌学会《中国甲状腺疾病诊治指南》编写．中国甲状腺疾病诊治指南——甲状腺炎［J］．中华内科杂志，2008，47（9）：784-785．
[3] 李会敏，杨哲昀，谢敏，等．左新河分期论治亚急性甲状腺炎经验［J］．湖北中医杂志，2020，42（10）：23-26．

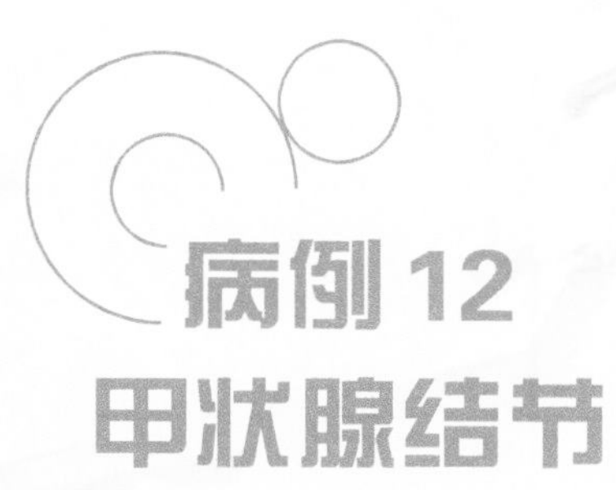

病例12 甲状腺结节

一、病历摘要

患者女性，49岁，因“发现甲状腺结节2月余，颈前胀满10天”入院。

患者2个多月前（2024年1月12日）体检发现甲状腺结节，甲状腺超声见甲状腺右叶体积增大，形态饱满，包膜欠光整，下极实质内见一结节回声，大小约2.4 cm×1.7 cm×1.6 cm，边界清，回声不均匀，内见高回声区，未见明显异常血流信号；左叶大小形态正常，边缘光整，实质内见多个结节回声，较大者位于上极实质内，大小约0.5 cm×0.4 cm×0.5 cm，边界欠清，回声不均匀。超声提示甲状腺多发结节，TI-RADS分类3类。未予特殊处理，10天前患者感颈前胀满，自发病以来患者二便正常，体重无变化。

中医望、闻、切诊：患者精神一般，神志清晰，面色少华，气息平和，语声有力，舌淡红，苔薄白，脉弦细。

二、入院查体

体格检查：T 36.2 ℃，P 63次/分，R 16次/分，BP 129/69 mmHg，BMR 12%。神志清，精神尚可，皮肤温暖干燥，浅表淋巴结未触及肿大，眼球无突出，眼裂未增宽；甲状腺I度肿大，可随吞咽上下活动，质地适中，未触及震颤，未闻及血管杂音，甲状腺右叶下极可触及无痛性结节，局部皮肤无潮红，左侧甲状腺未触及异常；气管居中，双手平举无震颤，双下肢无水肿。

三、辅助检查

入院后查甲状腺功能三项、anti-TGAb、anti-TPOAb、抗促甲状腺激素受体抗体、甲状腺球蛋白、降钙素、尿碘测定，均未见明显异常，见表12-1。

表12-1　甲状腺功能三项等实验室检查

项目	结果	参考范围
游离三碘甲腺原氨酸（pmol/L）	5.72	3.1 ～ 6.8
游离甲状腺素（pmol/L）	10.35	12 ～ 22
高敏促甲状腺激素（mIU/L）	3.32	0.27 ～ 4.2
抗甲状腺球蛋白抗体（IU/mL）	19.98	0 ～ 115
抗甲状腺过氧化物酶自身抗体（IU/mL）	7.47	0 ～ 34
抗促甲状腺受体抗体（IU/L）	0.30	0 ～ 1.5
甲状腺球蛋白（ng/mL）	4.21	1.59 ～ 50.03
降钙素（pg/mL）	5.21	0 ～ 18
尿碘测定（μg/L）	300	100 ～ 300

甲状腺静态显像示甲状腺略肿大，摄锝功能正常，结合超声，考虑甲状腺结节功能为“温结节”；甲状腺双侧叶血流未见异常。

四、诊断

西医诊断：良性甲状腺结节。
中医诊断：瘿病—气郁痰阻证。

五、治疗过程

根据患者实验室检查、甲状腺静态显像、双侧甲状腺彩超，良性甲状腺结节诊断明确，告知患者低碘饮食、规律作息、平稳情绪，适当锻炼，远离放射源和电离辐射并给予散结外敷方贴敷于甲状腺处。其间患者诉颈前胀满好转，未诉其他明显不适。

2024年3月4日复查甲状腺功能三项＋anti-TGAb、anti-TPOAb，均未见明显异常。

2024年4月28日复查甲状腺功能三项＋anti-TGAb、anti-TPOAb，均未见明显异常。甲状腺超声示甲状腺右叶体积增大，形态饱满，包膜欠光整，下极实质内见一结节回声，大小

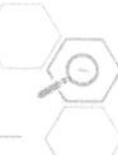

约 1.8 cm×1.3 cm×1.3 cm，边界清，回声不均匀，内见高回声区，未见明显异常血流信号；左叶大小形态正常，边缘光整，实质内见多个结节回声，较大者位于上极实质内，大小约 0.5 cm×0.4 cm×0.5 cm，边界欠清，回声不均匀。超声提示甲状腺多发结节，TI-RADS 分类 3 类。根据治疗前后甲状腺超声提示及中医证候积分、结节恶变高危因素积分，患者甲状腺结节较前显著好转（图 12-1 ～图 12-3）。

治疗前☑　　治疗后□

主　症				
症状	无（计 0 分）	轻度（计 2 分）	中度（计 4 分）	重度（计 6 分）
颈前胀满不适	无	颈前胀满☑	胀满加重，有压迫感	胀满严重，压迫感强
颈前肿大或触及结节	无	Ⅰ度肿大☑	Ⅱ度肿大	Ⅲ度肿大
结节质地	适中☑	韧	较硬	坚硬
次　症				
症状	无（计 0 分）	轻度（计 1 分）	中度（计 2 分）	重度（计 3 分）
情志抑郁、焦虑、烦躁或易怒	无☑	偶发	易发作，但尚可控制	经常发作，难以自己
善太息	无☑	偶有	受刺激后则发作	频发
胸胁胀满、窜痛不适	无☑	偶有，可自行缓解	常发，尚可自行缓解	持续不断且不缓解
咽部如有痰阻或痰多	无☑	咽部梗阻感轻，痰不多	咽部梗阻感明显，痰较多	咽部梗阻感强烈，痰多
舌苔和脉象（不计分）				
舌质	淡红、淡白、暗淡、其他（按实际情况）			
舌苔	薄白、白、白腻、其他（按实际情况）			
舌下脉络	青紫或络脉卷曲			
脉象	弦、滑、弦滑、弦细、弦数、沉缓、其他（按实际情况）			

图 12-1　治疗前中医证候评分（瘿病-气郁痰阻证）

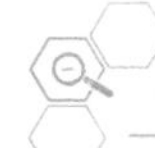

治疗前□　　治疗后☑

主　症				
症状	无（计0分）	轻度（计2分）	中度（计4分）	重度（计6分）
颈前胀满不适	无☑	颈前胀满	胀满加重，有压迫感	胀满严重，压迫感强
颈前肿大或触及结节	无☑	Ⅰ度肿大	Ⅱ度肿大	Ⅲ度肿大
结节质地	适中☑	韧	较硬	坚硬
次　症				
症状	无（计0分）	轻度（计1分）	中度（计2分）	重度（计3分）
情志抑郁、焦虑、烦躁或易怒	无☑	偶发	易发作，但尚可控制	经常发作，难以自己
善太息	无☑	偶有	受刺激后则发作	频发
胸胁胀满、窜痛不适	无☑	偶有，可自行缓解	常发，尚可自行缓解	持续不断且不缓解
咽部如有痰阻或痰多	无☑	咽部梗阻感轻，痰不多	咽部梗阻感明显，痰较多	咽部梗阻感强烈，痰多
舌苔和脉象（不计分）				
舌质	淡红、淡白、暗淡、其他（按实际情况）			
舌苔	薄白、白、白腻、其他（按实际情况）			
舌下脉络	青紫或络脉卷曲			
脉象	弦、滑、弦滑、弦细、弦数、沉缓、其他（按实际情况）			

图12-2　治疗后中医证候评分（瘿病-气郁痰阻证）

高危因素	治疗前		治疗后	
	有（2分）	无（0分）	有（2分）	无（0分）
结节纵横比>1		☑		☑
结节边缘不清，形态不规则		☑		☑
结节实性且低回声		☑		☑
结节内血流信号丰富		☑		☑
结节中微小或泥沙样钙化		☑		☑
颈部淋巴结异常肿大		☑		☑
总分	0		0	

图12-3　甲状腺结节恶变高危因素评分

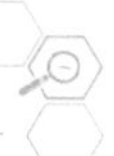

六、西医疾病介绍

（一）病因

甲状腺结节是目前常见的内分泌代谢病之一，包括肿瘤、囊肿、炎症、增生等多样化性质。病因主要为遗传、年龄、性别、碘摄入、放射性接触史、生活习惯、代谢性因素等。本病的发生机制可能为下丘脑-腺垂体-甲状腺轴调节异常使TSH释放过多，导致甲状腺激素合成过多，过度刺激正常的甲状腺组织，使甲状腺组织细胞体积增大、周围血管扩张、腺体组织异常增生出现团块，随病情发展形成结节。

（二）临床表现

大多数甲状腺结节无任何临床症状，常由患者或医师查体时发现，或做颈部超声、颈椎CT、MRI、PET/CT检查时无意发现。当出现压迫症状或周围组织受侵犯时提示恶性结节可能。气管受压时会出现咳嗽、气促，气管被侵犯时会出现咯血；喉返神经受累时会出现构音障碍；食管受压时会出现吞咽困难或疼痛。巨大的胸骨后甲状腺肿会引起上腔静脉综合征；结节如伴有甲状腺功能减退或甲状腺功能亢进可出现相应的症状；如甲状腺癌发生转移，可出现胸痛、呼吸困难、骨痛和神经系统等相关症状。

（三）良性、恶性甲状腺结节的鉴别诊断

1. 从病史采集判断

有全身或颈部放射线治疗史及放射性尘埃接触史，特别是童年期头颈部放射线照射史；分化型甲状腺癌、甲状腺髓样癌（medullary thyroid carcinoma，MTC）或多发性内分泌肿瘤综合征（multiple endocrine neoplasia type，MEN）Ⅱ型、家族性多发息肉病、某些甲状腺综合征的既往史或家族史。

2. 症状和体征

恶性结节往往伴压迫症状，如声嘶、发声困难、呼吸和（或）吞咽困难（排除声带病变）；结节生长迅速（1个随访周期内体积增加50%，有2个进线超过20%且＞2 mm）。体征：恶性结节触诊形态不规则、质地硬，与周围组织粘连、固定；颈部淋巴结触诊出现病理性肿大。

3. 辅助检查

（1）血清降钙素：参考2017年中国抗癌协会发布的《甲状腺癌血清标志物临床应用专家共识》，血清降钙素是诊断和评估MTC的重要方法，升高的血清降钙素值可以反映患者体内MTC瘤负荷水平，可作为指导MTC临床评估的有力证据，因此怀疑甲状腺恶性肿瘤的患者，术前应常规检测血清降钙素，以对MTC进行鉴别筛查。

（2）甲状腺功能检查：TSH检测推荐用于甲状腺结节的初始评估。TSH低于正常，需核素扫描，明确结节是否有功能（功能性结节极少恶性）。TSH高或位于高限，恶性可能性

增加。

（3）甲状腺球蛋白：不推荐用于甲状腺肿瘤良、恶性的鉴别诊断。甲状腺球蛋白与甲状腺球蛋白抗体可作为甲状腺癌术前常规检测，且建议两者同时检测，作为初始临床状态及血清学指标基线的评估。

（4）超声检查：甲状腺超声检查可对结节性质进行初步评估，以结节大小、位置、形态、回声、边界成像特征、钙化情况、血流信号等为主要评估要素。超声诊断甲状腺结节参照TI-RADS分类标准，1～3类倾向于良性结节，特点是以囊性为主，边缘清晰，形态较规则，血流信号较弱；4类提示可能恶性；5类高度提示恶性。恶性结节的特点包括结节纵横比＞1，边缘不规则，低回声或极低回声，存在微小钙化（＜1 mm），伴有周围淋巴结肿大或丰富的血流信号等。其中，血流信号参数可作为评估恶性甲状腺结节病理特征的参考。为明确结节性质、程度，4类及4类以上结节建议行超声引导下细针穿刺活检术。

（5）其他辅助检查：甲状腺细针穿刺活检，是目前鉴别良性与恶性甲状腺结节最准确、最可靠的评估方法；基因学检测。

（四）良性甲状腺结节的治疗

多数良性甲状腺结节及不满足甲状腺细针穿刺活检评估标准的结节仅需定期随访，无须特殊治疗，随访间隔一般为6～12个月。少数情况下，可选择药物治疗、手术治疗、放射性 ^{131}I治疗、其他治疗等。药物治疗以TSH抑制治疗为主，即应用左甲状腺素钠片将血清TSH水平抑制到正常低限甚至低限以下，通过抑制TSH对甲状腺细胞的促生长作用，达到缩小甲状腺结节的目的。但不推荐对甲状腺功能正常的良性甲状腺结节患者行TSH抑制治疗，长期TSH抑制可出现不适症状，如心律失常等心脏不良反应，加重绝经后女性骨质疏松。手术治疗主要适应证是临床或细胞学特征提示为恶性肿瘤，患者出现明显的压迫症状或结节影响美观，结节短期内迅速增大等。在彻底切除甲状腺结节的同时，尽量保留正常甲状腺组织。由于切除部分或全部甲状腺组织，患者术后可能会出现不同程度的甲状腺功能减退，伴有高滴度甲状腺过氧化物酶抗体和（或）甲状腺球蛋白抗体者更易发生甲状腺功能减退。放射性 ^{131}I治疗的目的是去除自主性高功能结节，恢复正常的甲状腺功能状态。主要不良反应是甲状腺功能减退，极少数患者治疗后发生格雷夫斯病。甲状腺结节患者应保证适量碘摄入，碘缺乏是发生甲状腺结节的危险因素。其他治疗良性甲状腺结节的非手术方法包括超声引导下经皮无水乙醇注射、经皮激光消融术和射频消融术。其中无水乙醇注射对甲状腺良性囊肿和含有大量液体的甲状腺结节有效，不适用于单发实质性结节或多结节性甲状腺肿。采用这些方法治疗前必须先排除恶性结节的可能。

七、中医特色治疗

现代医学多采用TSH抑制、手术、热消融等治疗方法，这些治疗方法或多或少存在不良反应。经临床研究证明，中医药在治疗良性甲状腺结节中有着不良反应小、疗效确切、经济性好、易于接受等优势。

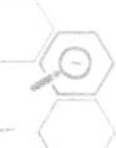

外敷方组成：清半夏、制天南星、夏枯草、川芎、醋乳香、醋没药、三七粉、白芷、片姜黄。

贴敷方法：根据患者的临床症状及甲状腺彩超结果，决定贴敷数量及部位。若患者双侧甲状腺均有结节，则两侧颈前均需贴敷。操作方法如下。取药粉适量，用少许蜂蜜或醋作为赋形剂将药粉调至药膏状，将调制好的药膏均匀地涂抹在一次性无菌敷贴上，贴敷患处，贴敷时间为6～8小时，每日1次。如有皮肤不适，可更换敷贴或用保鲜膜贴敷。

外敷方的组方分析：围绕理气化痰、散结消瘿的治疗原则制定本方。清半夏辛、温，制天南星辛、苦、温，两者共用，化寒痰、散结。夏枯草辛、苦、寒，长于清肝火、散结消肿，白芷散寒除湿、消肿止痛。考虑到本病初期以实证为主，痰气互结的同时可能伴随血瘀的表现，所以配伍少量活血行气药，三七粉活血散瘀消肿，片姜黄破血行气，配伍少量川芎，取其发散之性，行气兼化瘀。醋乳香、醋没药活血消肿散结，醋乳香长于行气，醋没药长于散瘀，两药相须，行气活血消肿。外敷方中半夏、天南星等药均采用其炮制品以减缓毒性，减轻对皮肤的刺激，且炮制后其性偏于化痰；除此之外，配伍少量川芎、醋乳香、醋没药起"效用媒介"作用，取其辛宣发散之性，通过扩张局部血管、增强局部血液流动，使药物更易于经皮吸收，直达病灶。

参考文献

[1] 李砚兰. 甲状腺结节钙化在超声诊断甲状腺癌患者中的临床价值分析 [J]. 实用医技杂志，2021，28（8）：992-994.

[2] 曹红林. 超声在不同性质甲状腺结节诊断中的应用价值 [J]. 数理医药学杂志，2022，35（12）：1792-1794.

[3] 任香凝，王玉霞，孙楠，等. 健康体检人群甲状腺结节的影响因素及随访分析 [J/OL]. 环境与健康杂志，2022：1-15 [2024-12-02]. http://kns.cnki.net/kcms/detail/12.1095.R.20221221.0934.001.html.

[4] 李玉姝，单忠艳，滕卫平.《甲状腺结节和分化型甲状腺癌诊治指南（第二版）》解读 [J]. 中国实用内科杂志，2023，43（11）：884-889.

[5] GHARIB H，PAPINI E，PASCHKE R，et al. American Association of Clinical Endocrinologists，Associazione Medici Endocrinologi，and European Thyroid Association medical guidelines for clinical practice for the diagnosis and management of thyroid nodules [J]. Endocrine Practine，2010，16（3）：468-475.

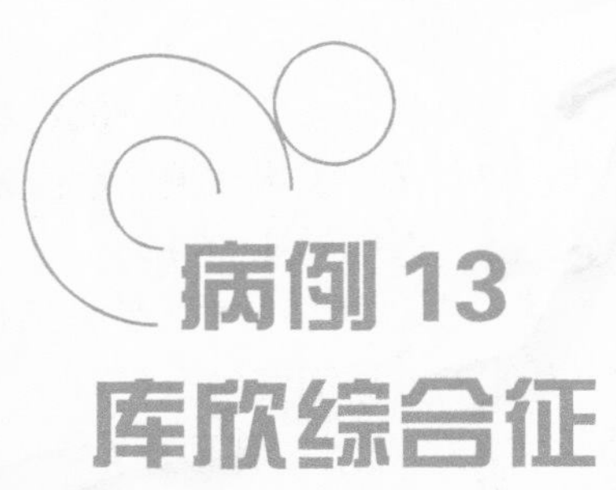

病例13 库欣综合征

一、病历摘要

患者女性，40岁，因“乏力2年余”入院。

患者2018年9月无明显诱因出现乏力，样貌逐渐发生变化，脸变圆变大，皮肤逐渐变薄，感全身肿胀，间断服用氢氯噻嗪片利尿消肿治疗，平素月经量少。2020年9月19日患者于外院就诊，查皮质醇（8：00）为737 nmol/L，为求进一步诊疗，于2020年9月21日入院。入院症见乏力，满月脸，黑颈，皮肤多血质，皮肤菲薄，双下肢可见皮下瘀点，怕冷，纳眠可，二便调。体重无明显变化。月经不规律，月经周期28～45天，末次月经为2020年9月13日。既往体健。

中医望、闻、切诊：患者精神良好，神志清晰，面色红润，气息平和，语声有力，舌红，苔黄腻，脉濡。

二、入院查体

体格检查：T 36.3 ℃，P 70次/分，R 17次/分，BP 136/75 mmHg。满月面容，黑颈，皮肤多血质，腹部皮肤柔软，可见紫纹，双下肢皮肤散在瘀点、瘀斑。

三、辅助检查

入院查血常规、尿常规、肝功能、肾功能、血脂、红细胞沉降率、甲状腺功能三项等，

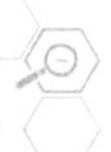

均未见异常；电解质、内分泌六项、皮质醇节律、ACTH节律、地塞米松抑制试验及影像学检查结果，见表13-1～表13-3。

表13-1　电解质、内分泌六项、皮质醇节律、ACTH节律（2020年9月21日）

项目	结果	参考范围
电解质 钾（mmol/L）	3.1	3.5～5.3
内分泌六项		
卵泡刺激素（IU/L）	3.2	卵泡期3.5～12.5
促黄体素（IU/L）	4.5	卵泡期2.4～12.6
雌二醇（pg/mL）	18.7	卵泡期12.4～233
孕酮（ng/mL）	0.075	卵泡期0.057～0.893
睾酮（ng/mL）	0.18	女性（20～49岁）0.084～0.481
垂体催乳素（mIU/L）	477	102～496
皮质醇节律		
8：00（nmol/L）	532	6：00～10：00　133～537
16：00（nmol/L）	490	16：00～20：00　68.2～327
24：00（nmol/L）	481	最低
ACTH节律		
8：00（pg/mL）	0.01	7：00～10：00　7.2～63.4
16：00（pg/mL）	0.01	16：00—20：00　3.6～31.7
24：00（pg/mL）	0.01	最低

表13-2　地塞米松抑制试验

项目	结果	意义
小剂量地塞米松抑制试验		支持库欣综合征诊断
皮质醇（8：00）（nmol/L）	573	
ACTH（8：00）（pg/mL）	0.01	
大剂量地塞米松抑制试验		皮质醇未被抑制，结合影像学结果，考虑病变部位为右侧肾上腺
皮质醇（8：00）（nmol/L）	553	
ACTH（8：00）（pg/mL）	0.01	
儿茶酚胺		
去甲肾上腺素（pmol/L）	59	

表 13-3 腹部彩超等影像学检查

检查	结果
腹部彩超	肝与右肾间低回声占位
胸部CT	扫及肝右叶混杂密度，肝肾间隙低密度
肾上腺平扫	扫及肝右叶异常强化灶，右侧肝肾间隙结节灶
垂体CT	空泡蝶鞍改变，腺垂体中央区略显饱满
上腹部MRI	肝右叶S7段及右侧肾上腺区异常信号（2个），考虑均来源于右侧肾上腺，功能性皮质腺瘤可能性大

请多学科会诊，诊断为库欣综合征，病变部位位于右侧肾上腺，建议手术治疗。

四、诊断

西医诊断：库欣综合征（皮质醇增多症）；电解质紊乱；低钾血症。

中医诊断：积证—气虚血瘀证。

五、治疗过程

口服氯化钾缓释片，并转入泌尿外科，行右侧肾上腺占位切除手术治疗，2020年10月5日24小时尿皮质醇检查结果为5120.92 nmol/24 h。

患者于2020年10月6日在全身麻醉下行右侧肾上腺肿瘤切除术，病理结果示肾上腺腺瘤。术后监测皮质醇、ACTH、血钾变化，见表13-4。

表 13-4 术后血钾、皮质醇、ACTH 监测

时间	项目	结果	参考范围
2020年10月6日13：37	皮质醇（nmol/L）	110	6：00—10：00 133～537 16：00—20：00 68.2～327
	血钾（mmol/L）	3.5	3.5～5.3
2020年10月8日8：42	皮质醇（nmol/L）	186	6：00—10：00 133～537 16：00—20：00 68.2～327
	血钾（mmol/L）	3.8	3.5～5.3
2020年10月10日8：21	皮质醇（nmol/L）	53.9	6：00—10：00 133～537 16：00—20：00 68.2～327
2020年10月12日8：34	皮质醇（nmol/L）	125	6：00—10：00 133～537 16：00—20：00 68.2～327

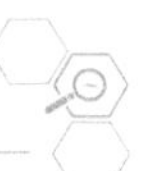

续表

时间	项目	结果	参考范围
2020年10月16日8：59	皮质醇（nmol/L）	204	6：00—10：00　133～537 16：00—20：00　68.2～327
	ACTH（pg/mL）	0.01	7：00—10：00　7.2～63.4
	尿皮质醇（nmol/L）	2435.45	—
	24小时尿皮质醇（nmol/24 h）	7184.58	100～379

西医治疗上予氢化可的松片40 mg口服，每日2次，氯化钾缓释片2 g口服，每日3次，并于内分泌科门诊复诊以调整药物用量。

中医治疗上予中药健脾益肾、活血化瘀，以八珍汤合化积丸加减，方药如下。

皮质醇、ACTH随访检查结果见表13-5。

表13-5　皮质醇、ACTH随访监测

时间	项目	结果	参考范围
2020年11月4日 8：29	皮质醇（nmol/L）	69.0	6：00—10：00　133～537 16：00—20：00　68.2～327
	ACTH（pg/mL）	0.04	7：00—10：00　7.2～63.4
2020年11月6日 11：54	ACTH（pg/mL）	0.01	7：00—10：00　7.2～63.4
2020年11月7日 18：14	皮质醇（nmol/L）	48.3	6：00—10：00　133～537 16：00—20：00　68.2～327

熟地黄20 g　炒白芍15 g　川芎15 g　当归10 g
党参20 g　茯苓12 g　炒白术15 g　炙甘草6 g
三棱9 g　莪术9 g　香附12 g　槟榔6 g
苏木9 g　丹参12 g

水煎服，每日1剂。

六、病例特点

患者，中年女性，因“乏力2年余”入院，既往体健。

入院症见乏力，满月脸，皮肤多血质，皮肤菲薄，双下肢可见皮下瘀点，怕冷，纳眠可，二便调。体重无明显变化。

查体：满月面容，黑颈，皮肤多血质，腹部皮肤柔软，可见紫纹，双下肢皮肤散在瘀点、瘀斑。

辅助检查：实验室检查示皮质醇节律改变，小剂量地塞米松抑制试验和大剂量地塞米松抑制试验示皮质醇均未被抑制；影像学示右侧肾上腺占位。

七、西医疾病介绍

库欣综合征为各种病因造成肾上腺分泌过多糖皮质激素所致病症的总称，其中最多见者为垂体ACTH分泌亢进，称为库欣病。

库欣综合征的病因分类如下：ACTH依赖性库欣综合征，包括库欣病、异位ACTH综合征、异位促肾上腺皮质激素释放激素综合征；ACTH非依赖性库欣综合征，包括肾上腺皮质腺瘤、肾上腺皮质癌、原发性色素结节性肾上腺皮质病、促肾上腺皮质激素非依赖性双侧肾上腺大结节增生。

（一）临床表现

库欣综合征典型表现：①向心性肥胖、满月脸、多血质、皮肤紫纹等；②肌无力，皮肤薄，微血管脆性增加，高血压常见，易感染，性功能障碍。重型患者主要特征为体重减轻、高血压、水肿、低血钾性碱中毒。早期病例以高血压为主，可表现为均匀性肥胖，向心性尚不典型，尿游离皮质醇明显增高。

（二）临床特点

库欣病最常见，最多见者为垂体ACTH微腺瘤（直径＜10 mm），大部分患者在切除微腺瘤后可治愈。

（三）诊断与鉴别诊断

1. 诊断依据

（1）临床表现：有典型症状体征者，从外观即可做出诊断。

（2）糖皮质激素分泌异常：皮质醇分泌增多，失去昼夜分泌节律，且不能被小剂量地塞米松抑制。

1）血浆皮质醇昼夜节律：正常成年人8：00时的血浆皮质醇均值为（276±66）nmol/L（165 ～ 441 nmol/L）；16：00均值为（129.6±52.4）nmol/L（范围55 ～ 248 nmol/L）；24：00均值为（96.5±33.1）nmol/L（55 ～ 138 nmol/L）。库欣综合征患者血浆皮质醇浓度早晨高于正常，晚间不明显低于早晨（表示正常的昼夜节律消失）。

2）尿游离皮质醇：多在304 nmol/24 h以上［正常成年人尿游离皮质醇排泄量为130 ～ 304 nmol/24 h，均值为（207±44）nmol/24 h］，因其能反映血中游离皮质醇水平，且少受其他色素干扰，故诊断价值高。

3）小剂量地塞米松抑制试验：每6小时口服地塞米松0.5 mg，或每8小时口服0.75 mg，

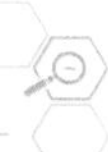

连服2日，第2日尿17-羟皮质类固醇不能被抑制到对照值的50%以下，或尿游离皮质醇不能被抑制到55 nmol/24 h以下。也可采用一次口服地塞米松法：测第1日血浆皮质醇作为对照值，当日午夜口服地塞米松1 mg，次日晨血浆皮质醇不能被抑制到对照值的50%以下。

2. 病因诊断

需熟悉掌握各型的临床特点，配合影像学检查，血、尿皮质醇增高程度，血ACTH水平及地塞米松抑制试验结果，做出诊断及处理。

3. 鉴别诊断

（1）肥胖症：患者可有高血压、糖耐量减低、月经稀少或闭经，腹部可有条纹（大多数为白色，有时可为淡红色，但较细）。尿游离皮质醇水平不高，血皮质醇昼夜节律保持正常。

（2）酗酒兼有肝损伤：患者可出现假性库欣综合征，包括临床症状，血、尿皮质醇分泌增高，不被小剂量地塞米松抑制，但其在戒酒1周后进行实验室检查，各项异常消失。

（四）治疗

手术为治疗本病的首选疗法。库欣综合征患者进行垂体或肾上腺手术前后的处理：一旦切除垂体或肾上腺病变，皮质醇分泌量锐减，有发生急性肾上腺皮质功能不全的危险，故手术前后需要妥善处理。于麻醉前静脉注射氢化可的松100 mg，以后每6小时静脉注射100 mg，次日起剂量渐减，5～7日可视病情更改为口服生理维持剂量。剂量和疗程应根据疾病的病因、手术后患者临床状况及肾上腺皮质功能检查而定。

八、中医疾病介绍

（一）病因病机

情志失调，饮食伤脾，感受外邪，病后体虚，或黄疸、疟疾等经久不愈，肝脾受损，脏腑失和，以致气滞、血瘀、痰凝于腹内，日久结为积块，而为积证。

（二）诊断与鉴别诊断

1. 诊断

（1）腹内结块，或胀或痛为主要症状。

（2）腹内积块，触之有形，固定不移，以痛为主，痛有定处。

（3）常有情志抑郁，饮食不节，外邪侵袭等病史。

2. 鉴别诊断

（1）腹痛：积证与腹痛皆可由气滞血瘀、脉络不通引起腹部疼痛，痛处固定不移，甚则出现腹部包块等症。积证疼痛不甚，以腹中包块为主要特征；腹痛部位固定不移，痛势较剧，痛如针刺，甚则出现腹部包块等症，腹痛病证以腹部疼痛为主要表现。

（2）鼓胀：积证与鼓胀均有情志抑郁、酒食所伤等相同病因。积证以腹内结块，或胀或痛为主症；但鼓胀以腹部胀大、脉络暴露为临床特征，疼痛不显，以胀为主。腹中有无水液停聚是积证与鼓胀鉴别之关键所在。

（3）聚证：聚证病机以气机逆乱为主，腹内结块聚散无常，痛无定处，病史较短，病情一般较轻；积证病机以痰凝血瘀为主，腹内结块触之有形，固定不移，痛有定处，多为逐渐形成的过程，结块大多由小渐大，继而疼痛逐渐加剧，病史较长。

（三）辨证论治

1. 气滞血阻证

临床表现：积块软而不坚，固定不移，胁肋疼痛，脘腹痞满；舌暗，苔薄白，脉弦。

治法：理气活血，通络消积。

方药：大七气汤。

2. 瘀血内结证

临床表现：腹部积块明显，硬痛不移，时有寒热，面色晦暗黧黑，面颈胸臂或有血痣赤缕，女子可见月事不下；舌质紫暗或有瘀点，脉细涩。

治法：祛瘀软坚。

方药：膈下逐瘀汤。

3. 正虚瘀阻证

临床表现：积块坚硬，疼痛逐渐加剧，面色萎黄或黧黑，形脱骨立，饮食大减，神疲乏力，或呕血、便血、衄血；舌质淡紫，舌光无苔，脉细数或弦细。

治法：补益气血，活血化瘀。

方药：八珍汤合化积丸。

参考文献

[1] 刘岑，赵紫楠，陈頔，等. 库欣综合征的诊疗进展［J］. 罕见病研究，2024，3（2）：187-194.

[2] 孙博文，冯铭，张家亮，等. 库欣病临床诊断研究进展［J］. 中国现代神经疾病杂志，2020，20（3）：162-165.

病例14 原发性醛固酮增多症

一、病历摘要

患者男性，70岁，因“乏力、头晕2月余”入院。

患者2个多月前无明显诱因出现周身乏力、头晕，未予重视及诊治，后上述症状反复发作，遂入院治疗。入院症见周身乏力，下肢踩棉花感，偶有头晕，无头痛，无黑蒙，无肢体活动障碍，纳眠可，二便调。

既往高血压病史7年，最高180/101 mmHg，现口服硝苯地平控释片1片，每日1次，血压控制一般。冠心病、心动过速病史4年，现口服血塞通、复方丹参滴丸，病情控制稳定，心率70～80次/分。生于原籍，无久居外地史，否认疫区接触史，无吸烟史，无饮酒史，否认工业毒物、粉尘、射线接触史，否认吸毒及冶游史。否认家族中父母及其他兄弟姐妹有遗传倾向疾病。

中医望、闻、切诊：患者精神一般，神志清晰，面色蜡黄，气息平和，语声有力，舌淡红，苔薄黄，脉弱。

二、入院查体

体格检查：T 36.3 ℃，P 78次/分，R 17次/分，BP 150/101 mmHg。胸廓对称，双肺呼吸音清，未闻及干湿啰音，无胸膜摩擦音。心前区无隆起，心浊音界正常，心率78次/分，律齐，各瓣膜听诊区未闻及病理性杂音。腹部平坦，无腹壁静脉曲张，无蠕动波，腹部柔软，无压痛、反跳痛，腹部无肿块。肝、脾肋下未触及，墨菲征阴性，麦氏点无压痛，双肾区无叩击痛，无移动性浊音，肠鸣音正常。

三、辅助检查

2024年6月12日入院时实验室检查结果，见表14-1。

表14-1　患者入院实验室检查（2024年6月12日）

项目	结果	参考范围
醛固酮（pg/mL）	483.774	立位：40～310 卧位：10～160
血管紧张素Ⅱ（pg/mL）	129.713	立位：49～252 卧位：25～129
肾素（pg/mL）	1.667	立位：3.8～38.8 卧位：2.4～32.8
血浆醛固酮/肾素浓度比值	290.21	＜38
促肾上腺皮质激素（μg/mL）	4.9	0～5
皮质醇（mg/L）	0.54	0～0.55
钾（mmol/L）	2.73	3.5～5.3

肾上腺CT示右侧肾上腺内侧支见低密度结节，大小约13 mm×7 mm，边界清，CT值约−4 Hu，考虑腺瘤；左侧肾上腺形态可，未见明显增粗及结节影。

颅脑CT平扫示脑实质未见明显异常，请结合临床；左侧顶叶颅内板下见钙化结节影。

心脏超声示二尖瓣反流（少量）。

四、诊断

西医诊断：原发性醛固酮增多症；肾上腺腺瘤（右侧）；高血压3级（很高危）；冠心病；心动过速。

中医诊断：虚劳—肾阳虚衰证。

五、治疗过程

西医予降压药物治疗，改善微循环，改善脑部血液循环及对症治疗。

中医予隔吴茱萸末灸神阙以调整阴阳平衡；耳针内分泌、神门、胰腺、皮质下以调节脏腑功能；予气海艾灸温阳益气、双涌泉穴位贴敷温补肾阳、项部及左膝关节热奄包外敷舒经活络。

患者以乏力为主症入院，属中医“虚劳”范畴。患者年过七旬，脏腑虚衰，先天、后天

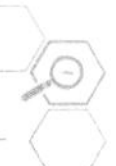

功能衰退，肾阳不足，故见乏力。气血不足，脑髓失养，故见头晕。舌脉俱为佐证。综上所述，本患者病位在肾，病性为虚证。中医辨证为肾阳虚衰证，中药汤剂予右归丸合地黄饮子加减温补肾阳。

熟地黄30 g	制附子6 g（先煎）	肉桂6 g	麸炒山药15 g
山萸肉12 g	盐菟丝子9 g（包煎）	当归12 g	盐杜仲12 g
鹿角胶6 g（烊化）	枸杞子12 g	肉苁蓉24 g	巴戟天9 g
干石斛9 g	麦冬12 g	五味子9 g	石菖蒲9 g
制远志6 g	茯苓12 g		

水煎服，每日1剂，每次200 mL，早晚温服。

患者于2024年6月12日入院，血压较高，予硝苯地平控释片以降压。隔日，检查相关指标结果异常，结合高血压病史，诊断为原发性醛固酮增多症。与患者沟通建议手术治疗，患者拒绝，遂予螺内酯片20 mg口服，每日2次，降压保钾治疗。

2024年6月18日复查相关指标，见表14-2。

表14-2　相关指标复查结果（2024年6月18日）

指标	治疗前	治疗后	参考范围
血浆醛固酮（pg/mL）	483.774	450.554	立位：40～310 卧位：10～160
血管紧张素Ⅱ（pg/mL）	129.713	129.311	立位：49～252 卧位：25～129
肾素（pg/mL）	1.667	2.012	立位：3.8～38.8 卧位：2.4～32.8
血浆醛固酮/肾素浓度比值	290.21	223.94	＜38
钾（mmol/L）	2.73	3.32	3.5～5.3

患者治疗后血压逐渐下降至128/83 mmHg，乏力减轻，头晕明显缓解，相关检查指标也较前好转，准予出院，后定期门诊复查。

六、病例特点

患者2个多月前无明显诱因出现周身乏力、头晕，未予重视及诊治，后上述症状反复发作。既往有高血压、冠心病、心动过速等慢性病病史。

查体：BP 150/101 mmHg。胸廓对称，双肺呼吸音清，未闻及干湿啰音，无胸膜摩擦音。心前区无隆起，心浊音界正常，心率78次/分，律齐，各瓣膜听诊区未闻及病理性杂音。腹部平坦，无腹壁静脉曲张，无蠕动波，腹部柔软，无压痛、反跳痛，腹部无肿块。肝、脾肋下未触及，墨菲征阴性，麦氏点无压痛，双肾区无叩击痛，无移动性浊音，肠鸣音正常。

心电图：QT间期延长，T波增宽，U波明显。

七、西医疾病介绍

原发性醛固酮增多症是由于肾上腺皮质球状带分泌过量的醛固酮而导致肾素-血管紧张素系统受抑制，临床上以高血压伴（或不伴）低血钾、高醛固酮血症和低肾素血症为主要表现的综合征。

（一）诊断

原发性醛固酮增多症可以通过临床表现、实验室检查、影像学检查等方面进行诊断。

1. 定性诊断

（1）临床症状：高血压、低血钾、尿钾增多、神经肌肉功能障碍、肾脏损害、心脏损害等。

（2）实验室检查：血浆醛固酮/肾素浓度比值（aldosterone to renin ratio，ARR）；4种确诊试验，包括口服钠负荷试验、氟氢可的松抑制试验、静脉盐水负荷试验及卡托普利试验。

对于明确肾性失钾致低血钾，血浆醛固酮浓度升高，ARR升高明显者（＞50），可以不再行确诊试验而进入分型试验（自发性低钾血症、血浆肾素水平低于可检测水平、直接肾素浓度＜2.5 mU/L或醛固酮＞20 ng/dL的患者）。

低血钾不明显，ARR升高，但血浆醛固酮浓度升高不明显或正常者，需要确诊试验排除假阳性结果才能诊断，进而再进入分型诊断。

2. 定位诊断

包括肾上腺CT、双侧肾上腺静脉采血、基因检测。

（二）鉴别诊断

1. 原发性高血压

原发性高血压患者通常具有家族史，发病原因不明；而原发性醛固酮增多症是由醛固酮增多导致的继发性高血压，所以通过肾素-血管紧张素-醛固酮系统检查就可以明确诊断，同时把原发性醛固酮增多症和原发性高血压做一个很好的鉴别诊断。

2. 继发性醛固酮增多症

继发性醛固酮增多症是各种因素（或肾上腺皮质以外的因素）引起肾素-血管紧张素分泌过多，刺激球状带细胞增生而引起继发性醛固酮分泌增多的疾病。

3. 利德尔综合征

利德尔综合征又称假性醛固酮增多症，本病的特征是严重的高血压、低钾血症、代谢性碱中毒、低肾素血症。临床症状与醛固酮增多症相似，但是醛固酮分泌率很低，对螺内酯治疗无反应，对氨苯蝶啶或限盐治疗有效。本病呈常染色体显性遗传，病变部位在集合管，对

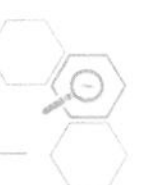

钠重吸收增加，排钾泌氢增多，属全身性遗传性钠转运异常性疾病。

（三）症状

1. 典型症状

（1）高血压：血压升高相关症状是最早、最常见的，如头痛、头晕等。随着病情进展，血压渐高，常用降压药物的效果不及一般原发性高血压，部分患者可呈难治性高血压。肾上腺醛固酮腺瘤患者的血压一般较特发性醛固酮增多症更高。

（2）低血钾：仅在约1/3的原发性醛固酮增多症患者中出现，肾上腺醛固酮腺瘤患者中较多见。①尿钾增高；②慢性低血钾，可无症状；③低血钾不易纠正。可表现为肌无力、周期性瘫痪、肢端麻木，甚至出现呼吸、吞咽困难，与血钾降低程度有关。早期血钾可正常或正常低限，在劳累、使用利尿剂、腹泻等情况时出现低血钾。随着疾病进展可表现为持续性低血钾，并出现相关症状。

2. 伴随症状

（1）肾脏：可表现为多尿、口渴、多饮。慢性失钾致肾小管上皮细胞呈空泡变性，浓缩功能减退，可见多尿，尤其夜尿多，继发口渴、多饮。常易并发尿路感染。可有尿蛋白增多，少数发生肾功能减退。

（2）心脏：心电图常呈低钾血症图，QT间期延长，T波增宽、降低或倒置，U波明显，T、U波相连成驼峰状。部分患者出现心律失常，如阵发性室上性心动过速，严重者可发生心室颤动。

（3）其他：儿童患者有生长发育障碍，与长期低血钾等代谢紊乱有关。缺钾时胰岛素的释放减少，作用减弱，可出现糖耐量减低，比如口干、多饮等。

（四）分型

1. 可手术治疗型（适合单侧病变）

（1）单侧肾上腺醛固酮腺瘤（35%）。

（2）原发性/单侧肾上腺增生（2%）。

（3）分泌醛固酮的肾上腺皮质癌（＜1%）。

（4）分泌醛固酮的异位肿瘤（极罕见）。

2. 可药物治疗型（适合双侧病变）

（1）特发性醛固酮增多症（60%）。

（2）家族性醛固酮增多症，分为糖皮质激素可抑制性醛固酮增多症（＜1%）、家族性醛固酮增多症Ⅱ型（＜6%）、家族性醛固酮增多症Ⅲ型（＜1%）、家族性醛固酮增多症Ⅳ型（＜1%）。

（五）相关辅助检查

1. 肾上腺CT

（1）肾上腺醛固酮腺瘤：CT表现为单侧肾上腺腺瘤（直径＜2 cm），呈圆形或椭圆形，边界清楚，周边环状强化，而中央往往仍为低密度，腺瘤同侧及对侧肾上腺无萎缩性改变。

（2）特发性醛固酮增多症：CT上可有不同表现。①双侧肾上腺形态和大小表现正常，或仅是密度稍致密。②双侧或单侧肾上腺增大，边缘饱满，肢体较粗，密度不均，或呈颗粒状。③单侧肾上腺孤立性结节，密度类似正常肾上腺或稍低。④双侧肾上腺多个小结节。

（3）分泌醛固酮的肾上腺皮质癌：直径常大于4 cm。

但肾上腺CT在诊断上存在一定局限性，小部分CT表现为双侧结节的肾上腺醛固酮腺瘤可被误诊为特发性醛固酮增多症，而CT表现为肾上腺微腺瘤的特发性醛固酮增多症也可被误认为肾上腺醛固酮腺瘤而行单侧肾上腺切除。此外，单侧肾上腺无功能腺瘤并不少见，尤其在40岁以上患者中。若影像学检查未能发现明显占位，或病灶较小不能区分肾上腺醛固酮腺瘤和增生，可通过双侧肾上腺静脉取血（adrenal vein sampling，AVS）进行原发性醛固酮增多症的分型诊断，进一步明确病变的侧别、数目和性质。MRI在原发性醛固酮增多症分型诊断上并不优于肾上腺CT，且其价格稍贵，空间分辨率亦低于肾上腺CT。

2. 双侧AVS

如患者愿意手术治疗且手术可行，肾上腺CT提示有单侧或双侧肾上腺形态异常（包括增生或腺瘤），则需进一步行双侧AVS以明确有无异常分泌。国外2016年《原发性醛固酮增多症的临床诊疗指南》提出，对于年轻（＜35岁）患者合并自发性低钾血症、醛固酮大量分泌且CT扫描符合单侧腺瘤的情况，可无须进行AVS检查，直接接受单侧肾上腺切除手术。

（六）临床治疗

1. 治疗原则

单侧原发性醛固酮增多症首选手术治疗，行腹腔镜下单侧肾上腺切除术。术后患者必须定期随访。

特发性醛固酮增多症及糖皮质激素可抑制性醛固酮增多症首选药物治疗。药物治疗患者需定期复查肾功能、电解质，并检测血压，根据血钾、血压等指标调整药物剂量。

分泌醛固酮的肾上腺皮质癌应尽早切除原发肿瘤。如已有局部转移，应尽可能切除原发病灶和转移灶。

2. 药物治疗

（1）药物方案：螺内酯片起始治疗剂量为20 mg/d，根据血钾水平，可逐渐增加至最大剂量100 mg/d，推荐螺内酯片40 mg/d（20 mg，每日2次）联合血管紧张素转化酶抑制剂、血管紧张素Ⅱ受体拮抗剂及钙离子通道阻滞剂类药物控制血压，根据血压调整用药。

（2）随访：开始服药后每周需监测血钾，根据血钾水平调整螺内酯片剂量，注意是否出现肾功能不全、男性乳房发育等。药物治疗患者除常规检测血压、血钾、肾功能外，每年应复查糖脂代谢、肾上腺皮质功能、骨代谢、肾上腺CT、动态血糖、尿蛋白、心脏超声、颈动脉超声。

3. 手术治疗

（1）术前准备：纠正高血压、低血钾。服用螺内酯片的同时，口服或静脉补钾。一般术前准备时间为2～4周。

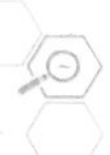

（2）术后随访：术后第1天即可停用螺内酯片，同时减少其他降压药剂量；静脉补液无须加入氯化钾，除非患者血钾＜3.0 mmol/L；术后前几周，提高钠盐摄入，如有明显低醛固酮表现，暂时服用氟氢可的松；PTH可以作为判断手术治疗效果的一个重要指标。术后第1、第3、第6、第12、第24、第36个月，随访手术患者的血压、电解质、肾功能、糖脂代谢、肾上腺皮质功能及骨代谢水平，每年复查肾上腺CT、动态血糖、尿蛋白、心脏超声、颈动脉超声等。

（3）术后转归：术后6～12个月评估患者的血压、血钾、肾素、醛固酮水平，并依据以下缓解标准（表14-3）判断患者转归情况，并每年随访。

表14-3　原发性醛固酮增多症手术结果的评价标准

手术结果	临床评价	生化评价
完全缓解	未服用降压药物，血压正常	血钾及ARR正常。若ARR升高，确诊试验中醛固酮被抑制
部分缓解	服用相同剂量降压药物，血压下降；或降压药物剂量较前减少，血压维持正常	血钾正常，ARR升高但醛固酮较术前下降50%以上，或确诊试验中醛固酮较术前下降
未缓解	服用相同剂量降压药物或剂量增加，血压不降	持续性低钾和（或）ARR升高，确诊试验中醛固酮未被抑制

八、中医疾病介绍

在中医学里，本病虽无中医病名对应，但根据临床表现可将其归于“眩晕”“痿证”“消渴”等范畴，明代《普济方·积聚门·奔豚》所提及“皆从惊恐得之。肾间有脓故也”，与现代本病常伴发肾上腺醛固酮腺瘤、增生、结节等描述相似，故又可归属于中医“癥瘕”“积聚”。现以“眩晕”进行辨证分型。

1.肝阳上亢证

临床表现：头目胀痛，眩晕耳鸣，口苦，多梦失眠，遇烦劳焦躁易怒，舌红苔黄，肢麻震颤，脉弦或数。

治法：清火息风，平肝潜阳。

方药：天麻钩藤汤加减，伴目赤、口苦、易怒者可加夏枯草、牡丹皮，伴腰膝酸软、目涩耳鸣加何首乌、枸杞子，若手足麻木或震颤、眩晕剧烈加牡蛎、龙骨等清热止痉，镇肝息风。

2.气血亏虚证

临床表现：眩晕，劳累即发、动则加剧，面色黄白，倦怠懒言，神疲乏力，唇甲不华，心悸少寐，发色不泽，纳少腹胀，脉细弱，舌淡苔薄白。

治法：调养心脾，补益气血。

方药：归脾汤加减，若纳呆腹胀加泽泻、薏苡仁祛湿健脾，兼见心悸、健忘少寐者可加合欢皮、石菖蒲、夜交藤安神养心。

3.肾精不足证

临床表现：眩晕日久不愈，健忘，腰酸膝软，两目干涩，或耳鸣遗精，五心烦热，脉细数，舌红苔少；或形寒肢冷，面色黄白，舌淡苔白。

治法：益精填髓，滋养肝肾。

方药：左归丸加减，若阴虚火旺可加牡丹皮、知母、地骨皮、黄柏，滑泄遗精者加莲须、芡实、桑螵蛸等固精止遗，伴精神萎靡、形寒肢冷可加肉桂、淫羊藿，兼见下肢水肿者加泽泻、茯苓温肾利水。

4.痰湿中阻证

临床表现：头重头晕，或伴胸闷恶心，呕吐痰涎，视物旋转，多寐食少，脉濡数，舌苔白腻。

治法：健脾和胃，化痰祛湿。

方药：半夏白术汤加减，眩晕呕吐较甚、视物旋转者可加竹茹、代赭石以止呕降逆，兼见重听、耳鸣加郁金、石菖蒲醒神开窍，伴心烦可加黄连、菊花清化痰热。

参考文献

[1] 郝千莹，李平，林恬恬，等. 基于“肾之积”理论探讨温肾化瘀消积法治疗原发性醛固酮增多症［J］. 北京中医药大学学报，2022，45（3）：301-306.

病例15
原发性肾上腺皮质功能减退症

一、病历摘要

患者女性，69岁，因“乏力、纳差8年，加重2周”入院。

患者8年前无明显诱因出现全身乏力、食欲缺乏、腹痛等症，就诊于外院，检验血浆皮质醇节律显示，8：00时为26.36 nmol/L；16：00时为18.63 nmol/L；24：00时为16.65 nmol/L，明显降低。ACTH明显升高。肾上腺CT示双侧肾上腺异常（体积增大、弥漫增粗、延长）。诊断为原发性肾上腺皮质功能减退症，给予补充糖皮质激素及其他对症支持治疗。后规律应用氢化可的松20 mg口服，每日1次。入院2周前患者排便后出现乏力加重，自行调整为氢化可的松早20 mg、晚10 mg，并于当地诊所输液治疗（具体不详），自服盐酸贝那替嗪、心可舒未见明显好转，遂来诊。门诊以虚劳、原发性肾上腺皮质功能减退症收入我科，入院症见精神差，乏力，偶有胸闷，无心悸、胸痛，偶有头痛，无头晕，纳差，偶有恶心，无呕吐，睡眠差，小便调，大便无力，便溏不爽。近期体重未见明显增减。

既往高血压病史9年余，最高血压150/80 mmHg，曾服硝苯地平治疗，现未服用药物治疗，平素监测血压（110～140）/（72～94）mmHg；冠心病病史9年余，曾行冠状动脉造影检查，未特殊处理，曾服用心可舒治疗，近期偶有胸闷；左肾囊肿去顶术术后8年。个人史、婚育史、家族史均无异常。

中医望、闻、切诊：患者精神差，神志清晰，面色暗，气息平和，语声乏力，舌淡红，苔白腻，脉沉细。

二、入院查体

体格检查：T 36.3 ℃，P 90次/分，R 17次/分，BP 90/64 mmHg。老年女性，精神淡漠，自主体位，查体合作，周身皮肤晦暗无华，心、胸、肺、腹查体未见异常，肢体无水肿。生理反射存在，病理征未引出。

三、辅助检查

入院后积极完善相关电解质、生命体征等检查，排查肾上腺危象。完善血浆皮质醇（8：00）测定、血清促肾上腺皮质激素（8：00）测定等，明确激素替代情况，见表15-1。

表15-1 辅助检查结果

项目	结果	参考范围
促肾上腺皮质激素（pg/mL）		
2023年9月16日	1204.58	7：00—10：00 7.2～63.4
2023年9月23日	465.35	
皮质醇（nmol/L）		
2023年9月16日	31.6	6：00—10：00 133～537
2023年9月23日	310	16：00—20：00 282～327
血糖（mmol/L）		
空腹	5.3	3.9～6.1
餐后2小时	7.1	＜7.8
电解质（mmol/L）		
钾	5.5	3.5～5.3
钠	129	135～147
氯	95	96～108
二氧化碳	28.3	21～29
钙	2.61	2.0～2.7

注：促肾上腺皮质激素、皮质醇的采血时间为8：00。

其他辅助检查：生长激素、内分泌六项（卵泡刺激素、促黄体素、雌二醇、孕酮、睾酮、催乳素）、甲状腺功能三项（游离三碘甲腺原氨酸、游离甲状腺素、高敏促甲状腺激素）、凝血四项（凝血酶原时间、活化部分凝血活酶时间、凝血酶时间、纤维蛋白原）均未见明显异常。

影像学检查肾上腺CT示双侧肾上腺体积较小并高密度影，左肾区条状高密度影。

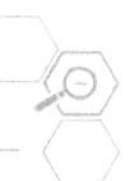

四、诊断

西医诊断：原发性肾上腺皮质功能减退症；肾上腺危象；电解质紊乱：低钠血症、高钾血症；高血压1级；冠心病；左肾囊肿术后。

中医诊断：虚劳—脾肾亏虚证。

五、治疗过程

患者既往有原发性肾上腺皮质功能减退症病史，入院时精神差、乏力、纳差，偶有恶心，相关辅助检查示低血钠、高血钾、血压偏低、心率偏快，一般情况较差，考虑存在肾上腺危象。予Ⅰ级护理、心电监测，静脉注射氢化可的松100 mg，1小时内静脉补充1000 mL等渗盐水，然后每6小时静脉注射氢化可的松50 mg，第2天予静脉注射氢化可的松100 mg，第3天予静脉注射氢化可的松50 mg，第4天恢复口服氢化可的松，分别于8：00、16：00服用20 mg，同时予法莫替丁进行护胃等对症处理。

患者以“乏力、纳差”为主症入院，综合脉证，四诊合参，中医辨病为虚劳，辨证为气血亏虚，治以补益气血、健脾益肾、理气和胃为主，中药以归脾汤加减，方药如下。

党参12 g	麸炒白术15 g	当归10 g	陈皮10 g
红芪20 g	木香6 g（后下）	炒酸枣仁25 g	制远志15 g
柴胡12 g	醋香附15 g	丹参15 g	檀香8 g
升麻10 g	熟地黄10 g	生地黄10 g	石菖蒲15 g
炒麦芽15 g	焦山楂10 g	炒神曲10 g	

水煎服，每日1剂，早晚温服。

六、西医疾病介绍

（一）下丘脑-垂体-肾上腺轴

肾上腺是位于肾脏顶部的三角形器官。每侧肾上腺由外部的皮质和内部的髓质组成。肾上腺皮质分泌盐皮质激素、糖皮质激素和性激素。皮质进一步分为三带（层）：球状带（外层）、束状带（中层）和网状带（内层）。肾上腺最深层部分是肾上腺髓质，髓质嗜铬细胞分泌儿茶酚胺并受交感神经系统直接影响（交感-肾上腺系统）。儿茶酚胺包括肾上腺素（epinephrine，E）和去甲肾上腺素（norepinephrine，NE）。

促肾上腺皮质激素释放激素参与应激反应，由下丘脑分泌，刺激促肾上腺皮质激素释放。促肾上腺皮质激素由垂体前叶分泌，刺激皮质醇释放。

（二）肾上腺皮质功能减退症

肾上腺皮质功能减退症由不同程度的糖皮质激素（以皮质醇为主）、盐皮质激素（以醛固酮为主）分泌不足或功能不足导致。其病因主要包括自身免疫损伤肾上腺，肾上腺结核感染后肾上腺遭到破坏，以及遗传性疾病引起激素合成障碍等。临床表现主要包括虚弱、乏力、食欲减退、恶心、血压偏低、低血糖、低钠血症等。严重者可出现肾上腺危象而危及生命，表现为高热、恶心呕吐、血压下降、反应淡漠甚至昏迷等。治疗方面包括糖皮质激素伴或不伴盐皮质激素的替代治疗，一般需终身补充。如感染、创伤等应激状态，需适当增加激素补充剂量。另外，还需针对病因治疗，如肾上腺结核感染患者需抗结核治疗。

1. 分类

分为原发性肾上腺皮质功能减退症、继发性肾上腺皮质功能减退症。

2. 病因

原发性肾上腺皮质功能减退症由肾上腺本身的损害导致。常见于自身免疫性疾病、结核病、艾滋病、肾上腺脑白质营养不良、转移性肿瘤。激素合成障碍的主要病因是先天性肾上腺皮质增生症，其次是*DAX1*基因缺陷等。继发性肾上腺皮质功能减退症发病机制为促肾上腺皮质激素释放激素、促肾上腺皮质激素分泌不足，常见于垂体瘤、垂体炎、垂体感染等导致垂体损伤。此外，对于长期大剂量使用糖皮质激素的患者，由于外源性糖皮质激素可以负反馈抑制下丘脑垂体分泌促肾上腺皮质激素释放激素、促肾上腺皮质激素，所以突然停药后会产生急性肾上腺皮质功能不全的表现。

（三）诊断要点

1. 临床表现

肾上腺皮质功能减退症的临床表现十分复杂，可表现为急性发作的肾上腺危象，也可表现为很隐匿的慢性肾上腺皮质功能减退症。慢性肾上腺皮质功能减退症临床常表现为乏力、倦怠、食欲减退、体重减轻、头晕和血容量不足导致的直立性低血压等。原发性肾上腺皮质功能减退症还可合并暴露部位、易摩擦部位、齿龈、舌表面和颊黏膜的皮肤黏膜色素沉着。若患者出现发热、难以纠正的低血压、低血容量性休克、心动过速、四肢湿冷、极度虚弱无力、精神萎靡、表情淡漠和嗜睡，应警惕肾上腺危象。

2. 实验室检查

（1）电解质和血糖：原发性肾上腺皮质功能减退症常有低钠血症和高钾血症，而继发性肾上腺皮质功能减退症常表现为低钠血症和低血糖。

（2）血皮质醇、血促肾上腺皮质激素测定：血总皮质醇基础值＜82.8 nmol/L（3 μg/dL）可确诊为肾上腺皮质功能减退症；基础值＞552 nmol/L（20 μg/dL）可除外诊断。原发性肾上腺皮质功能减退症患者ACTH明显升高，而继发性肾上腺皮质功能减退症患者ACTH测定值低，或处于正常范围。

3. ACTH兴奋试验

（1）快速ACTH兴奋试验：静脉注射人工合成的$ACTH_{1-24}$250 μg后，分别于0分钟、30分

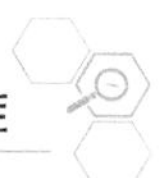

钟、60 分钟取血，测皮质醇水平。正常人兴奋后的血皮质醇＞496.8 nmol/L（18 μg/dL）而原发性肾上腺皮质功能减退症和长期严重的继发性肾上腺皮质功能减退症患者兴奋后血皮质醇无明显上升。

（2）经典 ACTH 兴奋试验：采用 $ACTH_{1-39}$ 25 U＋5% 葡萄糖 500 mL，静脉滴注 8 小时，刺激 3 ～ 5 天后，测 24 小时尿游离皮质醇。24 小时尿游离皮质醇＜200 μg 支持原发性肾上腺皮质功能减退症，继发性肾上腺皮质功能减退症患者呈现延迟反应。

（3）胰岛素低血糖兴奋试验：静脉注射胰岛素 0.1 U/kg，分别于 0 分钟、15 分钟、30 分钟、45 分钟、60 分钟、90 分钟和 120 分钟取血，同时测定 ACTH 和皮质醇水平。血糖低于 2.2 mmol/L（40 mg/dL）或降至基础值 50% 以下的正常反应为兴奋后血皮质醇＞552 nmol/L（20 μg/dL）。该检查应注意风险，慎用于冠心病和癫痫患者。

4. 影像学检查

（1）鞍区 MRI：继发性肾上腺皮质功能减退症患者可行鞍区 MRI 明确下丘脑－垂体病变性质。

（2）肾上腺 CT：对于原发性肾上腺皮质功能减退症患者，肾上腺 CT 可鉴别肾上腺病变的性质。CT 引导下细针穿刺活检可协助明确肾上腺病变性质。

肾上腺皮质功能减退症诊疗流程见图 15-1。

（四）治疗

1. 慢性肾上腺皮质功能减退症治疗

通常采用氢化可的松，8：00 时剂量为 20 mg，16：00 时为 10 mg，在此基础上剂量可个体化调整。有些重体力劳动者需要氢化可的松 40 mg/d。如果患者有明显低血压，可考虑加用氟氢可的松治疗。

2. 肾上腺危象治疗

除全身支持疗法外，可先静脉注射氢化可的松 50 ～ 100 mg，然后每 6 小时静脉注射 50 ～ 100 mg，前 24 小时总剂量为 200 ～ 300 mg。多数患者病情在 24 小时内获得控制。

七、中医疾病介绍

原发性肾上腺皮质功能减退症以内源性糖皮质激素不足为特征，中医学根据其临床表现及病理特征，常参考“黑疸”“虚劳”等论治。《诸病源候论》言：“黑疸之状，苦小腹满，身体尽黄，额上反黑，足下热，大便黑。是夫黄疸、酒疸、女劳疸，久久多变为黑疸”。近代名医陆渊雷在《金匮要略今释》中认为肾上腺皮质功能减退症即黑疸之属，其病机与湿热瘀滞、脾肾衰败有关。《金匮翼》中云：“脾与肾俱病为黑疸”。我们认为，原发性肾上腺皮质功能减退症之内源性糖皮质激素分泌功能减退所表现的症状与中医理论之肾阳不足高度契合，针对肾阳虚的核心病机，以温补肾阳法论治本病被大多数临床医家广泛采用，并取得了良好的临床效果。辨证论治如下。

1. 肾阳虚衰证

临床表现：皮肤黧黑，周身弥漫性色素沉着，腰膝酸软，头晕耳鸣，记忆力减退，头昏

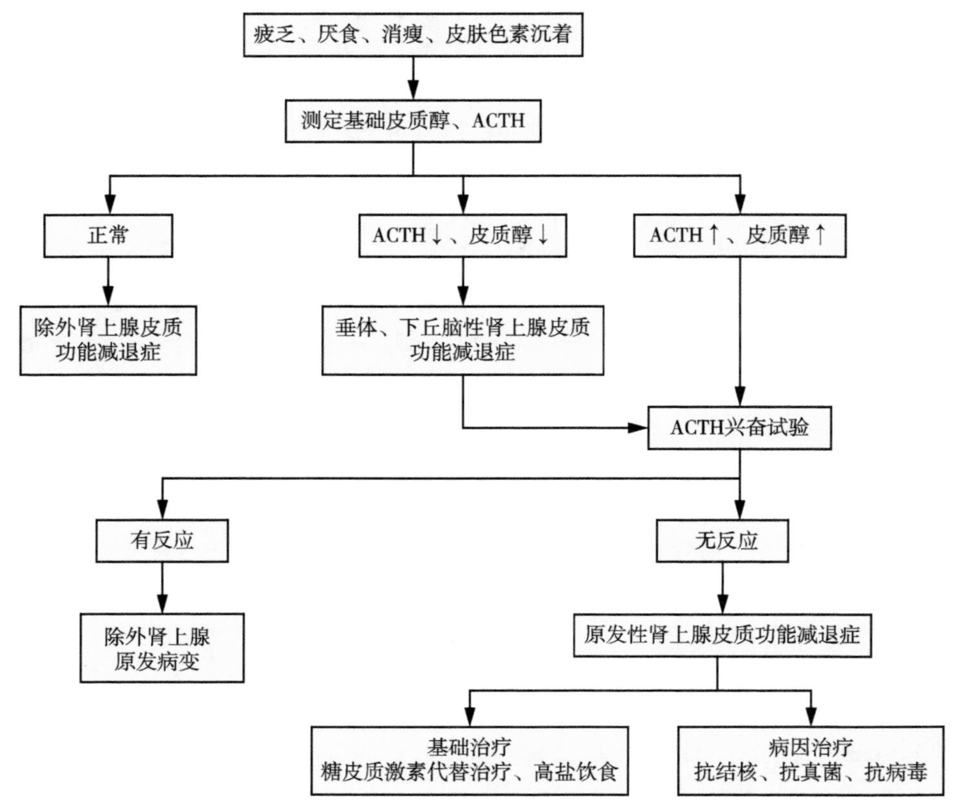

图 15-1　肾上腺皮质功能减退症诊疗流程

嗜睡，形寒肢冷，毛发脱落，面色无华，夜尿增多，小便清长，神疲乏力，性欲淡漠，月经量少或稀发，宫冷不孕，舌质淡，苔白润而滑，脉细弱或沉细无力。

治法：温补肾阳。

方药：右归丸、右归饮、金匮肾气丸等。若伴有四肢乏力，食欲缺乏，食后欲吐，上方加炙黄芪、砂仁、姜半夏；若精神不振，表情淡漠，视物模糊，加枸杞子、红景天、石菖蒲。

2.脾肾阳虚证

临床表现：腰膝酸痛，形寒肢冷，困倦思卧，四肢乏力，懒动少言，食欲不振，时而泛恶，重则呕吐，腹中作胀，大便溏薄，水便清长，皮肤黧黑，腋毛及阴毛脱落，乳晕及外生殖器等处弥漫性色素沉着，身体虚弱，劳动耐力差，面无光泽，夜尿偏多，性欲减退，月经量少，质稀色淡，白带清稀量多，舌质淡，苔薄白，舌体胖嫩，边有齿痕，脉沉细而濡或濡弱。

治法：补益脾肾、助阳益气。

方药：附子理中丸、真武汤、真人养脏汤等。若伴有胸闷不舒，两胁作胀，精神抑郁，上方加柴胡、枳壳、香橼皮；如月经色暗有块，经行腹痛，舌质紫暗，加丹参、延胡索、

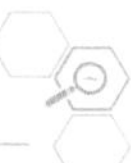

红花。

3.肝肾阴虚证

临床表现：胸闷不舒，头晕目眩，双目干涩，视物模糊，腰膝酸痛，肢体麻木，肌肉瞤动，身体羸弱，心悸怔忡，手足心热或有低热，失眠健忘，时而盗汗，口燥咽干，大便秘结，月经量少、色鲜红，腋毛及阴毛稀少，乳晕及外生殖器等处弥漫性色素沉着，性欲淡漠，舌嫩红，少津，少苔，脉弦细或细数。

治法：补益肝肾、滋水涵木。

方药：一贯煎、大补阴丸、二至丸等。若伴有两胁不舒，时而烦躁，上方加柴胡、枳壳、玫瑰花；若四肢乏力，动辄气喘，加太子参、刺五加、红景天。

4.气血两虚证

临床表现：倦怠乏力，面色无华，动辄汗出，头晕目眩，心悸失眠，神疲倦怠，手足发麻，月经量少、色淡质稀，经行错后，甚至稀少或闭经，性欲下降，劳动耐力差，甚则卧床不起，身体瘦弱，精神萎靡，腋毛与阴毛减少，乳晕及外生殖器等处弥漫性色素沉着，因感染、外伤与手术等应激而诱发肾上腺危象，舌质淡，苔薄白，脉细弱。

治法：补益气血。

方药：归脾汤、八珍汤、人参养荣汤、生脉散等。若伴有胸闷不舒，两胁胀痛，食欲缺乏，上方加柴胡、炒麦芽、香橼皮；如失眠健忘，心悸不安，动辄加重，加酸枣仁、炙黄芪、龙眼肉；若四肢不温，小腹发凉，大便不实，加肉桂、乌药、补骨脂。

5.气滞血瘀证

临床表现：皮肤与黏膜弥漫性色素沉着，尤以暴露、经常摩擦部位为甚，腋毛及阴毛稀少，肢体疼痛，关节不利，手足心热，口中无味，失眠多梦，腰膝酸痛，性欲减退，精神不振，表情淡漠，腹部疼痛，体虚多病，记忆力下降，痛经，月经有血块、量或多或少，舌质紫暗，或见瘀斑瘀点，脉涩。

治法：疏肝理气、活血化瘀。

方药：桃红四物汤、越鞠丸、补阳还五汤等。若伴胸闷烦躁，两胁不舒，太息频作，上方加柴胡、香橼皮、玫瑰花；如食欲缺乏，恶心呕吐，腹部作胀，加佛手、姜半夏、旋覆花。

参考文献

[1] 中华医学会内分泌学分会肥胖学组．肾上腺皮质功能减退症患者围手术期糖皮质激素管理专家共识［J］．中华内分泌代谢杂志，2022，38（1）：1-6.

[2] 张宇，潘金彬，于会宁，等．肾上腺危象研究进展［J］．中华老年病研究电子杂志，2021，8（1）：45-48.

[3] 范锐，王雅芸，张伟．从肺肾相关探讨滋阴温阳法治疗原发性慢性肾上腺皮质功能减退症［J］．山东中医杂志，2023，42（6）：549-553.

[4] 葛红雨，王忠民．爱迪生综合征辨治浅析［J］．中医学报，2022，37（8）：1615-1618.

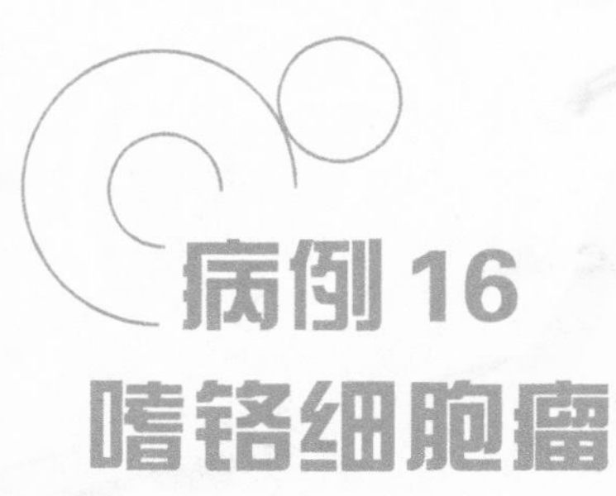

病例16 嗜铬细胞瘤

一、病历摘要

患者女性，61岁，因“检查发现左侧肾上腺肿瘤20天”入院。

患者2023年9月11日因阵发性胸闷、心悸于我院就诊，完善心肌标志物（肌酸激酶同工酶、肌钙蛋白、肌红蛋白）、脑利钠肽前体检查，均未见明显异常。动态心电图：窦性心律，房性期前收缩（单发、成对），短阵房性心动过速，偶发室性期前收缩（单发、间位），部分ST-T改变。完善肾上腺增强CT：左侧肾上腺区见类圆形混杂密度影，直径约36 mm，平扫CT值为22 ～ 64 Hu，增强扫描实性部分明显强化，左侧肾上腺区占位性病变，考虑嗜铬细胞瘤？完善相关激素检查，考虑嗜铬细胞瘤，给予盐酸酚苄明5 mg口服，每日3次，扩血管、扩容治疗，病情稳定，2023年10月11日于我院行手术治疗。患者自发病以来，时有胸闷、心悸、头痛，无头晕，夜间多汗，四肢发胀感，无咳嗽、咳痰，无恶心、呕吐，无发热，二便调。近期体重未见明显变化。

既往高血压病史1个月，血压最高168/105 mmHg，应用缬沙坦胶囊治疗，80 mg口服，每日1次，后监测血压为（150 ～ 165）/（95 ～ 110）mmHg，既往慢性非萎缩性胃炎伴糜烂病史，未用药物干预治疗。否认肝炎、结核病等传染病病史。否认糖尿病、脑血管病病史。否认重大外伤及手术史。否认输血史。否认食物、药物过敏史。预防接种史随当地。个人史、婚育史、家族史均无异常。

中医望、闻、切诊：患者精神一般，神志清晰，面色少华，气息平和，语声无力，舌紫暗，苔白，脉弦细。

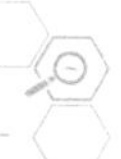

二、入院查体

体格检查：T 36.2 ℃，P 75次/分，R 19次/分，BP 158/100 mmHg。患者老年女性，查体合作，心、胸、肺、腹查体未见异常，双下肢无水肿，生理反射正常，病理征未引出。

三、辅助检查

患者查肾上腺增强CT见肾上腺肿物，直径约36 mm，考虑嗜铬细胞瘤？完善皮质醇节律、高血压四项、血钾检查，排除肾上腺的其他肿瘤（如库欣综合征，原发性醛固酮增多症，肾上腺皮质癌等），完善甲氧基去甲肾上腺素、甲氧基肾上腺素检查，进行嗜铬细胞瘤定性诊断，肾上腺增强CT考虑嗜铬细胞瘤。

实验室检查和影像学检查见表16-1、表16-2。

表16-1　高血压四项、皮质醇节律、甲氧基肾上腺素类物质

项目		结果	参考范围
高血压四项			
卧位	血管紧张素Ⅰ［ng/（mL·hr）］	0.155	0.15～2.33
	血管紧张素Ⅱ（pg/mL）	83.804	25～129
	醛固酮（pg/mL）	131.895	10～160
	肾素（pg/mL）	5.896	2.4～32.8
	醛固酮/肾素	22.37	＜35
立位	血管紧张素Ⅰ［ng/（mL·hr）］	0.341	0.1～6.56
	血管紧张素Ⅱ（pg/mL）	80.807	49～252
	醛固酮（pg/mL）	115.063	40～310
	肾素（pg/mL）	7.4	3.8～38.8
	醛固酮/肾素	15.55	＜35
皮质醇节律（nmol/L）			
0：00		42.2	最低
8：00		239	6：00—10：00　133～537
16：00		199	16：00—20：00　68.2～327
MNs			
甲氧基肾上腺素（pmol/L）		470.4	≤420.9
甲氧基去甲肾上腺素（pmol/L）		1218.0	≤709.7

心肌标志物（肌酸激酶同工酶、肌钙蛋白、肌红蛋白），脑利钠肽前体，甲状腺功能三项（游离三碘甲腺原氨酸、游离甲状腺素、高敏促甲状腺激素），血糖，血脂（总胆固醇、甘油三酯、低密度脂蛋白胆固醇、高密度脂蛋白胆固醇），电解质（钾、钠、氯、二氧化碳、钙），肾功能（尿酸、尿素、肌酐），肝功能（丙氨酸氨基转移酶、天冬氨酸氨基转移酶、天冬氨酸/丙氨酸、碱性磷酸酶、γ-谷氨酰转移酶、总蛋白、白蛋白、球蛋白、白/球、总胆红素、直接胆红素、间接胆红素、总胆汁酸），三大常规（血常规、尿常规、大便常规）均未见明显异常。

表16-2　肾上腺增强CT及24小时动态心电图检查

项目	结果
肾上腺增强CT	左侧肾上腺区见类圆形混杂密度影，直径约36 mm，平扫CT值为22～64 Hu，增强扫描实性部分明显强化，左侧肾上腺区占位性病变，考虑嗜铬细胞瘤
24小时动态心电图	窦性心律，房性期前收缩（单发、成对），短阵房性心动过速，偶发室性期前收缩（单发、间位），部分ST-T改变

四、诊断

西医诊断：嗜铬细胞瘤（左侧肾上腺）；高血压3级（极高危）；心律失常；室性期前收缩；房性期前收缩；阵发性房性心动过速；慢性胃炎。

中医诊断：癥瘕—气虚血瘀证。

五、治疗过程

患者诊断左侧肾上腺肿瘤明确，考虑嗜铬细胞瘤可能，肿瘤较大，有恶变可能；同时影响患者血压、心率，具备手术指征，予实施3D腹腔镜左侧肾上腺肿瘤切除术。

（一）手术过程

术前予扩容、扩血管治疗，麻醉前备齐血管活性药物；术中监测血压、心率、中心静脉压、心电图等，密切关注患者生命体征变化。

术后予心电监护及氧气吸入，密切监测患者血压变化，必要时补充肾上腺素和去甲肾上腺素，以维持血压；留置导尿管及左侧腹膜后引流管，观察引流情况并记录引流量。术后复查血常规提示存在感染，脑利钠肽前体、电解质、血浆皮质醇等指标均正常；监测血压稳定在120/75 mmHg左右。术后给予抗感染、补液、营养支持、抑酸护胃、镇痛等对症治疗；加强双下肢护理，给予双下肢气压治疗，鼓励患者尽快下床活动、早期进食，鼓励其咳嗽、排痰，预防下肢深静脉血栓、肺部感染、尿路感染等术后并发症的发生；输入O型阳性去白

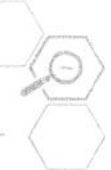

细胞悬浮红细胞2 U＋病毒灭活冰冻血浆350 mL以补充有效血容量，维持患者血流动力学稳定。

（二）术后病理

结合形态学及免疫组织化学结果，符合嗜铬细胞瘤诊断。

（三）术后中医治疗

患者术后乏力，精神不振，神志清，饮食欠香，舌淡红，苔薄白，脉细。老年患者术后耗伤气血，正气虚弱，予中医特色疗法穴位贴敷治疗（双侧涌泉、神阙）补元益肾；隔物灸法（双侧足三里）以补益正气、调节脾胃功能。双侧内关、合谷、足三里穴位埋针以镇痛等。中医辨证为气血两虚证，中药以补中益气、养血和血治疗，予归脾汤加减，方药如下。

人参6 g	黄芪20 g	麸炒白术12 g	龙眼肉12 g
当归12 g	炒酸枣仁10 g	远志12 g	熟地黄6 g
木香6 g（后入）	炒白芍12 g	川芎9 g	丹参10 g
大枣10 g	炙甘草9 g		

水煎服，每日1剂，早晚温服，7剂为一疗程。

患者术后1周复查血浆皮质醇（8：00）、电解质均正常；术后3周复查血甲氧基肾上腺素和甲氧基去甲肾上腺素均在正常水平；肾上腺CT未见异常；监测血压均维持在120/75 mmHg左右。

六、西医疾病介绍

（一）嗜铬细胞瘤和副神经节瘤

嗜铬细胞瘤是起源于肾上腺髓质的肿瘤；副神经节瘤是起源于肾上腺外的交感神经链并具有激素分泌功能的神经内分泌肿瘤，主要合成、分泌和释放大量儿茶酚胺，如去甲肾上腺素、肾上腺素和多巴胺，引起患者血压升高和代谢性改变等一系列临床综合征，并造成心、脑、肾、血管等严重并发症，甚至成为患者死亡的主要原因之一。嗜铬细胞瘤的肿瘤位于肾上腺，副神经节瘤的肿瘤位于胸、腹和盆腔的脊椎旁交感神经链，二者合称为嗜铬细胞瘤和副神经节瘤（pheochromocytoma and paraganglioma，PPGL）。

（二）临床表现

主要临床表现为儿茶酚胺分泌增多所致的高血压，以及心、脑、肾血管并发症和代谢性改变，由于肿瘤发生在不同部位，持续性或阵发性分泌释放不同比例的肾上腺素和去甲肾上腺素，可与不同亚型的肾上腺素能受体结合起作用。

1. 血压变化

高血压是PPGL患者的主要临床表现，可为阵发性、持续性或在持续性高血压的基础上阵发性加重，约70%的患者合并直立性低血压，多数患者表现为难治性高血压，另有少数患者血压可正常。有的患者可发生高血压危象、PPGL危象，临床表现多样化，如严重高血压、循环衰竭、休克，或高低血压反复交替发作，多器官功能障碍如心肌梗死、心律失常、心肌病和心源性休克、肺水肿和急性呼吸窘迫综合征、脑血管意外、癫痫、麻痹性肠梗阻和肠缺血、肝肾衰竭等，严重者导致死亡。

2. 三联征

头痛、心悸、多汗是PPGL患者高血压发作时最常见的三联征，对诊断具有重要意义。

3. 心血管循环系统

患者高血压发作时可有心悸、胸闷、濒死感，有儿茶酚胺心肌病的患者可伴发心律失常，有的患者发生心绞痛、急性冠脉综合征，甚至心肌梗死、低血压休克等。高儿茶酚胺血症能导致心肌损伤及心肌纤维化、心肌缺血和心律失常等。如明确诊断PPGL的患者有胸痛、心力衰竭症状和体征，心电图提示持续 3 个或 3 个以上导联 T 波低平或倒置、ST段偏移或心律失常，超声心动图提示心肌肥厚、左室舒张功能减低、左室射血分数降低、室壁运动异常，当肿瘤切除后上述病变明显改善或消失，则可考虑儿茶酚胺心肌病的诊断。

4. 消化系统

可有恶心、呕吐、腹痛、便秘、肠梗阻、胆石症等。

5. 泌尿系统

常有血尿、蛋白尿、肾衰竭等，如为膀胱副神经节瘤则排尿时有高血压发作及儿茶酚胺增多的表现。

6. 神经精神系统

患者表现为头痛、失眠、烦躁、紧张、焦虑，有时需要与焦虑症、抑郁症、惊恐状态等鉴别，严重时可发生脑血管意外、意识障碍等。

7. 血液系统

可有发热、白细胞增多等。

8. 内分泌代谢系统

可伴有糖、脂代谢紊乱，常有多汗、体重下降（23% ～ 70%）、代谢率增高等表现。

9. 腹部肿物

15%的患者在查体时可触及腹部肿瘤并因肿瘤压迫而致血压升高。

（三）临床筛查对象

对于有以下临床表现的患者，应注意筛查PPGL：有PPGL的症状和体征，特别是有阵发性高血压伴头痛、心悸、多汗三联征及直立性低血压；服用多巴胺受体拮抗剂、拟交感神经类、阿片类、去甲肾上腺素或 5 -羟色胺选择性再摄取抑制剂、单胺氧化酶抑制剂等药物而诱发PPGL症状发作；有肾上腺偶发瘤；有PPGL或PPGL相关遗传综合征家族史；有PPGL既往史。

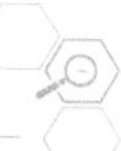

（四）辅助检查

1. 实验室检查

《嗜铬细胞瘤和副神经节瘤诊断治疗专家共识（2020版）》推荐：诊断PPGL的实验室检查首选血浆游离或尿液甲氧基肾上腺素、甲氧基去甲肾上腺素浓度测定；建议可同时检测血或尿去甲肾上腺素、肾上腺素、多巴胺，以及其他代谢产物3-甲氧基酪胺、高香草酸和香草扁桃酸浓度以帮助诊断。

2. 影像学检查

（1）CT检查：首选CT作为PPGL定位诊断的影像学检查。CT对胸、腹、盆腔组织有较好的空间分辨率，并可发现肺部转移病灶。瘤体在CT片上显示为密度不均匀的圆形或类圆形软组织影，肿瘤内常有坏死、出血或钙化，瘤体可被造影剂增强；转移性PPGL瘤体较大、密度不均、外形不规则，可有周围组织浸润或远处非嗜铬组织转移；如瘤体较小可有假阴性。三维（冠状位、矢状位）重建及血管显像可清楚显示肿瘤形态、供血情况及与周围组织的关系。增强CT诊断PPGL的灵敏度为85%～98%，特异度为70%。

（2）MRI检查：MRI对颅底和颈部副神经节瘤原发灶、脑和肝转移灶的显示较CT更有优势。已有肿瘤转移的患者、体内存留金属异物伪影、对CT显影剂过敏、儿童、孕妇、已知种系突变和最近有过度辐射而需要减少放射性暴露的人群建议选择MRI检查。MRI定位诊断PPGL的灵敏度为85%～100%，特异度为67%。

（3）^{131}I-间碘苄胍闪烁扫描：间碘苄胍（metaiodobenzylguanidine scintigraphy，MIBG）是肾上腺能神经阻断剂，与NE结构类似，可被肿瘤组织的小囊泡摄取并储存，用放射性^{131}I标记MIBG（^{131}I-MIBG）是第一个用于诊断和治疗PPGL的分子影像技术。当^{131}I-MIBG为肿瘤阳性显影时则可确定PPGL诊断。^{131}I-MIBG对转移性、复发性副神经节瘤，以及位于颅底、颈部、胸腔、膀胱的副神经节瘤检出的灵敏度较低，对低分泌功能、较小肿瘤的显影效果较差，可出现假阴性。

（4）生长抑素受体显像：用生长抑素受体显像筛查转移性副神经节瘤病灶，部分PPGL有生长抑素受体高表达，故标记的生长抑素类似物可用于高灵敏度的PPGL分子影像学诊断。尤其是对头颈部副神经节瘤定位的灵敏度较高。

（5）^{18}F-多巴PET/CT、^{18}F-氟代脱氧葡萄糖PET/CT、^{68}Ga-DOTATATE标记的生长抑素：用于肾上腺外的交感性副神经节瘤及多发性、转移性和（或）恶性PPGL的定位诊断。

3. 遗传学检查

PPGL患者均应到有条件的正规实验室进行基因检测，对所有转移性PPGL患者应检测琥珀酸脱氢酶*B*基因。建议根据肿瘤定位、性质和儿茶酚胺生化表型选择不同类型的基因检测，对有PPGL阳性家族史和遗传综合征表现的患者可直接检测相应的致病基因突变。

（五）治疗

PPGL的定性、定位诊断明确后，应尽早手术切除肿瘤，非转移性PPGL经手术切除可得到治愈，转移性PPGL如能被早期发现，及时手术也可延长生命。

1. 手术治疗

（1）术前药物准备：①α受体阻滞剂：酚苄明初始剂量为5～10 mg，每日2次，每2～3日递增10～20 mg，平均剂量为0.5～1 mg/（kg·d），大多数患者需服40～80 mg/d才可控制血压，少数患者需要更大剂量，术前至少服药2周；多沙唑嗪初始剂量为2 mg/d，终剂量为32 mg/d；酚妥拉明常用于高血压诊断试验、高血压危象治疗或在手术中控制血压，但不适于长期治疗；乌拉地尔降低延髓心血管中枢的交感反馈作用，在降压时对心率无明显影响，PPGL高血压危象时可用静脉输液泵入，根据血压水平调整剂量。②β受体阻滞剂：使用α受体阻滞剂后，如患者发生心动过速，则加用β受体阻滞剂，不能在未用α受体阻滞剂之前先用β受体阻滞剂，以免发生急性心功能不全。普萘洛尔初始剂量为10 mg，每日2～3次，逐渐增加剂量以控制心率；阿替洛尔初始剂量为25 mg/d，终剂量为50 mg/d；美托洛尔初始剂量为12.5 mg，每日2次，终剂量为25 mg，每日2次；艾司洛尔用于静脉滴注可迅速减慢心率。

（2）术前补充血容量：患者应高钠饮食，增加液体摄入，补充血容量，防止肿瘤切除后引起严重低血压。

（3）术前准备充分的标准：持续性高血压患者血压≤140/90 mmHg，阵发性高血压发作频率减少、幅度降低；血容量恢复，血细胞比容降低，体重增加，肢端温暖，无明显直立性低血压；高代谢综合征及糖代谢异常改善；术前药物准备时间存在个体差异，一般为2～4周，伴严重并发症的患者，术前准备时间应相应延长。

（4）术中血压监测及管理：手术中持续监测患者血压、心率、中心静脉压、心电图、肺动脉楔压等。术中出现血压升高可静脉滴注或持续泵入酚妥拉明或硝普钠，如心率显著加快或发生快速性心律失常，可在使用α受体阻滞剂后，静脉滴注艾司洛尔。高血压危象可因术前或术中挤压触碰肿瘤、创伤、服用某些药物（糖皮质激素、β受体阻滞剂、甲氧氯普胺、麻醉药）或其他手术应激等诱发，应注意尽量避免。PPGL高血压危象发作时需静脉泵入α受体阻滞剂（酚妥拉明或乌拉地尔）及大量补液，以纠正低血压休克。PPGL高血压危象死亡率高，需密切监测血压及其他血流动力学指标。

（5）补充血容量：切除肿瘤后，如患者血压下降或出现低血压，立即停用α受体阻滞剂，并快速补充血容量，维持中心静脉压正常，必要时使用血管活性药。

（6）手术选择：对大多数嗜铬细胞瘤行腹腔镜微创手术，对肿瘤直径＞6 cm或侵袭性PPGL进行开放式手术，以确保完整切除肿瘤；对副神经节瘤行开放式手术，但对小肿瘤、非侵袭性副神经节瘤也可行腹腔镜手术；双侧嗜铬细胞瘤应采取保留皮质的肾上腺切除术，以免发生永久性肾上腺皮质功能减退。

（7）术后监测：①术后24～48小时密切监测患者的血压和心率。②术后注意患者发生继发性肾上腺皮质功能减退的可能性。③术后2～4周复查生化指标以明确是否成功切除肿瘤。④儿茶酚胺心肌病患者手术切除肿瘤后，心律失常、心肌缺血、心电图及心功能可恢复正常，心室肥厚逆转，但陈旧心肌梗死会长期存在。

2. 转移性PPGL的治疗

（1）转移性PPGL如能被早期发现，及时手术也可延缓生命。

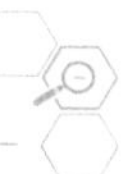

（2）不能手术者需用α受体阻滞剂治疗，防治高血压危象。

（3）个体化治疗：①放疗，如^{131}I-MIBG、^{177}Lu-DOTATATE治疗；②化疗：CVD方案（环磷酰胺、长春新碱、达卡巴嗪）、替莫唑胺联合沙利度胺应用、EP方案（依托泊苷、顺铂）；③靶向治疗，酪氨酸激酶抑制剂阻断肿瘤生长所需的信号。舒尼替尼、帕唑帕尼和卡博替尼已被用作转移性和复发性嗜铬细胞瘤的姑息治疗；④生长抑素受体显像阳性、肿瘤未能切除、有远处转移的PPGL患者，可用奥曲肽、奥曲肽微球制剂或兰瑞肽治疗；⑤对肿瘤及转移病灶进行局部放疗、伽玛刀、射频消融、栓塞治疗等，可减轻患者的部分临床症状和肿瘤负荷。

（六）随访

术后注意发生继发性肾上腺皮质功能减退。术后2～4周复查血/尿甲氧基肾上腺素和甲氧基去甲肾上腺素、儿茶酚胺水平，明确是否成功切除肿瘤。术后24～48小时密切监测患者的血压和心率；成功切除肿瘤后，大多数PPGL患者的高血压可以被治愈，一般术后1周内儿茶酚胺恢复正常，75%的患者在1个月内血压恢复正常，25%的患者血压仍持续增高，但较术前降低，用一般降压药物可获得满意疗效。

患者需终身随访，每年至少复查1次，包括症状、体征、血压、血/尿甲氧基肾上腺素和甲氧基去甲肾上腺素、儿茶酚胺等检测，影像学检查评估肿瘤有无复发、转移；有基因突变、转移性PPGL的患者应3～6个月随访1次；对其直系亲属应检测基因和定期检查PPGL。

七、中医疾病介绍

（一）病因病机

肾上腺自身出现增生及肿瘤病变，与中医学“积证”“癥瘕”之腹内结块的描述相符，积证和癥瘕的病机为正气亏虚、脏腑失和，气滞、血瘀、痰浊蕴结于腹内而成。肿瘤属体内有形之邪，其病程中存在邪正盛衰之差异，故在治法方面，《景岳全书·积聚》中提出了“总其要，不过四法，曰攻，曰消，曰散，曰补，四者而已”。而《医宗必读·积聚》则提出了初、中、末三期分治的治则，因初期正盛邪实，故可攻消；中期邪实正虚，可攻补兼施；后期正虚为主，故应扶正消积。嗜铬细胞瘤常见三联征：头痛、心悸、多汗，多以肝风、痰扰、气虚、血瘀论治，治疗应用平肝、化痰、益气、活血为法则。

（二）辩证论治

1.肝风内动证

临床表现：头痛、头晕，心烦，肢体麻木感，舌红，苔白，脉弦。

治法：平肝息风，益肾活血。

方药：天麻钩藤饮加减，常用药如天麻、钩藤、决明子、炒栀子、川牛膝、益母草、杜仲、桑寄生等；肝风夹痰者，可加入贝母、远志、胆南星、半夏、陈皮等。

2. 阴虚阳亢证

临床表现：头痛头晕，目涩、耳鸣，口干舌燥，手足心热，心动悸，盗汗，腰膝酸软，小便黄，大便秘，舌偏红，苔少，脉细数。

治法：镇肝息风，滋阴潜阳。

方药：镇肝熄风汤加减，常用药如怀牛膝、代赭石、生龙骨、生牡蛎、生龟板、生白芍、玄参、生地黄、天冬、茵陈、枸杞子等。

3. 气虚血瘀证

临床表现：乏力懒言，肌肤麻木不仁，时有夜间身痛，汗出恶风，肌肤甲错干燥，消瘦，舌质暗，苔薄白，脉细涩。

治法：补益气血，活血通经。

方药：八珍汤合桂枝茯苓丸加减，常用药如人参、茯苓、白术、熟地黄、白芍、赤芍、川芎、当归、桃仁、丹参、三七粉等。

4. 气血两虚证

临床表现：面色淡白或萎黄，头晕目眩，少气懒言，神疲乏力，或有自汗，心悸失眠，舌质淡嫩，脉细弱。

治法：补益心脾，益气养血。

方药：归脾汤或人参养荣汤加减，常用药如黄芪、白术、陈皮、当归、茯神、远志、木香、龙眼肉、五味子、甘草等。

参考文献

[1] 中华医学会内分泌学分会. 嗜铬细胞瘤和副神经节瘤诊断治疗专家共识（2020版）[J]. 中华内分泌代谢杂志，2020，36（9）：737-750.

[2] 董云鹏，张万荣，魏方军，等. 论中西医结合对嗜铬细胞瘤的诊疗[J]. 深圳中西医结合杂志，2022，32（6）：1-6.

[3] 宋薇，赵玲，温建炫，等. 肾上腺疾病中医证候回顾性研究[J]. 广州中医药大学学报，2013，30（4）：458-462.

病例17 原发性甲状旁腺功能亢进症

一、病历摘要

患者女性，69岁，因“乏力、手抖、背部不适6年余，加重3个月”入院。

患者6年前无明显诱因出现乏力，尤其是持物抬举、站立时明显，手抖，背部不适，就诊于当地医院，检查提示高钙血症，予呋塞米、阿仑膦酸等降血钙治疗，具体病因及用药、剂量不详。出院后患者平时口服阿仑膦酸70 mg，每周1次。3个月前无明显诱因再次出现全身乏力、手抖、背部不适并加重，就诊于我院，门诊以“高钙血症原因待查”收入我科。入院症见患者神志清，焦虑状态，精神一般，反应较迟钝，全身乏力，口干，手抖，背部不适，膝关节疼痛，怕热，纳差，睡眠差，多梦，夜尿2～3次，大便干，近期体重未见明显变化。

患者平素身体较差。有膝关节退行性变病史，未予治疗，目前有膝关节疼痛。1年前于外院行腰椎手术，未定期复查。24岁结婚，育有2子，配偶及儿子均体健。初潮年龄14岁，行经天数5～7天，月经周期28～30天，绝经年龄50岁。否认家族性原发性甲状旁腺功能亢进症等病史。

中医望、闻、切诊：患者精神一般，神志清晰，面色潮红，气息平和，语声无力，舌淡，苔薄白，脉细数。

二、入院查体

体格检查：T 36.5 ℃，P 95次/分，R 18次/分，BP 160/101 mmHg。患者神志清晰，反

应较迟钝。甲状腺触诊质韧，无肿大，无血管杂音。全身乏力，口干，手抖，背部不适，膝关节疼痛，双下肢无水肿。厌食，腹胀，怕热，睡眠差，多梦，夜尿2～3次，大便干。

三、辅助检查

钙、磷等实验室检查见表17-1，骨密度测定及甲状旁腺显像结果见表17-2。血氯、血常规、甲状腺功能、肾功能、肿瘤标志物、血碱性磷酸酶、人血白蛋白、胸部及腹部CT未见明显异常。

表17-1　实验室检查项目及结果

项目	结果	参考范围
钙（mmol/L）	2.99	2.0～2.7
磷（mmol/L）	0.66	0.8～1.6
总25-羟维生素D（ng/mL）	15.9	＞30
甲状旁腺素（pg/mL）	136.17	12～88
24小时尿钙（mmol）	2.3	2.7～7.5

表17-2　骨密度及甲状旁腺显像检查

项目	结果
骨密度测定	行腰椎正位及左髋关节正位骨密度测定，总体T值分别为-2.1、-0.6，Z值大于-2。符合骨量减少
甲状旁腺显像	甲状腺右叶下极异常放射性分布浓聚，考虑甲状旁腺功能亢进或者腺瘤可能

四、诊断

西医诊断：原发性甲状旁腺功能亢进症；高钙血症。
中医诊断：虚劳—肾阴虚证。

五、治疗过程

给予唑来膦酸抑制骨吸收，同时可以降低血钙。患者符合《原发性甲状旁腺功能亢进症围手术期处理中国专家共识（2020版）》中原发性甲状旁腺功能亢进症（primary hyperparathyroidism，PHPT）手术指征，于我院外科行腔镜下右下甲状旁腺切除术，术中见甲状腺右叶后方一大小约1.5 cm×0.6 cm甲状旁腺瘤，质地中等，周围未见肿大淋巴结。术

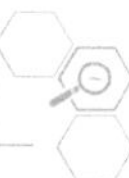

后病理检查示左侧甲状旁腺结节性增生。手术前、后实验室检查指标见表17-3。

表17-3　手术前、后实验室检查指标

指标	时间				参考范围
	术前2天	术后1天	术后2天	术后1个月	
甲状旁腺素（pg/mL）	119	32.2	47.8	49.1	12 ～ 88
钙（mmol/L）	2.87	2.28	2.14	2.32	2.0 ～ 2.7
磷（mmol/L）	1.13	1.18	1.17	1.2	1 ～ 1.3
钾（mmol/L）	4.16	4.21	4.19	4.19	3.5 ～ 5.5
镁（mmol/L）	1.01	1.05	1.03	1.03	0.75 ～ 1.25
血清碱性磷酸酶（U/L）	81	79	79	77	50 ～ 135

综合脉证，四诊合参，当属中医学之“虚劳”范畴，证属肾阴虚。患者禀赋薄弱，加之烦劳过度，损伤肾之气，肾气不足则腰膝酸软，其舌苔脉象亦符合本证。中药以六味地黄汤加减，方药如下。

桂枝10 g	炒白芍15 g	黄芪20 g	鸡血藤15 g
伸筋草15 g	牛膝10 g	当归12 g	川芎12 g
苏木10 g	木瓜10 g	生大黄3 g（后下）	党参12 g
麦冬20 g	五味子10 g	茯苓20 g	熟地黄20 g
麸炒山药15 g	山萸肉10 g	牡丹皮9 g	盐泽泻9 g
炙甘草6 g	炒酸枣仁30 g	全蝎6 g	蜈蚣2 条

水煎服，每日2次，14剂为1个疗程。

方中黄芪、党参益气，为君药；麦冬、五味子滋阴，熟地黄、山萸肉、山药，同补肝、脾、肾三脏，泽泻、牡丹皮、茯苓利湿降火，防止全方滋腻碍胃，辅以当归、川芎、全蝎、蜈蚣活血化瘀，其中全蝎、蜈蚣为血肉有情之品，活血作用更强，上药共为臣药；酸枣仁安神，为佐药；炙甘草调和诸药。

经随访，患者坚持服用中药，门诊定期复查血钙及甲状旁腺激素水平，均在正常范围，未出现低钙血症表现，全身不适症状较前减轻。

六、病例特点

患者老年女性，因“乏力、手抖、背部不适6年余，加重3个月”入院。

血钙2.99 mmol/L，伴有反应较迟钝，全身乏力，口干，手抖，背部不适，膝关节疼痛，纳差，怕热，睡眠差，多梦，夜尿2～3次，大便干等症状。

甲状腺右叶下极异常放射性分布浓聚，考虑甲状旁腺功能亢进或者腺瘤可能。腰椎正位及左髋关节正位骨密度测定，总体T值分别为-2.1、-0.6，Z值＞-2。结合患者既往有腰椎手术史，根据骨质疏松指南，考虑骨质疏松可能。

七、西医诊疗思路

高钙血症是临床常见的内分泌代谢紊乱之一，是指血清离子钙浓度的异常升高。高钙血症是一大类异质性疾病，原因繁多，最常见的是原发性甲状旁腺功能亢进症或恶性肿瘤所致。根据血钙水平分为轻度、中度或重度高钙血症，成年人血清钙正常值为2.25～2.75 mmol/L，高于2.75 mmol/L即为高钙血症。轻度为2.75～3 mmol/L，中度为3～3.5 mmol/L，重度＞3.5 mmol/L。当血钙水平≥3.75 mmol/L时称为高钙危象，属于内科急症，处理不及时可危及生命。轻度高钙血症通常没有典型体征，严重高钙血症的特征为脱水体征。高钙血症的治疗包括高钙危象的处理、高钙血症病因的评估及对因治疗。

（一）鉴别诊断

1. PTH介导的高钙血症

大部分PHPT患者的血PTH浓度超过正常范围。约20%的PHPT患者，PTH虽不超出参考范围上限，但有与高钙血症不匹配的升高。血清无机磷浓度和24小时尿钙排泄的测定通常有助于诊断PTH介导的高钙血症。低磷血症是PTH抑制肾近端小管对磷的重吸收所引起。尽管低磷血症也可见于PTH相关蛋白介导的高钙血症，但不见于其他非PTH介导的高钙血症。大部分PHPT患者24小时尿钙排泄水平，或在正常范围的上限，或超过正常上限。

然而，对于PHPT此结果并不特异，也见于其他大部分原因导致的高钙血症。乳碱综合征、家族性低尿钙性高钙血症或服用噻嗪类利尿药的患者，24小时尿钙排泄水平通常低于100 mg。血清1,25-二羟维生素D浓度通常因PTH介导的肾中25-羟维生素D的1α-羟化增加而升高。

2. 非PTH介导的高钙血症

当高钙血症患者的血清PTH浓度进一步降低时，需进一步检查，考虑25-羟维生素D和1,25-二羟维生素D、PTH相关蛋白、血清TSH（甲状腺功能亢进症）和维生素A水平，以及进行血清蛋白电泳（多发性骨髓瘤）分析。PTH相关蛋白是PTH受体激动剂，是一种引起恶性肿瘤患者高钙血症的激素，可能由实体恶性肿瘤过度分泌而来。PTH相关蛋白不诱导25-羟维生素D向1,25-二羟维生素D的转换。

如果血PTH相关蛋白浓度低，血25-羟维生素D和1,25-二羟维生素D需被测定。血25-羟维生素D显著升高可见于维生素D中毒的患者，而血1,25-二羟维生素D升高可见于肉芽肿性疾病和淋巴瘤等引起肾外25-羟维生素D羟化增多的疾病。其中，结节病通常可通过胸部X线或CT发现，表现为两侧支气管肺门淋巴结病和网格状肺部浸润影。

如果非PTH介导的高钙血症患者的维生素D和PTH相关蛋白水平不高，那么需检测血

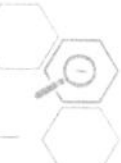

清蛋白电泳和血清TSH、维生素A水平。这种高钙血症的情况见于骨吸收增加（多发性骨髓瘤、甲状腺功能亢进症、维生素A中毒或长期制动）或肾功能不全情况下的钙摄入增加（乳碱综合征）。

3. 其他原因导致的假性高钙血症

血清钙总浓度的增加通常是由于游离钙（离子钙）的增加，游离钙与生理作用相关。血清总钙偶尔可能由于钙结合蛋白的升高（如多发性骨髓瘤中钙结合蛋白升高）而升高，而游离钙比例仍然正常，这被称为假性高钙血症。

家族性低尿钙性高钙血症是一种罕见的常染色体显性遗传病，为编码钙敏感受体的基因失活突变所致。通常由于偶然发现的高钙血症而发现，这些患者有低尿钙，尿钙排泄分数低于1%。家族性低尿钙性高钙血症的患者有轻度的高钙血症，PTH正常或轻度升高。

家族性低尿钙性高钙血症的基因失活突变使钙敏感受体对钙的敏感性下降。因此，患者需要有高于正常范围的血钙，减少PTH释放，肾小管对钙和镁重吸收的增加导致了高钙血症、低尿钙症和高镁血症。这些患者是无症状的，家族性低尿钙性高钙血症为良性疾病，不需要治疗。所有的一级亲属需要测定是否存在高钙血症，并需要注意这不是PHPT，不需要手术治疗。

4. 制动性高钙血症

制动性高钙血症于1941 年由Albright率先报道。长期制动的患者，由于缺乏机械压力的刺激，骨转换失衡，骨吸收大于骨形成，骨钙释放入血。

（二）病因

一般根据PTH水平高低，将高钙血症分为PTH依赖型高钙血症和非PTH依赖型高钙血症。

1. PTH依赖型高钙血症

（1）PHPT：PTH分泌过多，导致骨组织吸收增加，从而释放大量钙，使血钙增高。

（2）其他：如三发性甲状旁腺功能亢进症、新生儿重症甲状旁腺功能亢进症、锂相关高钙血症等。

2. 非PTH依赖型高钙血症

（1）恶性肿瘤：约20%的恶性肿瘤（如乳腺癌、肺癌、肾癌、甲状腺癌、前列腺癌）患者，特别是在晚期，可发生高钙血症。这些恶性肿瘤可转移至骨骼，直接破坏骨组织，将骨钙释放出来，引起高钙血症。此外，有些肿瘤（如上皮细胞样肺癌、肾癌）可以产生甲状旁腺素样物质、前列腺素E、维生素D样固醇及破骨细胞活化因子，使骨组织发生吸收而释放钙。

（2）甲状腺功能亢进症：甲状腺素增多，机体代谢活性增高，骨转换速度增快，骨组织吸收也相应增加，导致高钙血症。

（3）肾衰竭：在急性肾衰竭的少尿期，钙无法随尿排出而沉积在软组织中，这时，低钙血症所引起的PTH增加可产生骨吸收，从而导致高钙血症。在多尿期，沉积在软组织中的钙一下子动员出来，可发生高钙血症。

（4）肢端肥大症：为垂体功能亢进的一种，有肠道钙吸收增加，也可发生高钙血症。

（5）维生素D或其他代谢产物服用过多：显著增加钙在肠道内的吸收，从而产生高钙血症。维生素A服用过多及长期石膏制动也可以通过增加骨吸收而产生高钙血症。

（6）噻嗪类利尿药：可使体液排出过多而引起低血容量，使肾小管内钙再吸收增加，尿钙排出减少，导致高钙血症。

在高钙血症所有病因当中，最常见的为PHPT和恶性肿瘤，占总致病因素的90%以上。

（三）临床症状

高钙血症临床表现差异很大，可以涉及多个系统，轻者可以无症状，仅在常规筛查中发现血钙水平升高，重者可导致昏迷甚至危及生命。消化系统表现为厌食、恶心、呕吐、腹胀、便秘等；泌尿系统表现为口干、多饮、多尿，双侧尿路结石或肾实质钙盐沉着，常继发尿路感染，反复发作引起肾功能损害；骨骼系统表现为骨骼疼痛，椎体压缩，骨骼畸形，易发生病理性骨折；神经肌肉系统表现为乏力、倦怠、健忘、注意力不集中和精神疾病；心血管系统表现为高血压和各种心律失常（如QT间期缩短，ST-T段改变等）。

（四）实验室检查

（1）血清钙、磷检查：PHPT患者会出现高钙低磷；继发于肾衰竭的甲状旁腺功能亢进症患者表现为高钙高磷。

（2）血浆磷酸盐、碱性磷酸酶测定：若血浆磷酸盐水平升高，碱性磷酸酶正常，则可考虑恶性肿瘤、艾迪生病及维生素D中毒；若碱性磷酸酶增加，可考虑恶性肿瘤、甲状腺功能亢进症及肾衰竭。

（3）24小时尿钙/尿肌酐：尿钙低是维生素D缺乏的表现，也可用于鉴别家族性低尿钙性高钙血症。

（4）PTH测定：高钙血症能够抑制PTH，如果血钙升高而PTH正常或未被抑制（PTH＞20 ng/L），则可能为轻度甲状旁腺功能亢进症或家族性低尿钙性高钙血症。若PTH测定值低，则根据需要筛查恶性肿瘤及其他少见原因导致的高钙血症，如甲状腺功能亢进、结节病、维生素D中毒、嗜铬细胞瘤、肾上腺皮质功能减退等。

（5）血常规、甲状腺功能、肾功能、肿瘤标志物、25-羟维生素D检查：维生素D缺乏（25-羟维生素D＜18.13 ng/mL）可以导致继发性甲状旁腺功能亢进症。

（6）人血白蛋白测定：人血白蛋白的浓度对血总钙有一定影响，粗略估计血清蛋白每增加约10 g/L，血清钙约增加0.2 mmol/L，因此测定白蛋白有利于排除白蛋白对血清钙的干扰。校正钙=实测钙＋（40−实测白蛋白）×0.02（钙浓度单位为mmol/L），此公式有助于排除假性高钙血症。

（7）胸部、腹部和骨盆影像学检查：以除外肿瘤、佩吉特病等。怀疑甲状旁腺功能亢进症患者应进行甲状旁腺超声、CT和核素扫描。

（五）诊断流程

高钙血症诊断流程见图17-1。

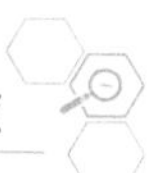

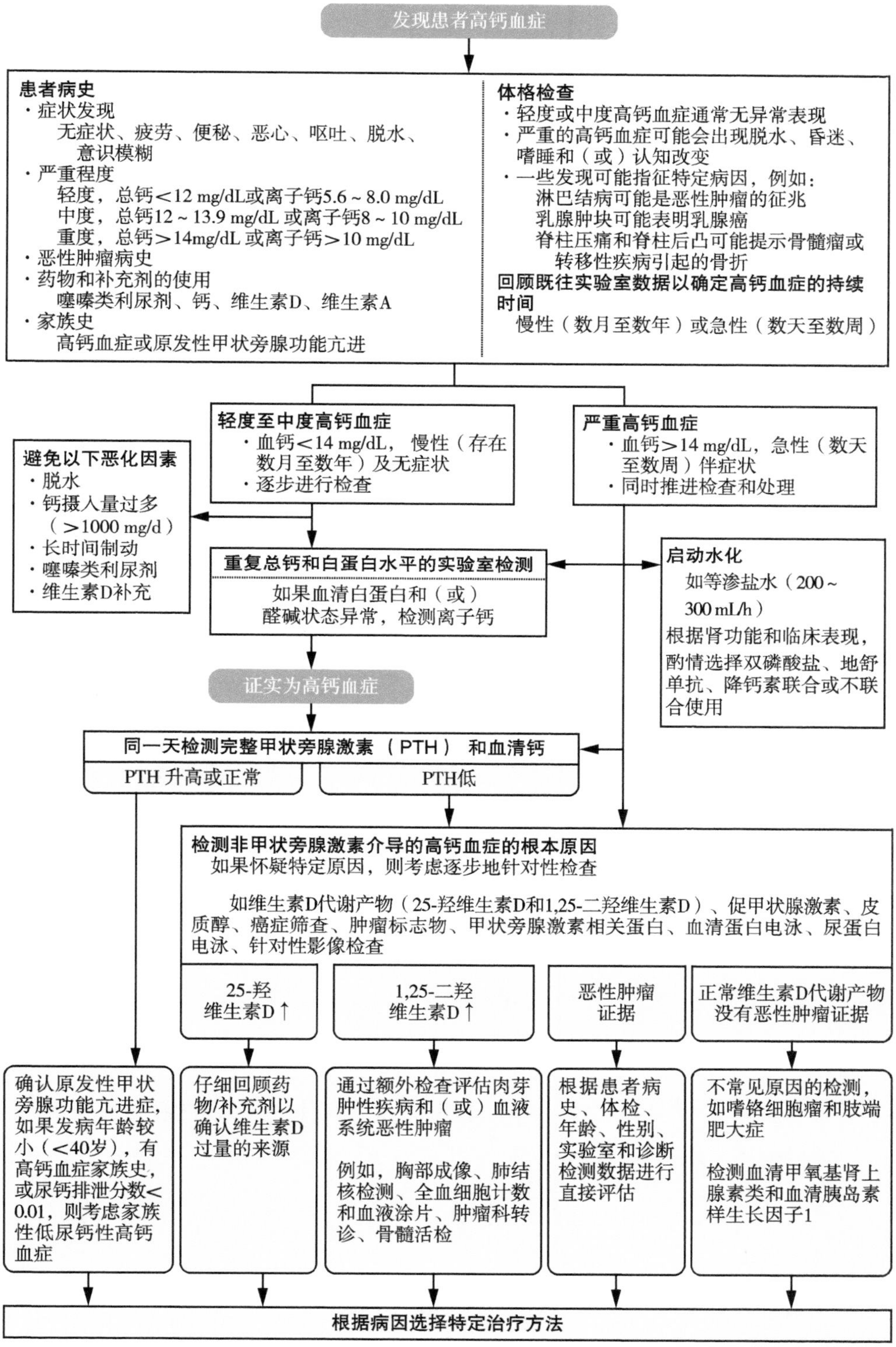

发现患者高钙血症

患者病史
- 症状发现
  无症状、疲劳、便秘、恶心、呕吐、脱水、意识模糊
- 严重程度
  轻度，总钙<12 mg/dL或离子钙5.6～8.0 mg/dL
  中度，总钙12～13.9 mg/dL 或离子钙8～10 mg/dL
  重度，总钙>14mg/dL 或离子钙>10 mg/dL
- 恶性肿瘤病史
- 药物和补充剂的使用
  噻嗪类利尿剂、钙、维生素D、维生素A
- 家族史
  高钙血症或原发性甲状旁腺功能亢进

体格检查
- 轻度或中度高钙血症通常无异常表现
- 严重的高钙血症可能会出现脱水、昏迷、嗜睡和（或）认知改变
- 一些发现可能指征特定病因，例如：
  淋巴结病可能是恶性肿瘤的征兆
  乳腺肿块可能表明乳腺癌
  脊柱压痛和脊柱后凸可能提示骨髓瘤或转移性疾病引起的骨折

回顾既往实验室数据以确定高钙血症的持续时间
慢性（数月至数年）或急性（数天至数周）

轻度至中度高钙血症
- 血钙<14 mg/dL，慢性（存在数月至数年）及无症状
- 逐步进行检查

严重高钙血症
- 血钙>14 mg/dL，急性（数天至数周）伴症状
- 同时推进检查和处理

避免以下恶化因素
- 脱水
- 钙摄入量过多（>1000 mg/d）
- 长时间制动
- 噻嗪类利尿剂
- 维生素D补充

重复总钙和白蛋白水平的实验室检测
如果血清白蛋白和（或）酸碱状态异常，检测离子钙

启动水化
如等渗盐水（200～300 mL/h）
根据肾功能和临床表现，酌情选择双磷酸盐、地舒单抗、降钙素联合或不联合使用

证实为高钙血症

同一天检测完整甲状旁腺激素（PTH）和血清钙

PTH 升高或正常	PTH低

检测非甲状旁腺激素介导的高钙血症的根本原因
如果怀疑特定原因，则考虑逐步地针对性检查

如维生素D代谢产物（25-羟维生素D和1,25-二羟维生素D）、促甲状腺激素、皮质醇、癌症筛查、肿瘤标志物、甲状旁腺激素相关蛋白、血清蛋白电泳、尿蛋白电泳、针对性影像检查

PTH 升高或正常	25-羟维生素D↑	1,25-二羟维生素D↑	恶性肿瘤证据	正常维生素D代谢产物没有恶性肿瘤证据
确认原发性甲状旁腺功能亢进症，如果发病年龄较小（<40岁），有高钙血症家族史，或尿钙排泄分数<0.01，则考虑家族性低尿钙性高钙血症	仔细回顾药物/补充剂以确认维生素D过量的来源	通过额外检查评估肉芽肿性疾病和（或）血液系统恶性肿瘤 例如，胸部成像、肺结核检测、全血细胞计数和血液涂片、肿瘤科转诊、骨髓活检	根据患者病史、体检、年龄、性别、实验室和诊断检测数据进行直接评估	不常见原因的检测，如嗜铬细胞瘤和肢端肥大症 检测血清甲氧基肾上腺素类和血清胰岛素样生长因子1

根据病因选择特定治疗方法

图17-1　高钙血症诊断流程

（六）确诊PHPT后的治疗

PHPT治疗最有效的方法是甲状旁腺切除手术。手术指征：①有肾脏、骨骼、胃肠道、神经精神等任一系统症状或肌无力、功能障碍和睡眠障碍等不典型症状者；②血清钙水平高于正常上限0.25 mmol/L（1 mg/dL）者；③有无症状性肾结石、肾钙质沉着症、高钙尿（24小时尿钙＞400 mg/dL）或肾功能受损（肾小球滤过率＜60 mL/min）等任一肾脏受累客观证据者；④有骨质疏松证据（任何部位骨密度降低2.5个标准差）和（或）出现脆性骨折影像学证据者；⑤年龄＜50岁；⑥难以进行随访观察的PHPT患者。

术后低钙血症是PHPT患者较常见反应，也是引起患者30天内再次住院的主要原因之一。术后可采取预防性口服钙剂来减少严重的暂时性低钙血症的发生，如血钙持续过低或合并抽搐等明显症状，须静脉补钙。如较长时间难以纠正低钙血症，须排除低镁血症的影响。对维生素D缺乏患者还应补充维生素D以防术后出现继发性甲状旁腺功能亢进症。

八、中医辨证论治

中医学虽没有甲状旁腺功能亢进症的名称，对这类疾病也没有记载，但根据其临床表现和发病特点，后世医家将其归纳到“痹病”“骨痿”“虚劳”“瘿病”的范畴。《素问·痿论》中记载：“肾气热，则腰脊不举，骨枯而髓减，发为骨痿。”“肾者水脏也，今水不胜火，则骨枯而髓虚，故足不任身，发为骨痿。”《金匮要略》将虚劳的病因归于劳伤，并缘于劳伤从而导致脏腑气血不足，阴阳虚弱，是而发病。《素问·生气通天论》对于骨病的发生描述为“肾气乃伤，高骨乃坏”，并进一步解释骨、髓、肾之间的关系，提出肾主骨、藏精，精生髓，髓养骨的理论，一旦肾气受损，精不生，骨失养，则见骨弱，也就发为我们常见的骨软弱、生长发育迟缓、骨变形等疾病，这类表现在甲状旁腺功能亢进症当中是相当常见的，且发病群体也最为广泛。

（一）中医辨证分型标准

参照《中医内科学（新世纪全国高等中医药院校规划教材）》及2002年《中药新药临床研究指导原则》之中医辨证分型方案。

1. 肾阳虚证

腰酸脊冷，膝软无力，腰弯背驼，肢冷畏寒，面色皖白，小便清长，或尿少水肿，大便久泻不止，完谷不化，五更泄泻，舌淡胖，苔白滑，脉沉迟无力。

2. 肾阴虚证

腰疼背痛，手足心热，头晕耳鸣，腰酸膝软，口燥咽干，舌质红，苔少，脉细而数。

3. 脾胃虚弱证

腰脊疼痛酸软，神倦体疲，恶心呕吐，纳差乏力，腹胀便溏，面白少华，舌淡苔白，脉细无力。

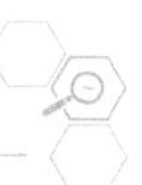

4. 肝郁气滞证

腰胁胀痛，痛无定处，肢体麻木，易抽筋，急躁易怒，嗳气呕恶，吞酸嘈杂，不思饮食，抑郁嗜睡，舌淡红，苔白，脉弦。

（二）病机

本病病机围绕肾阴虚、肾阳虚、脾胃虚弱、肝郁气滞展开。

1. 脾运失司

脾胃虚弱，无力运化水谷精微，致气血后天化生乏源，或脾虚失司，运化无力，使痰浊、水湿内停，阻碍气机，痰浊、水湿结于颈部，最终发病。

2. 肝脾失调

赵濂之《医门补要》："善怒多思之体，情志每不畅遂。怒则气结于肝，思则气并于脾，一染杂症，则气之升降失度，必加呕恶胸痞胁胀烦冤。"肝气郁结、脾运失司是导致本病的主要原因。肝为"罢极之本"，喜条达而恶抑郁，气机不畅，逆犯脾胃，致使脾失健运，脾胃虚弱，水谷精微不得运化，而致肌肉、筋骨、四肢失于濡养，而发为痿证；肝气郁结，炼津成痰，结于颈部，发为瘿病。

3. 肾阳虚

肾者主水，肾阳对水液有蒸腾气化作用，若肾阳不足，对水液蒸腾气化无力，则会出现小便清长等表现，故肾阳虚证有肾脏的病理改变。肾为十二经之根，先天之本在于肾。肾是人身阴阳消长之枢纽。肾阳主一身之阳气，其本虚衰则阳虚之证迭出。肾阳虚弱，导致腰酸脊冷，膝软无力，腰弯背驼，畏寒肢冷，面色㿠白，小便清长，或尿少水肿，大便久泻不止，完谷不化，五更泄泻，舌淡胖嫩，苔白滑，脉沉迟无力，易发骨折、骨痛等症。

4. 肾阴虚

《中西汇通医经精义》："肾藏精，精生髓，髓生骨，故骨者肾之所含也；盖髓者，肾精所生，精足则髓足，髓在骨内，髓足则骨强。"肾精亏虚，虚热内生。肾阴虚多为久病耗伤，或先天禀赋不足，或房劳太过，或过服温燥伤阴之品所致。症见腰背疼痛，腰膝酸软，头晕耳鸣，五心烦热，失眠多梦，潮热盗汗，咽干颧红，舌红无苔，脉细数等。易导致泌尿系统感染和结石。

（三）治疗

关于原发性甲状旁腺功能亢进症的中医药治疗，近代医家也做了诸多研究。结合本病肾阳虚、肾阴虚、脾胃虚弱、肝郁气滞等病机，治疗当以温肾助阳、滋补肾阴、健脾益气、疏肝解郁为原则，临床上采用口服中药治疗。中医口服中药治疗上暂无降甲状旁腺激素之治法。

九、治疗心得

原发性甲状旁腺功能亢进症的治疗以手术切除原发病灶为首选。对于不能手术或拒绝手术的患者可考虑药物治疗及长期随访。当血钙＞3.5 mmol/L时，无论有无临床症状，均需立即采取有效措施降低血钙水平。药物治疗原则包括扩容、促进尿钙排泄、抑制骨吸收等，常用药物包括双膦酸盐、雌激素、西那卡塞等。中医对于降低甲状旁腺激素尚无治疗方法，但可根据辨证分析，根据病因在整体上调节机体气血阴阳平衡，改善脏腑功能，以协调内分泌激素释放。

参考文献

[1] 董文静，颜世举，胡佳，等. 原发性甲状旁腺功能亢进症致高钙血症静脉注射双膦酸盐治疗后低钙血症相关因素分析 [J]. 临床内科杂志，2023，40（9）：613-617.

[2] 代文杰，喻庆安. 原发性甲状旁腺功能亢进症围手术期处理中国专家共识（2020版）[J]. 中国实用外科杂志，2020，40（6）：634-638.

[3] 中华医学会骨质疏松和骨矿盐疾病分会，中华医学会内分泌分会代谢性骨病学组. 原发性甲状旁腺功能亢进症诊疗指南 [J]. 中华骨质疏松和骨矿盐疾病杂志，2014，7（3）：187-198.

[4] 倪奇，陈康. 高钙血症的临床诊治和进展：内分泌科视角 [J]. 中国实用内科杂志，2024，44（5），365-372.

病例18
假性甲状旁腺功能减退症

一、病历摘要

患者男性，53岁，因“乏力1个月”入院。

患者2021年4月无明显诱因出现乏力症状，肢体沉重，易疲劳，偶有手抖症状，于2021年5月2日入院。入院症见神志清醒，乏力，双足皮肤皮疹伴瘙痒，无头痛头晕，无心悸胸闷，无恶心呕吐等，纳眠可，二便调。

既往有可疑甲状旁腺功能减退症病史20余年。平素长期服用碳酸钙D_3片，每日3片；骨化三醇胶丸0.5 μg口服，每日1次。未监测血钙情况，偶有手抖症状。无吸烟史，有饮酒史，平素饮啤酒或红酒，2～3日1次，啤酒每次约1000 mL，红酒每次200 mL。27岁结婚，育有1子，配偶及儿子均体健。否认家族中有遗传倾向疾病。

中医望、闻、切诊：患者精神欠振，神志清晰，面色红润，气息平和，语声低微，舌红，苔白厚，脉沉。

二、入院查体

体格检查：T 36.5 ℃，P 70次/分，R 20次/分，BP 132/80 mmHg。心、肺、胸、腹均未见明显异常，脊柱、四肢无畸形，关节活动自如，双下肢轻度水肿。腹壁反射、膝跳反射正常，巴宾斯基征、脑膜刺激征未引出。

三、辅助检查

入院后查血常规、尿常规、肝功能、肾功能、红细胞沉降率、甲状腺功能三项、皮质醇节律、ACTH节律、激素六项等，均未见异常。2021年5月2日22：04行电解质检查，结果见表18-1。影像学检查结果见表18-2。

表18-1　电解质（钙、磷）检查及结果（mmol/L）

项目	结果	参考范围
钙	1.58	2.0 ～ 2.7
磷	1.36	0.8 ～ 1.6

表18-2　颅脑CT及甲状旁腺CT检查

项目	结论
颅脑CT	脑实质内多发钙化，符合甲状旁腺功能减退
甲状旁腺CT	未见明显异常

初步诊断：甲状旁腺功能减退症？低钙血症。予骨化三醇、碳酸钙D_3口服治疗。2021年5月3日10：03行电解质检查，钙1.61 mmol/L（2.0 ～ 2.7 mmol/L）。

复查结果提示仍有低钙血症，予葡萄糖酸钙注射液静脉泵入，继予口服骨化三醇、碳酸钙D_3治疗，并排查低钙血症病因。实验室检查结果见表18-3、表18-4。

表18-3　钙代谢相关指标

项目	结果	参考范围
甲状旁腺激素（2021年5月3日10：09）（pg/mL）	68.7	15 ～ 65
总Ⅰ型胶原氨基端延长肽（ng/mL）	69.23	16.89 ～ 65.49
β-胶原特殊序列（ng/mL）	0.443	＜50岁 0.016 ～ 0.584
N-端骨钙素（ng/mL）	14.9	＜50岁 14 ～ 70
25-羟维生素D（ng/mL）	28.3	＞30

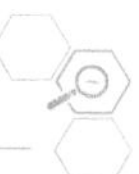

表18-4　电解质钙、磷、镁指标（mmol/L）

项目	2021年5月2日 22：04	2021年5月3日 10：03	2021年5月3日 16：51	2021年5月4日 9：50	2021年5月5日 9：30	参考范围
钙	1.58	1.61	1.71	1.83	1.92	2.0～2.7
磷	1.36	—	1.46	—	1.26	0.8～1.6
镁	—	—	—	—	—	0.7～1.1

项目	2021年5月6日 9：37	2021年5月8日 10：09	2021年5月11日 10：13	2021年5月15日 10：09	参考范围
钙	1.97	1.95	2.19	2.24	2.0～2.7
磷	—	—	1.04	—	0.8～1.6
镁	0.7	—	—	—	0.7～1.1

患者皮质醇水平不低、ACTH无明显升高，不考虑肾上腺皮质功能减退症。患者低血钙，PTH高，颅内钙化灶，诊断：假性甲状旁腺功能减退症。予补充钙片、维生素D治疗，使血钙保持在2.0 mmol/L以上。

四、诊断

西医诊断：假性甲状旁腺功能减退症；脑实质钙化。

中医诊断：虚劳—脾气亏虚证。

五、治疗过程

高钙饮食，适量运动。

西医予口服及静脉补钙治疗，予碳酸钙D_3、骨化三醇口服，葡萄糖酸钙静脉泵入治疗，并监测电解质变化。

中医予中药健脾益气、益肾强骨治疗，以补中益气汤加减为主，方药如下。

黄芪30 g	人参15 g	白术15 g	当归12 g
升麻9 g	赤芍15 g	川芎30 g	红花20 g
伸筋草30 g	羌活10 g	川牛膝15 g	鸡血藤30 g
骨碎补30 g	葛根30 g	首乌藤30 g	海风藤30 g
木瓜15 g	延胡索10 g	透骨草30 g	

共5剂，水煎服，每日1剂。

六、讨论与分析

（一）病例特点

患者中年男性，以乏力为主症入院。既往有可疑甲状旁腺功能减退症病史。

入院症见神志清醒，乏力，偶有手抖，双足皮肤皮疹伴瘙痒，无头痛头晕，无心慌胸闷，无恶心呕吐等，纳眠可，二便调。

体格检查未见异常。

辅助检查示低钙血症，PTH升高。

（二）诊疗思路

入院后完善相关检查，结果提示低钙血症，予补钙治疗。查低钙相关指标，提示PTH升高，颅脑CT提示颅内钙化灶，符合甲状旁腺功能减退症表现，诊断假性甲状旁腺功能减退症。

七、西医疾病介绍

甲状旁腺功能减退症是指PTH分泌过少和（或）效应不足而引起的一组临床综合征。其临床特点是手足搐搦、癫痫样发作、低钙血症和高磷血症。包括特发性甲状旁腺功能减退症、继发性甲状旁腺功能减退症、低血镁性甲状旁腺功能减退症、假性甲状旁腺功能减退症等。

（一）病因和发病机制

PTH生成减少、分泌受抑制或PTH作用障碍，三者中任何一个环节均可引起甲状旁腺功能减退症。

1. PTH生成减少

可由外科手术或颈部放疗毁损甲状旁腺导致。

2. PTH分泌受抑制

严重低镁血症可暂时性抑制PTH分泌，引起可逆性的甲状旁腺功能减退症。

3. PTH作用障碍

PTH受体或受体后缺陷，使PTH作用过程受阻，导致PTH抵抗，致甲状旁腺增生和PTH分泌增多，称为假性甲状旁腺功能减退症，为遗传性疾病。

（二）生化特征

低血钙和高血磷是甲状旁腺功能减退症的临床生化特征。

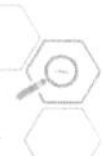

（三）临床表现

临床表现出缺钙症状，如指端或口周麻木和刺痛，肌肉痉挛，严重时出现手足搐搦，呈鹰爪状。有时双足也呈强直性伸展，膝关节与髋关节屈曲。在血钙下降过程中可出现惊厥、抽搐，还会引起白内障等。

（四）实验室检查

多次测定血清钙＜2.2 mmol/L者，证实存在低血钙。多数患者血清磷增高，血PTH多数低于正常，也可在正常范围。因低钙血症会刺激PTH的增加，所以低钙血症时如血PTH水平在正常范围，仍属甲状旁腺功能减退症。

（五）诊断

1. 原发性甲状旁腺功能减退症

本病患者常有手足抽搐反复发作史。实验室检查血钙降低、血磷增高，且排除肾功能不全者，基本可以诊断。手术后甲状旁腺功能减退症常于甲状腺或甲状旁腺手术后发生。

2. 假性甲状旁腺功能减退症

血钙降低，PTH升高，伴或不伴血磷升高，排除肾功能不全者，基本可确定。

（六）鉴别诊断

1. 特发性甲状旁腺功能减退症

特发性甲状旁腺功能减退症常有手足搐搦反复发作史。实验室检查如有血钙降低（常低于2 mmol/L）、血磷增高（常高于2 mmol/L），且能排除肾功能不全，诊断基本上可以确定。特发性甲状旁腺功能减退症的患者，临床上常无明显病因，可有家族史。

2. 严重低镁血症

严重低镁血症指血清镁低于0.4 mmol/L，患者也可出现低血钙与手足搐搦，血清PTH可降低。但低镁血症纠正后，低钙血症迅即恢复，血清PTH也立即升高至正常。

（七）治疗

甲状旁腺功能减退症和假性甲状旁腺功能减退症是终身性疾病，治疗目的：①控制症状，包括终止手足搐搦发作，使血清钙正常或接近正常；②减少甲状旁腺功能减退症并发症的发生；③避免维生素D中毒。

1. 急性低钙血症的治疗

静脉注射10%葡萄糖酸钙。若发作严重可短期内辅以地西泮或苯妥英钠肌内注射以迅速控制抽搐与痉挛。

2. 间歇期处理

提倡维生素D和钙剂联合应用。

八、中医疾病介绍

本病多因先天不足、重病久病、误治失治、烦劳过度、饮食不节等所致。起病多缓慢或隐匿，亦可呈急性表现。临床可见消瘦憔悴，面色无华，身体羸弱，甚或形神衰败，食少便溏，心悸气促，自汗盗汗，或五心烦热，或畏寒肢冷，脉虚无力等诸多证候。病因复杂，涉及外感六淫、内伤七情。

内科其他病证中出现的虚证属“证”的范畴，有其固定的主证，以脏腑气血阴阳某一部分的损害为主，病变脏腑单一，以该病的主要症状为突出表现，治疗相对容易，预后亦良好。本病中医归属虚劳，虚劳属“病”的范畴，为病名诊断，无固定的主证，为脏腑气血阴阳多方面的损害，包括一系列虚弱症状的表现，往往呈慢性演变性发展，治疗难取速效。辨证论治如下。

1. 肺气虚证

临床表现：短气自汗，声音低怯，咳嗽无力，痰液清稀，时寒时热，平素易于感冒，面白；舌质淡，脉弱。

治法：补益肺气。

方药：补肺汤。

2. 心气虚证

临床表现：心悸，气短，劳则尤甚，神疲体倦，自汗；舌质淡，脉弱。

治法：益气养心。

方药：七福饮。

3. 脾气虚证

临床表现：饮食减少，食后胃脘不舒，倦怠乏力，大便溏薄，面色萎黄；舌淡，苔薄，脉弱。

治法：健脾益气。

方药：加味四君子汤。

4. 肾气虚证

临床表现：神疲乏力，腰膝酸软，小便频数而清，白带清稀；舌质淡，脉弱。

治法：益气补肾。

方药：大补元煎。

参考文献

[1] 中华医学会骨质疏松和骨矿盐疾病分会，中华医学会内分泌分会代谢性骨病学组．甲状旁腺功能减退症临床诊疗指南［J］．中华骨质疏松和骨矿盐疾病杂志，2018，11（4）：323-338.

[2] 尤一萍．假性甲状旁腺功能减退症的神经系统表现的临床分析［J］．湖北中医药大学学报，2014，16（5）：68-69.

病例19
术后甲状旁腺功能减退症

一、病历摘要

患者女性，41岁，因“颈前肿大14年，双手发麻4年，加重1周”入院。

患者14年前被诊断为甲状腺功能亢进症，11年前行甲状腺部分切除术，目前已经停药4年。患者4年前因双手发麻就诊我院，被诊断为术后甲状旁腺功能减退症，平素口服碳酸钙D_3 600 mg，每日3次；骨化三醇0.25 μg，每日2次。近1周再次出现双手发麻加重，入院症见口干，乏力，双手发麻，少寐，偶有头部不适，无咳嗽咳痰，无胸闷心慌，无腹痛腹胀。

既往于2009年行甲状腺部分切除术。青霉素过敏史，否认食物过敏史。初潮14岁，行经天数5～7天，月经周期30～35天，末次月经为2024年6月6日。生于原籍，无久居外地史，否认疫区接触史，无吸烟史，无饮酒史，否认工业毒物、粉尘、放射性物质接触史，否认吸毒及冶游史。

中医望、闻、切诊：患者精神良好，神志清晰，面色红润，气息平和，语声有力，舌红，苔薄黄，脉滑数。

二、入院查体

体格检查：T 36.6 ℃，P 88次/分，R 18次/分，BP 126/86 mmHg。颈软，可见一横形手术瘢痕，愈合好，颈部无抵抗，气管居中，颈静脉正常，甲状腺Ⅰ度肿大，触之质软，活动度可，轻度震颤，可闻及血管杂音。胸廓对称，双肺呼吸音清，未闻及干湿啰音，无胸膜摩擦音。心前区无隆起，心浊音界正常，心率88次/分，律齐，各瓣膜听诊区未闻及病理性杂音。腹部平坦，无腹壁静脉曲张，无蠕动波，腹部柔软，无压痛、反跳痛，腹部无肿块。肝、脾肋下未触及，墨菲征阴性，麦氏点无压痛，双肾区无叩击痛，无移动性浊音，肠鸣音正常。

三、辅助检查

2024年6月17日入院时进行甲状腺功能及电解质等相关实验室检查，结果见表19-1。

表19-1　甲状腺功能及电解质等实验室检查

项目	结果	参考范围
钙（mmol/L）	1.87	2.25～2.75
钠（mmol/L）	138.5	135～147
钾（mmol/L）	4.14	3.5～5.3
磷（mmol/L）	1.76	0.74～1.39
二氧化碳（mmol/L）	25.5	23～29
25-羟维生素D（ng/mL）	18	30～47
甲状旁腺激素（pg/mL）	3.5	15～65
游离三碘甲腺原氨酸（pmol/L）	3.20	3.1～6.8
游离甲状腺素（pmol/L）	14.57	12～22
高敏促甲状腺激素（mIU/L）	2.11	0.27～0.42
抗甲状腺球蛋白抗体（IU/mL）	279.7	0～4.11
抗甲状腺过氧化物酶自身抗体（IU/mL）	180.6	0～5.61
甲状腺球蛋白（pg/mL）	3.41	1.53～50.03
降钙素（pg/mL）	2.12	0～18

甲状腺彩超检查，双侧甲状腺扫面示甲状腺术后改变，腺体实质光点不均匀，呈不均质改变；右侧M1 1.10 cm×0.82 cm，高回声，界尚清，欠规则，内见强回声，内回声不均匀，中极，未见点状血流（4a类）。①右侧甲状腺结节（TI-RADS 4a类）；②甲状腺不均质改变。ECT示甲状腺术后改变，甲状旁腺缺如。乳腺彩超示右乳9点位、左乳12点位低回声结节（BI-RADS 3类）。

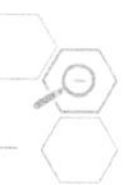

四、诊断

西医诊断：甲状腺功能亢进症（甲状腺术后）；术后甲状旁腺功能减退症；甲状腺结节；低钙血症。

中医诊断：瘿病—气郁痰阻证。

五、治疗过程

低碘饮食，密切监测患者基础代谢率及体温变化，给予能量支持等对症处理。予碳酸钙 D_3 600 mg口服，每日2次；骨化三醇0.25 μg口服，每日2次。

中医治疗方面，予艾灸足三里，固本培元，改善症状。予双侧甲状腺敷贴消瘿散结。耳针辅助睡眠。埋针（双内关）调节脏腑功能。

患者中年女性，以“颈前肿大，双手发麻”为主症入院。综合脉证，四诊合参，本病当属中医学“瘿病”范畴。患者平素情志抑郁，肝气失于条达，郁久化火，灼伤津液，炼液为痰，气郁痰阻，聚颈前而发为本病，肝火炽盛，易耗气、伤津、乏力，舌脉从证。中医诊断为瘿病—气郁痰阻证，中药予疏肝理气，方药如下。

陈皮12 g	柴胡12 g	川芎10 g	麸炒枳壳10 g
赤芍10 g	炙甘草6 g	醋香附10 g	炒酸枣仁15 g
合欢皮10 g	厚朴12 g	砂仁6 g（后下）	桃胶10 g
夏枯草10 g	醋鳖甲10 g（先煎）	煅龙骨30 g（先煎）	煅牡蛎30 g（先煎）
当归10 g	红花10 g	红景天15 g	

水煎服，每日1剂，每次200 mL，早晚温服。

患者诊疗经过如下。

2024年6月17日：入院完善相关辅助检查，予我院自制剂理气散结丸10 g每日2次、中医特色疗法与中药汤剂，西医予补钙、能量支持等对症处理。

2024年6月18日：检验提示血钙偏低，调整碳酸钙 D_3 600 mg每日3次，骨化三醇0.25 μg每日2次。

2024年6月19日：患者精神可，乏力、口干的症状逐渐缓解，患者夜间入睡困难、多梦，调整中药方剂加首乌藤25 g、柏子仁15 g等以补肝肾、安神；反酸，中药方剂加海螵蛸20 g以制酸止痛。

2024年6月25日：复查相关指标见表19-2。

表19-2 治疗前后相关指标对比

项目	治疗前	治疗后	参考范围
钙（mmol/L）	1.87	2.06	2.0～2.7
钠（mmol/L）	138.5	139.2	135～147
钾（mmol/L）	4.14	4.13	3.5～5.3
磷（mmol/L）	1.76	1.53	0.8～1.5
二氧化碳（mmol/L）	25.5	29	23～29
甲状旁腺激素（pg/mL）	3.5	4.3	15～65
25-羟维生素D（ng/mL）	18	24	30～47
抗甲状腺球蛋白抗体（IU/mL）	279.7	275.3	0～4.11
抗甲状腺过氧化物酶自身抗体（IU/mL）	180.6	177.7	0～5.61
游离三碘甲腺原氨酸（pmol/L）	3.20	3.1～6.8	3.1～6.8
游离甲状腺素（pmol/L）	14.57	12～22	12～22
高敏促甲状腺激素（mIU/L）	2.11	2.23	0.27～0.42

患者治疗后乏力明显减轻，双手麻木减轻，相关检查指标也较前好转，准予出院，后定期门诊复查。

六、病例特点

患者女性，41岁，本次因“颈前肿大14年，双手发麻4年、加重1周”入院。2009年行甲状腺部分切除术。

体格检查：BP 126/86 mmHg。颈软，可见一横形手术瘢痕，愈合好，颈部无抵抗，气管居中，颈静脉正常，甲状腺Ⅰ度肿大。胸廓对称，双肺呼吸音清，未闻及干湿啰音，无胸膜摩擦音。心前区无隆起，心浊音界正常，心率88次/分，律齐，各瓣膜听诊区未闻及病理性杂音。腹部平坦，无腹壁静脉曲张，无蠕动波，腹部柔软，无压痛、反跳痛，腹部无肿块。肝、脾肋下未触及，墨菲征阴性，麦氏点无压痛，双肾区无叩击痛，无移动性浊音，肠鸣音正常。

心电图：窦性心律，ST-T改变。

七、西医疾病介绍

（一）甲状旁腺功能减退症

甲状旁腺是位于人体颈前部甲状腺侧叶后方的内分泌腺体，约80%的人有4个甲状旁

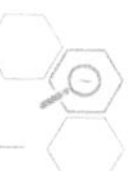

腺，甲状旁腺分泌的激素主要为甲状旁腺激素，可调节人体内钙、磷代谢和骨骼代谢。由多种原因导致甲状旁腺激素产生减少或作用缺陷而造成以低钙血症、高磷血症为主要表现的实验室检查异常，患者可表现为反复手足搐搦和癫痫样发作，长期口服钙剂和维生素D制剂以使病情得到控制。

（二）类型

1. 术后甲状旁腺功能减退症

术后甲状旁腺功能减退症是一种常见但通常短暂存在的疾病，发生于甲状腺部分切除后（甲状腺次全切除术）。约有3%的患者在甲状腺次全切除术后会发生永久性甲状旁腺功能减退症。患者通常在术后24 ～ 48小时出现低钙血症（血钙水平低），但数月或数年后仍可能发生低钙血症。

2. 遗传性甲状旁腺功能减退症

部分人群患有一种表现为甲状旁腺缺失或发育不良的遗传性疾病。还有部分人群由于遗传原因导致其免疫系统具有攻击自身甲状旁腺（有时也包括其他腺体）的倾向。

（三）诊断

通过血液检测PTH和钙的水平。血钙水平≤2.13 mmol/L（8.5 mg/dL）。有明显症状者，血总钙值一般≤1.88 mmol/L（7.5 mg/dL），血游离钙≤0.95 mmol/L（3.8 mg/dL）。

甲状旁腺功能减退症患者会出现低钙血症（血钙水平低）和高磷血症（血液中的磷水平高），多数患者增高，少部分患者正常。低钙血症促使PTH分泌增加，因此血液中的PTH水平应该升高以应对低钙血症。于是在低钙血症患者中，医师可根据以下血液检查结果做出诊断。①低PTH水平，甚至仍在正常范围的低水平是不合适的，提示甲状旁腺功能减退症。②如果PTH水平检测不到，则提示特发性甲状旁腺功能减退症。③PTH水平升高提示假性甲状旁腺功能减退症或维生素D代谢异常。

（四）鉴别诊断

1. 假性甲状旁腺功能减退症

此病较少见，血清PTH常增高，注射PTH后尿磷与尿环磷酸腺苷不增加（若假性甲状旁腺功能减退症是由受体后缺陷导致，注射PTH后尿环磷酸腺苷可增加，但尿磷排出不增加，且常伴有其他发育畸形）。严重低镁血症（血清镁低于0.4 mmol/L）患者也可出现低钙血症与手足抽搐，血清PTH可降低或无法测得，但低镁纠正后，低钙血症迅即恢复，血清PTH也随之正常。手足抽搐也可由其他原因导致，如代谢性或呼吸性碱中毒、维生素D缺乏、慢性腹泻等。

2. 特发性甲状旁腺功能减退症

特发性甲状旁腺功能减退症并不常见，这可能是由甲状旁腺缺失或萎缩的偶发性或遗传性疾病导致，其出现在童年。甲状旁腺偶可缺如，并伴先天性无胸腺或发育不全，属于原发性细胞免疫缺陷病（迪格奥尔格综合征）。

其他原因包括自身免疫性多内分泌腺病综合征、与黏膜皮肤念珠菌病相关的自身免疫性甲状旁腺功能减退症和X连锁隐性特发性甲状旁腺功能减退症。

（五）症状

1. 神经肌肉应激性增加

初期主要有麻木、刺痛和蚁走感，严重者呈手足搐搦，甚至全身肌肉收缩而有惊厥发作。一般当血游离钙≤0.95 mmol/L（3.8 mg/dL），或血总钙值≤1.88 mmol/L（7.5 mg/dL）时常出现症状。也可伴有自主神经功能紊乱，如出汗、声门痉挛、气管呼吸肌痉挛，以及胆、肠、膀胱平滑肌痉挛等。体征有低钙击面征阳性和低钙束臂征阳性。

2. 神经系统表现

癫痫样发作的类型有大发作、小发作、精神运动性发作和癫痫持续状态。伴有肌张力增高、手颤抖。精神症状有兴奋、焦虑、恐惧、烦躁、欣快、抑郁、记忆力减退、妄想、幻觉和谵妄等。约15%的病例有视力减退，约5%可出现视盘水肿，偶有颅内压增高。脑电图示一般节律慢波、暴发性慢波及尖波、棘波、癫痫样放电改变。

3. 外胚层组织营养变性

如低钙性白内障、出牙延迟、牙发育不全、磨牙根变短、龋齿多，甚至缺牙、皮肤角化过度、指（趾）甲变脆、指（趾）甲粗糙和裂纹及头发脱落等。

4. 骨骼改变

病程长、病情重者可有骨骼疼痛，以腰背和髋部多见，骨密度正常或增加。

5. 胃肠道功能紊乱

胃肠道功能紊乱有恶心、呕吐、腹痛和便秘等。

6. 心血管异常

低血钙刺激迷走神经可导致心肌痉挛而突然死亡。患者心率增速或心律不齐。心电图示QT间期延长。重症患者可有甲状旁腺功能减退性心肌病、心力衰竭。

7. 转移性钙化

转移性钙化多见于脑基底节（苍白球、壳核和尾状核），常呈对称性分布。脑CT检查阳性率高，约50%。病情重者，小脑、齿状核、脑的额叶和顶叶等脑实质也可见散在钙化，其他软组织、肌腱、脊柱韧带等均可发生钙化。

8. 假性甲状旁腺功能减退症的特殊表现

典型患者常有所谓AHO体型（身材矮粗、体形偏胖、脸圆、颈短、盾状胸），指、趾骨畸形（多为第4、第5掌骨或跖骨）。软组织钙化和骨化多见于继发性和特发性甲状旁腺功能减退症。

（六）治疗

应早期诊断和及时治疗，治疗目标是控制病情，使症状缓解，血清钙纠正至正常低限或接近正常，尿钙排量保持在正常水平，婴儿＜1.0 mmol/24 h（40 mg/24 h），儿

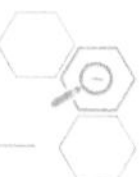

童＜0.1 ～ 0.15 mmol/（kg・24 h）[4 ～ 6 mg/（kg・24 h）]，成年人为2.5 ～ 7.5 mmol/24 h（100 ～ 300 mg/24 h）。

1. 钙剂和维生素D及其衍生物的应用

这一经典治疗方案还将是未来很长时间内的主要治疗手段。维生素D及其衍生物的治疗剂量因人而异，个体差异较大，需酌情制定治疗方案。服用钙剂和维生素D制剂时，药物剂量的调整应兼顾血钙和磷水平及尿钙排量，治疗量不足会有手足搐搦发作和基底节钙化等并发症，治疗量过度会有高钙血症和泌尿系统结石发生风险。当血钙尚未达到目标值而24小时尿钙＞8.75 mmoL（350 mg）时，可考虑加用氢氯噻嗪和钾盐（如枸橼酸钾），以促进肾脏远曲小管对钙的重吸收。密切监测血钙、磷和24小时尿钙水平。假性甲状旁腺功能减退症的治疗相对容易，其血钙更易被纠正且不容易出现高尿钙症。

（1）钙剂：应长期口服，葡萄糖酸钙、乳酸钙、氯化钙和碳酸钙中分别含元素钙9.3%、13%、27%和40%。少数病例单纯口服钙剂即可纠正低钙血症。餐中服用钙剂有助于降低血磷。

（2）维生素D及其衍生物

1）维生素D_2或维生素D_3：常用剂量为400 ～ 800 IU/d，个别患者需更大剂量为500 ～ 1000 IU/d。

2）双氢速甾醇：一般从小剂量开始，每次口服0.3 ～ 1.0 mg/d，初期每周监测血钙和尿钙，酌情调整药量。

3）骨化三醇（1,25-二羟维生素D_3）：常用剂量为0.5 ～ 4.0 μg/d。当需要的给药量高达0.75 μg时，通常分次给药。当顺应性和吸收成为问题时，可测定1,25-二羟维生素D，并考虑非消化道给药。

4）阿法骨化醇（1α-羟维生素D_3）：适用于肝功能正常的患者，分3次口服，其治疗剂量为骨化三醇的1.6 ～ 2倍。

2. PTH替代治疗

理论上应为甲状旁腺功能减退症最理想的治疗，已有基因重组的人PTH制剂上市，但目前多用于骨质疏松治疗。多项临床试验提示，PTH1-34皮下注射治疗较传统的补充钙剂和维生素D的治疗可以更好地使血钙达正常范围，并减少高尿钙发生，因此可减少肾结石、肾功能不全的发生。但其价格太高且长期应用的安全性证据仍不充分，美国食品药品监督管理局目前尚未批准其用于儿童和24岁以下的成年人。即使是成年人，PTH治疗甲状旁腺功能减退症的适应证也还未被美国食品药品监督管理局批准。

3. 甲状旁腺移植

目前还存在供体来源、排斥反应等诸多问题，因此尚在研究中，未应用于临床治疗。

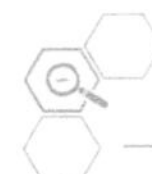

八、中医疾病介绍

（一）名中医经验

甲状旁腺功能减退症并不存在中医学病名，因此导致甲状旁腺功能减退症的中医证素很多。陈霞波教授认为，甲状旁腺功能减退症患者多因先天脏腑、气血、阴阳不足或创伤术后导致气血津液耗损，气虚不能推动血脉运达周身而见倦怠乏力，血虚不得濡养五脏而见乏力、失眠、心慌等虚劳诸症，伤精损液，亡血失精，不能濡养肌肤、筋骨而见肢体麻木、筋挛脉拘等，或者手术致瘀，新血不生，进而瘀阻脉络，血不养筋而致痉。原发性甲状旁腺功能减退症多属“虚劳”“郁证”等范畴，多为气血阴阳不足、脏腑亏虚所致。气血阴阳虚者，多以补益气血阴阳为治疗原则。继发性甲状旁腺功能减退症多属甲状腺术后并发症，由于手术操作导致津液亡伤、痰瘀互结，又加之手术耗气伤精，故有虚实夹杂之属。秦竞开等观察了以疏肝理脾法治疗56例术后疲劳综合征的患者，治疗2个疗程后，明显缩短了患者的术后疲劳时间，同时乏力、失眠、纳差、情绪低落或烦躁等不适症状明显好转。另有研究表明，甲状腺术后疲劳的发生更偏重瘀，以活血化瘀法治疗有利于加速术后康复。以手足抽搐、四肢麻木为主症的医家多以“痉病”论，他们多以补益肝肾、填精益髓为治则。陈红跃等通过观察黄芪桂枝五物汤治疗甲状腺癌全切术后甲状旁腺功能减退症的临床疗效，发现观察组术后9天、15天、21天血清甲状旁腺激素及血钙水平均高于对照组，故证明黄芪桂枝五物汤能够减轻甲状旁腺术后甲状旁腺的缺血再灌注损伤，缩短患者术后甲状旁腺功能减退症的恢复时间，改善低钙血症不适症状，疗效可观。

（二）辨证论治

临床中医多以痉证辨治。

1. 邪壅经络证

临床表现：头痛，项背强直，恶寒发热，无汗或汗出，肢体酸重，甚至口噤不能语，四肢抽搐。舌苔薄白或白腻，脉浮紧。

治法：祛风散寒，燥湿和营。

方药：羌活胜湿汤加减。

药物组成：羌活、独活、防风、藁本、川芎、蔓荆子、葛根、白芍、甘草。

2. 肝经热盛证

临床表现：高热头痛，口噤齘齿，手足躁动，甚则项背强急，四肢抽搐，角弓反张。舌质红绛，舌苔薄黄或少苔，脉弦细而数。

治法：清肝潜阳，息风镇痉。

方药：羚角钩藤汤加减。

药物组成：水牛角、钩藤、桑叶、菊花、川贝母、竹茹、茯神、白芍、生地黄、甘草。

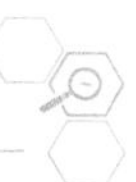

3．阳明热盛证

临床表现：壮热汗出，项背强急，手足挛急，甚则角弓反张，腹满便结，口渴喜冷饮。舌质红，苔黄燥，脉弦数。

治法：清泄胃热，增液止痉。

方药：白虎汤合增液承气汤加减。

药物组成：生石膏、知母、玄参、生地黄、麦冬、大黄、芒硝、粳米、甘草。

4．心营热盛证

临床表现：高热烦躁，神昏谵语，项背强急，四肢抽搐，甚则角弓反张。舌质红绛，苔黄少津，脉细数。

治法：清心透营，开窍止痉。

方药：清营汤加减。

药物组成：水牛角、莲子心、淡竹叶、连翘、玄参、生地黄、麦冬。

5．痰浊阻滞证

临床表现：头痛昏蒙，神识呆滞，项背强急，四肢抽搐，胸脘满闷，呕吐痰涎。舌苔白腻，脉滑或弦滑。

治法：豁痰开窍，息风镇痉。

方药：导痰汤加减。

药物组成：羌活、防风、半夏、石菖蒲、陈皮、胆南星、姜汁、竹沥、枳实、茯苓、白术、全蝎、地龙、蜈蚣。

6．阴血亏虚证

临床表现：项背强急，四肢麻木，抽搦或筋惕肉瞤，直视口噤，头目昏眩，自汗，神疲气短，或低热。舌质淡或舌红无苔，脉细数。

治法：滋阴养血，息风止痉。

方药：四物汤合大定风珠加减。

药物组成：生熟地、白芍、麦冬、阿胶、五味子、当归、麻子仁、生龟板、生鳖甲、生牡蛎、鸡子黄。

（三）特色治疗

理气散结丸的制剂处方是由潍坊市中医院国家级重点专科建设单位乳腺甲状腺外科专家在充分研究乳腺增生症的病因病机基础上，博采众方，勤求古训，结合现代医学理论，集数十年临床经验，经过反复筛选总结而确定的处方，以疏肝清热、软坚散结、通络止痛为组方原则，精选有效药物组成复方制剂。可用于乳腺增生症、乳腺肿块属肝郁气滞痰凝、冲任失调证。

乳腺增生症属中医“乳癖”范畴，《女科经纶·乳证》“妇人以冲任为本，若失于将理，冲任不和，阳明经热，或为风邪所客，则气壅不散，结聚乳间，或硬或肿，疼痛有核。”千余年来历代医家对乳癖均有论述，尤以明清两代为多。《疡医大全》云：“乳癖乃乳中结核……多由思虑伤脾，怒恼伤肝，郁结而成也。”《外科医案汇编》云：“乳中结核，虽云肝病，其本在肾”，又载“……治乳从一气字着笔，各方之中夹理气疏络之品，使其乳络疏通……自然壅者易通，郁者易达，结者易散，坚者易软。”现代中医大家倪大钧在用疏肝为主的治法治疗冲任失调型乳癖屡屡奏效的启发下拟定出疏肝理气、化痰散瘀、通经活络的治则，认为完全可以从肝施治乳癖冲任不调型，其理论根据为冲任之脉系于肝肾，肝藏血主疏泄，冲脉为血海，血海盈亏有赖于肝之藏血和调节，故冲任与肝肾必然在病理上也互相影响。我们在临床实践中也充分证明了此法的实效，并根据临床以肝郁化火者最多见，拟定了疏肝清热、消肿散结、通络止痛的治则。

理气散结丸中当归，味甘辛，性温，归肝、心、脾经，可补血活血，调经止痛。白芍，味苦酸，性微寒，归肝、脾经，可平肝止痛、养血调经。丹参，味苦，性微寒，归心包、肝经，可祛瘀止痛、活血通经。茯苓，味甘淡，性平，归心、脾、肾经，可健脾宁心、利水渗湿。浙贝母，苦，微寒，归肺、心经，可解毒散结，消肿。牡蛎，味咸，性微寒，归肝、胆、肾经，可软坚散结。当归、白芍、丹参活血化瘀，配茯苓、浙贝母、牡蛎可健脾化痰，软坚散结，为君药。柴胡，味苦辛，性微寒，归肝、胆经，可疏肝清热。香附，味辛、微苦、微甘，性平，归肝、脾、三焦经，可行气止痛、疏肝、理气调中。麦芽，味甘，性平，归脾、胃、肝经，可行气消食、健脾开胃。陈皮，味苦辛，性温，归肺、脾经，可理气健脾、燥湿化痰。红花，味辛，性温，归心、肝经，可活血通经，散瘀止痛。郁金，味辛苦，性寒，归肝、心、胆经，可行气化瘀、清心解郁。姜黄，味辛苦，性温，归脾、肝经，可活血行气、通经止痛。川芎，味辛，性温，归肝、胆、心包经，可活血行气止痛。柴胡、香附、麦芽、陈皮疏肝理气兼运脾胃，配红花、郁金、姜黄、川芎理气行血、通络止痛，为臣药。夏枯草，味辛苦，性寒，归肝、胆经，可散结消肿、清火明目。黄芩，味苦，性寒，归肺、胆、脾、胃、大肠、小肠经，可清热燥湿、泻火解毒。玄参，味甘、苦、咸，性微寒，归肺、胃、肾经，可凉血滋阴、泻火解毒。海藻，味咸，性寒，归肝、肾经，可软坚散结、消痰利水。昆布，味咸，性寒，归肝、肾经，可软坚散结、消痰利水。山慈菇，味甘微辛，性凉，归肝、脾经，可清热解毒、消痈散结。夏枯草、黄芩、玄参清泄肝经郁热兼能软坚，海藻、昆布、山慈菇软坚散结、化痰解毒，为佐药。诸药合用，共奏疏肝清热、软坚散结、通络止痛之效。

现代药理研究表明，消滞回乳药麦芽、海藻等可降低血中雌激素绝对值，抑制催乳素分泌，调整促黄体素与孕酮的不足；疏肝理气药柴胡、郁金等可促进雌激素在肝脏的代谢；化痰散结药如山慈菇、海藻、昆布、浙贝母、玄参等对肿块有较强的消散作用，其中植物碘成分可调节内分泌功能，有助于促黄体素的分泌，促使病变组织崩溃溶解，还有消除水肿的作用；活血化瘀药可改善机体血液循环，降低血液黏稠度，抑制组织内单胺氧化酶活力，抑制胶原纤维合成，从而促使增生之肿块及纤维吸收；清肝泻火药夏枯草、黄芩等可消除组织炎性反应，能减轻乳房水肿，促进炎性致痛介质的吸收。本方谨按中医理论配伍，有强大的疏肝清热、化痰散结、活血化瘀、通络止痛之力；按现代医学有据可循，可从多方面、多角度起到调整内分泌、增强机体免疫功能的作用。临床应用数年来对各型乳腺增生症都有良好的疗效。临床应用对甲状腺结节也有效。

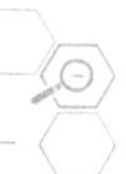

参考文献

[1] 任红艳，耿中利. 甲状旁腺功能减退症中西医治疗进展［J］. 新疆中医药，2023，41（1）：109-112.

[2] 秦竞开，张赏，王永峰，等. 加味逍遥散治疗术后疲劳综合征56例疗效观察［J］. 河北中医，2013，35（8）：1162-1163.

[3] 陈红跃，杨萌萌，武红园，等. 黄芪桂枝五物汤加减治疗甲状腺全切术后甲状旁腺功能减退症临床研究［J］. 新中医，2021，53（8）：22-25.

病例20
多发性内分泌肿瘤综合征Ⅰ型

一、病历摘要

患者男性，25岁，因“乏力3年，加重3个月”入院。

患者3年前无明显诱因出现乏力、怕冷、头晕不适，诊断为甲状腺功能减退、甲状旁腺功能亢进症，目前甲状腺素钠片用量为25 μg，每日1次；患者2023年9月因头晕不适于外院就诊，诊断为垂体瘤、高催乳素血症、可疑多发性内分泌肿瘤综合征Ⅰ型？予口服溴隐亭片0.625 mg，每晚1次；患者3个月前自觉乏力加重，复查甲状腺超声时提示甲状旁腺结节。今患者为求进一步复查来诊，实验室检查示FT3 4.0 pmol/L，FT4 12.0 pmol/L，TSH 11.30 mIU/L，PTH 113 pg/mL，葡萄糖5.5 mmol/L。入院症见乏力、怕冷，时有恶心、头晕，无明显胸闷胸痛，无明显溢乳。自发病以来，患者纳可，眠欠安，二便尚调。

既往体健。患者生于济南，2015年来本地居住，否认疫区接触史，无吸烟史，无饮酒史。否认工业毒物、粉尘、放射性物质接触史，否认吸毒及冶游史。未婚未育。否认家族中父母及兄弟姊妹有遗传倾向疾病。

患者精神良好，神志清晰，面色红润，气息平和，语声有力，舌淡红，苔薄白，脉弦。

二、入院查体

体格检查：T 36.2 ℃，P 88次/分，R 18次/分，BP 102/72 mmHg。神志清，精神可，毛发稀疏，无胡须，无黑颈，无满月脸，皮肤无紫纹，无瘀斑瘀点。颈软，甲状腺未触及肿大，双肺呼吸音清，未闻及干湿啰音，心率88次/分，律齐，各瓣膜听诊区未闻及病理性杂

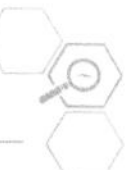

音。腹部柔软，无压痛、反跳痛，腹部无肿块。双下肢无水肿。睾丸体积19 mL。

三、辅助检查

患者入院时实验室检查结果见表20-1。

表20-1　入院时实验室检查指标及结果（2024年7月15日）

指标	结果	参考范围
ACTH节律（pg/mL）		
0：00	4.10	最低
8：00	15.63	7：00—10：00　7.2～63.4
16：00	10.75	16：00—20：00　3.6～31.7
皮质醇节律（nmol/L）		
0：00	24.1	最低
8：00	192	6：00—10：00　133～537
16：00	157	16：00—20：00　68.2～327
卵泡刺激素（IU/L）	2.47	1.5～12.4
促黄体素（IU/L）	4.39	1.7～8.6
雌二醇（pg/mL）	33.7	11.3～43.2
孕酮（ng/mL）	0.40	＜0.193
睾酮（ng/mL）	5.78	男性20～49岁　2.49～8.36 男性≥50岁　1.93～7.40
垂体催乳素（mIU/L）	111	86～324
甲状旁腺激素（pg/mL）	113	15～65
钙（mmol/L）	2.91	2.25～2.75
磷（mmol/L）	0.57	0.74～1.39
降钙素（pg/mL）	2.5	0～18
25-羟维生素D（ng/mL）	35	＞30
游离三碘甲腺原氨酸（pmol/L）	4.0	2.43～6.01
游离甲状腺素（pmol/L）	12.0	9.01～19.05
高敏促甲状腺激素（mIU/L）	11.30	0.35～4.94
抗甲状腺球蛋白抗体（IU/mL）	1495	0～115
抗甲状腺过氧化物酶自身抗体（IU/mL）	98.4	0～34

续表

指标	结果	参考范围
抗促甲状腺激素受体抗体（IU/L）	6.7	0 ～ 1.75
胃泌素（pmol/L）	60	20 ～ 100
葡萄糖（mmol/L）	5.5	3.9 ～ 6.1
糖化血红蛋白（%）	5.6	4.0 ～ 6.0
胰岛素（μU/mL）	7.01	2.6 ～ 24.9

肾素、血管紧张素、醛固酮、血脂（总胆固醇、甘油三酯、低密度脂蛋白胆固醇、高密度脂蛋白胆固醇）、电解质（钾、钠、氯、二氧化碳）、肾功能（尿酸、尿素、肌酐）、肝功能（丙氨酸氨基转移酶、天冬氨酸氨基转移酶、天冬氨酸/丙氨酸、碱性磷酸酶、γ-谷氨酰转移酶、总蛋白、白蛋白、球蛋白、白/球比值、总胆红素、直接胆红素、间接胆红素、总胆汁酸）、血常规、尿常规、大便常规检验，均未见明显异常。

甲状旁腺ECT示甲状旁腺腺瘤。甲状旁腺超声示左侧甲状旁腺区低回声。垂体MRI平扫＋动态强化示垂体微腺瘤，大小约3.1 mm×2.5 mm。骨密度测定示腰椎正位和左股骨颈骨密度低于正常，T值分别为−2.7及−2.4，Z值分别为−2.7及−2.3。骨密度低于同龄人。胃镜示大致正常。

四、诊断

西医诊断：多发性内分泌肿瘤综合征Ⅰ型；桥本甲状腺炎。

中医诊断：虚劳—脾肾亏虚证。

五、治疗过程

西医治疗上予左甲状腺素钠片补充甲状腺激素，予甲磺酸溴隐亭片减少催乳素分泌，双膦酸盐类药物降低血钙，暂予补液治疗。

中医治疗方面，隔物艾灸关元温阳化气，耳针宁心安神，吴茱萸末穴位贴敷双足涌泉固本培元。

患者青年男性，以“乏力、怕冷”为主症入院，综合脉证，四诊合参，本病当属中医学之“虚劳”范畴，证属脾肾亏虚。患者先天禀赋不足，脾肾亏虚，气血运化失常，机体失养，故见乏力、怕冷；脑窍失养，故见头晕；胃气上逆，故见恶心；舌脉从证。患者中医辨证为脾肾亏虚，治以益肾健脾为主，方以补中益气汤加减，方药如下。

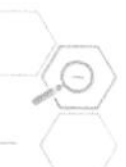

黄芪30 g	熟地黄12 g	当归12 g	人参10 g
升麻10 g	麸炒白术12 g	山萸肉10 g	陈皮12 g
炒酸枣仁12 g	制远志10 g	木香10 g	合欢皮20 g
首乌藤20 g	焦山楂12 g	炒神曲12 g	炒麦芽12 g
肉桂3 g	桂枝12 g	砂仁9 g（后下）	炙甘草6 g

上方水煎服，每日1剂，每次200 mL，早晚温服。

诊疗经过如下。

2024年7月15日：入院完善相关辅助检查，予中医特色疗法与中药汤剂，西医治疗予补液及对症治疗。

2024年7月17日：患者入院后查相关指标异常，结合甲状腺功能减退、甲状旁腺功能亢进症、甲状旁腺瘤、垂体瘤、高催乳素血症病史，诊断为多发性内分泌肿瘤综合征Ⅰ型。与患者沟通建议手术治疗，患者拒绝，遂予左甲状腺素钠片补充甲状腺激素，予甲磺酸溴隐亭片减少催乳素分泌，予双膦酸盐类药物降低血钙。

2024年7月24日：复查相关指标，结果见表20-2。

表20-2　相关指标结果（2024年7月24日）

指标	治疗前	治疗后	参考范围
垂体催乳素（mIU/L）	111	107	86～324
甲状旁腺激素（pg/mL）	113	101	15～65
钙（mmol/L）	3.01	2.73	2.25～2.75
磷（mmol/L）	0.57	0.87	0.74～1.39
降钙素（pg/mL）	1.5	8	0～18
25-羟维生素D（ng/mL）	35	33	＞30
游离三碘甲腺原氨酸（pmol/L）	4.0	4.33	2.43～6.01
游离甲状腺素（pmol/L）	12.0	10.97	9.01～19.05
高敏促甲状腺激素（mIU/L）	11.30	8.93	0.35～4.94
葡萄糖（mmol/L）	5.5	5.6	3.9～6.1

患者治疗后乏力减轻，怕冷明显缓解，相关检查指标也较前好转，准予出院，后定期门诊复查。

六、病例特点

患者男性，25岁，本次因“乏力3年，加重3个月”入院。

查体：T 36.2 ℃，P 88次/分，R 18次/分，BP 102/72 mmHg。神志清，精神可，毛发稀疏，无胡须，无黑颈，无满月脸，皮肤无紫纹，无瘀斑瘀点。颈软，甲状腺未触及肿大，双肺呼吸音清，未闻及干湿啰音，心率88次/分，律齐，各瓣膜听诊区未闻及病理性杂音。腹部柔软，无压痛、反跳痛，腹部无肿块。双下肢无水肿。睾丸体积19 mL。

辅助检查：空腹葡萄糖5.5 mmol/L，电解质、铁未见异常，FT3 4.0 pmol/L，FT4 12.0 pmol/L，TSH 11.30 mIU/L，PTH 113 pg/mL。

七、西医疾病介绍

多发性内分泌肿瘤综合征（MEN）是一种累及多种内分泌器官、伴有常染色体显性遗传的遗传性肿瘤综合征，临床表现多样，为两个或两个以上的内分泌器官同时或先后发生功能性肿瘤，引起相应激素过剩的临床综合征，分为MEN-Ⅰ、MEN-Ⅱa、MEN-Ⅱb、MEN-Ⅰ和MEN-Ⅱ混合型4型。

MEN-Ⅰ，是主要累及甲状旁腺、胰腺、垂体前叶、肾上腺皮质、胸腺等内分泌器官的多灶性内分泌肿瘤，其中肾上腺皮质肿瘤占20%～40%，常为双侧增生性、无功能性病变。

（一）诊断

一般认为如在3个最常见的内分泌器官（甲状旁腺、胰腺和垂体）中有2个患肿瘤即可诊断为MEN-Ⅰ。如一级亲属中有至少一人患有1个上述肿瘤就可诊断为MEN-Ⅰ家系。有条件者可选择检测*MEN-Ⅰ*基因。

MEN-Ⅰ的诊断标准：①原发性甲状旁腺功能亢进症伴多腺体增生和（或）肿瘤，或继发性甲状旁腺功能亢进症。②十二指肠和（或）胰腺神经内分泌肿瘤，功能性（胃泌素瘤，胰岛素瘤，高血糖素瘤）、无功能性或多分泌肿瘤，并已用免疫组织化学方法证实；胃的肠嗜铬样细胞肿瘤。③垂体前叶瘤，功能性（生长激素瘤或肢端肥大症，催乳素瘤）、无功能性或多分泌（生长激素、催乳素、促黄体素、卵泡刺激素，促甲状腺激素）病变，已用免疫组织化学方法证实。④肾上腺肿瘤，包括功能性和无功能性两种。⑤胸腺和（或）支气管神经内分泌肿瘤（前肠类癌）。⑥根据上述标准，伴MEN-Ⅰ的一级亲属（父母、兄弟姐妹或后代）。有2个或2个以上的上述体征，即可确诊为MEN-Ⅰ。

（二）症状和体征

MEN-Ⅰ的症状和体征取决于累及内分泌器官的肿瘤类型。MEN-Ⅰ患者中半数以上可有2个内分泌肿瘤，20%的患者有3个或3个以上的内分泌肿瘤，可伴或不伴有内分泌功能

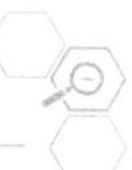

亢进。临床表现大多是由甲状旁腺的病变导致（80%～98%），其后分别是胰腺和十二指肠（40%～85%）、垂体前叶（9%～40%）。至于甲状腺功能亢进及肾上腺皮质腺瘤伴功能亢进者则更为少见。

甲状旁腺是MEN-Ⅰ中最主要的受累腺体，故甲状旁腺功能亢进症亦常见，但早期长时间亦无临床症状。由于甲状旁腺增生或肿瘤，使甲状旁腺激素分泌增多，产生骨代谢障碍，出现骨痛、病理性骨折；血钙增高可致肌无力、疲乏、便秘、恶心和呕吐，甚至因高钙血症而产生神经精神症状；尿钙排泄量增加可引起尿道结石和肾功能损害，表现为肾绞痛、多尿和多饮等。

MEN-Ⅰ中第二位受累腺体为胰腺。不同来源的胰岛细胞肿瘤可分泌不同种类的激素或生物活性物质。胰岛细胞瘤患者占30%～75%，其中约40%的肿瘤来自β细胞，分泌胰岛素，有空腹低血糖，约60%的肿瘤来自非β细胞。40岁患者通常以非β细胞肿瘤多见。胃泌素是非β细胞肿瘤分泌最多见的激素，伴有难治性消化性溃疡和复合性消化性溃疡。＞50%的MEN-Ⅰ患者有消化性溃疡，多数患者溃疡呈多发性，部位不典型，出血、穿孔和梗阻发生率相应高。这些患者胃酸分泌极高伴随胰脂酶失活，导致腹泻和脂肪泻。以前已知MEN-Ⅰ患者仅来自胰腺，但最近的报道显示十二指肠球部胃泌素瘤同样见于MEN-Ⅰ患者。当患者出现胃泌素瘤时做进一步评估发现，其中20%～60%被证明是MEN-Ⅰ。

非β细胞肿瘤伴有严重分泌性腹泻，引起液体和电解质丢失。这一组合称为水样腹泻、低血钾和胃酸缺乏综合征，虽然某些患者病因被认为是血管活性肠肽的作用，但是另一些肠道激素或促泌素包括前列腺素也可能与其有关。许多胰岛细胞瘤患者胰多肽水平增高，这在诊断MEN-Ⅰ中最后可以证明有用，但伴有这些激素分泌过高的临床表现尚未明确。高血糖素、生长抑素、嗜铬粒蛋白、降钙素过高分泌，异位ACTH分泌（库欣综合征），生长激素释放激素过高分泌（明显肢端肥大症）亦见于非β细胞瘤患者中。

β细胞肿瘤和非β细胞肿瘤通常来源于多中心，常可见多发性腺瘤或弥漫性胰岛细胞增生。约30%患者的胰岛细胞肿瘤是恶性的，有局部或远处转移，但MEN-Ⅰ的这些肿瘤较散发性胰岛细胞癌有一良性过程。非β细胞肿瘤的恶性发生率似乎较高。

50%～60%MEN-Ⅰ患者有垂体肿瘤，其中约25%分泌生长激素或生长激素和催乳素，受累患者有肢端肥大症，临床上与散发性类型没有区别。报告指出，25%～90%肿瘤分泌催乳素，约3%分泌ACTH，引起库欣病。其余大多为无功能的。肿瘤局部扩张可致视力损害、头痛及垂体功能减退。

（三）鉴别诊断

多发性内分泌肿瘤综合征Ⅰ型与Ⅱ型的鉴别如下。

1. 肿瘤组成不同

多发性内分泌肿瘤综合征Ⅰ型常由垂体腺瘤、胰岛细胞瘤及甲状旁腺增生组成，多发性内分泌肿瘤综合征Ⅱ型主要与甲状腺髓样癌、嗜铬细胞瘤、甲状旁腺功能亢进症并存。

2. 发病年龄不同

多发性内分泌肿瘤综合征Ⅰ型主要发病年龄为20～40岁，多发性内分泌肿瘤综合征Ⅱ

型主要发病年龄为40～50岁。

（四）治疗

（1）对于MEN-Ⅰ，手术切除肿瘤仍为治疗的第一选择，尽可能彻底切除原发肿瘤及其转移病灶，减少瘤体数量，减少激素和异常增多的生物活性物质的分泌，使症状缓解，提高生活质量。放疗和化疗可以辅助使用，提高治愈率、好转率。

（2）无症状性高钙血症患者一般不需要手术切除甲状旁腺，但应随访并核实有无症状及并发症，及时处理。一旦出现临床症状，可行甲状旁腺全切除术并将一个甲状旁腺切成片状埋藏于前臂肌内，高钙血症复发时可将埋入的甲状旁腺去除，随后长期给予维生素D。

（3）功能性垂体瘤依次为催乳素瘤、生长激素瘤、促肾上腺皮质素瘤，尚有无功能性垂体瘤，可根据情况给予药物（溴隐亭、奥曲肽）、手术和（或）放疗。

（4）因胃泌素过多所致胃泌素瘤，可给予H_2受体拮抗剂如西咪替丁、雷尼替丁，质子泵抑制剂如奥美拉唑或全胃切除。胃泌素瘤未转移者应予切除，但实际上诊断明确时往往已有多处胰外转移，非手术所能切除，可改用化疗药如5-氟尿嘧啶、链脲佐菌素，以及生长抑素八肽、γ干扰素等。

（5）胰岛素瘤宜手术治疗，药物二氮嗪未必有效。胰高血糖素瘤常发生于胰尾部，宜手术切除，已有转移者可用生长抑素八肽、链脲佐菌素；类似治疗适用于血管活性肠肽瘤、类癌。

八、中医辨证论治

对于虚劳的治疗，以补益为基本原则。正如《素问·三部九候论》所说："虚则补之。"在进行补益的时候，一是必须根据疾病属性的不同，分别采取益气、养血、滋阴、温阳的治疗方法；二是要密切结合五脏病位的不同而选方用药，以加强治疗的针对性。

（一）气虚证

在气、血、阴、阳的亏虚中，气虚是临床最常见的一类，其中尤以肺、脾气虚为多见，而心、肾气虚也不少。肝病而出现神疲乏力，食少便溏，舌质淡，脉弱等气虚症状时，多在原肝病辨治的基础上结合脾气亏虚论治。

1. 肺气虚证

临床表现：短气自汗，声音低怯，时寒时热，平素易于感冒，面白，舌质淡，脉弱。

治法：补益肺气，敛肺肃肺。

方药：补肺汤。

药物组成：人参、黄芪、熟地黄、五味子、紫菀、桑白皮。

2. 心气虚证

临床表现：心悸，气短，劳则尤甚，神疲体倦，自汗，舌质淡，脉弱。

治法：益气养心，补血宁神。

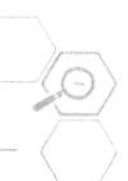

方药：七福饮。

药物组成：人参、熟地黄、当归、白术、酸枣仁、远志、炙甘草。

3. 脾气虚证

临床表现：饮食减少，食后胃脘不舒，倦怠乏力，大便溏薄，面色萎黄，舌淡苔薄，脉弱。

治法：健脾、益气、除湿。

方药：加味四君子汤。

药物组成：人参、黄芪、白术、甘草、茯苓、扁豆。

4. 肾气虚证

临床表现：神疲乏力，腰膝酸软，小便频数而清，白带清稀，舌质淡，脉弱。

治法：益气补肾，生精养血。

方药：大补元煎。

药物组成：人参、山药、炙甘草、杜仲、山茱萸、熟地黄、枸杞子、当归。

（二）血虚证

1. 心血虚证

临床表现：心悸怔忡，健忘，失眠，多梦，面色不华，舌质淡，脉细或结代。

治法：益气生血，养血宁心。

方药：养心汤。

药物组成：人参、黄芪、茯苓、五味子、甘草、当归、川芎、柏子仁、酸枣仁、远志、肉桂、半夏曲。

2. 脾血虚证

临床表现：体倦乏力，纳差食少，心悸气短，健忘，失眠，面色萎黄，舌质淡，苔白薄，脉细缓。

治法：补脾、养血、养心。

方药：归脾汤。

药物组成：人参、黄芪、白术、甘草、生姜、大枣、当归、茯神、酸枣仁、龙眼肉、远志、木香。

3. 肝血虚证

临床表现：头晕，目眩，胁痛，肢体麻木，筋脉拘急，或筋惕肉瞤，女性月经不调甚则闭经，面色不华，舌质淡，脉弦细或细涩。

治法：补血养肝，养血调血。

方药：四物汤。

药物组成：熟地黄、当归、芍药、川芎。

（三）阴虚证

1. 肺阴虚证

临床表现：干咳，咽燥，甚或失音，咯血，潮热，盗汗，面色潮红，舌红少津，脉细数。

治法：养阴、清热、润肺。

方药：沙参麦冬汤。

药物组成：沙参、麦冬、玉竹、天花粉、桑叶、甘草。

2. 心阴虚证

临床表现：心悸，失眠，烦躁，潮热，盗汗，或口舌生疮，面色潮红，舌红少津，脉细数。

治法：滋阴养心。

方药：天王补心丹。

药物组成：生地黄、玄参、麦冬、天冬、人参、茯苓、五味子、当归、丹参、柏子仁、酸枣仁、远志、朱砂。

3. 脾胃阴虚证

临床表现：口干唇燥，不思饮食，大便燥结，甚则干呕、呃逆，面色潮红，舌干，苔少或无苔，脉细数。

治法：养阴和胃。

方药：益胃汤。

药物组成：沙参、麦冬、生地黄、玉竹、冰糖。

4. 肝阴虚证

临床表现：头痛，眩晕，耳鸣，目干畏光，视物不明，急躁易怒，或肢体麻木，筋惕肉瞤，面潮红，舌干红，脉弦细数。

治法：滋养肝阴，养血柔肝。

方药：补肝汤。

药物组成：地黄、当归、芍药、川芎、木瓜、甘草、麦冬、酸枣仁。

5. 肾阴虚证

临床表现：腰酸，遗精，两足痿弱，眩晕，耳鸣，甚则耳聋，口干，咽痛，颧红，舌红，少津，脉沉细。

治法：滋补肾阴。

方药：左归丸。

药物组成：熟地黄、龟板胶、枸杞子、山药、菟丝子、牛膝、山茱萸、鹿角胶。

（四）阳虚证

1. 心阳虚证

临床表现：心悸，自汗，神倦嗜卧，心胸憋闷疼痛，形寒肢冷，面色苍白，舌质淡或紫暗，脉细弱或沉迟。

治法：益气温阳。

方药：保元汤。

药物组成：人参、黄芪、肉桂、甘草、生姜。

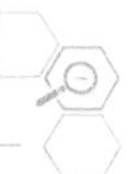

2. 脾阳虚证

临床表现：面色萎黄，食少，形寒，神倦乏力，少气懒言，大便溏薄，肠鸣腹痛，每因受寒或饮食不慎而加剧，舌质淡，苔白，脉弱。

治法：温中健脾，益气祛寒。

方药：附子理中汤。

药物组成：党参、白术、甘草、附子、干姜。

3. 肾阳虚证

临床表现：腰背酸痛，遗精，阳痿，多尿或不禁，面色苍白，畏寒肢冷，下利清谷或五更泄泻，舌质淡胖，有齿痕，苔白，脉沉迟。

治法：温补肾阳，兼养精血。

方药：右归丸。

药物组成：附子、肉桂、杜仲、山茱萸、菟丝子、鹿角胶、熟地黄、山药、枸杞子、当归。

参考文献

[1] 沈敏洁，刘芳，郭玫，等. 多发性内分泌肿瘤综合征-Ⅰ型1例报告［J］. 复旦学报：医学版，2008，35（1）：2.

[2] 张太平，展翰翔，赵玉沛，等. Ⅰ型多发性内分泌肿瘤综合征相关胰岛素瘤诊治分析［J］. 中国实用外科杂志，2010（9）：4.

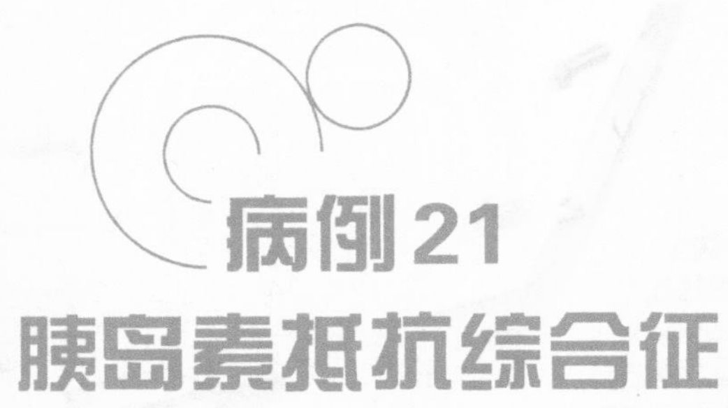

病例21 胰岛素抵抗综合征

一、病历摘要

患者男性，32岁，因“口干、多饮1个月，加重2周”入院

患者1个月前无明显诱因出现口干症状，未予重视，近2周患者自觉口干症状较前明显，遂来诊。现症见口干多饮，时有午餐后易饥感，进食后症状可缓解，无头晕头痛，无胸闷心悸，乏力，下肢沉重，纳眠可，小便尚调，无尿频、尿急伴淋漓不尽感，无泡沫尿，大便黏滞，近期体重较前无明显变化。

患者肥胖症病史14年，平素未饮食控制、运动锻炼。饮酒史10年，每日6两白酒。23岁结婚，育有1子1女，配偶及子女均体健。父亲、兄长有糖尿病病史，否认家族中母亲及其他兄弟姐妹有遗传倾向疾病。

中医望、闻、切诊：患者精神良好，神志清晰，面色红润，气息平和，语声有力，舌红，苔白腻，脉弦。

二、入院查体

体格检查：T 36.5 ℃，P 73次/分，R 18次/分，BP 135/85 mmHg，身高183 cm，体重100 kg，BMI 29.86 kg/m^2。患者青年男性，正常面容，颈部皮肤黑色素沉着，腹部无紫纹，甲状腺无肿大，双肺呼吸音清，心率73次/分，腹部膨隆，无腹壁静脉曲张，无压痛、反跳痛，麦氏点无压痛，双下肢无水肿。

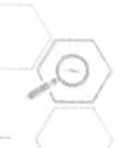

三、辅助检查

入院后查肝肾功能、电解质、甲状腺功能三项、皮质醇、ACTH、尿常规、血常规，均未见异常。其他实验室检查见表21-1。

表21-1　实验室检查及结果

项目	结果	参考范围
空腹血糖（mmol/L）	6.0	3.9 ～ 6.1
餐后2小时血糖（mmol/L）	8.2	3.9 ～ 7.8
甘油三酯（mmol/L）	3.5	0.48 ～ 1.7
糖化血红蛋白（%）	6.1	4.0 ～ 6.0
口服葡萄糖耐量试验（mmol/L）		
空腹血糖	6.3	3.9 ～ 6.1
口服葡萄糖溶液0.5小时	7.0	
口服葡萄糖溶液1小时	13.4	
口服葡萄糖溶液2小时	15	
口服葡萄糖溶液3小时	7.9	
胰岛素测定（μU/mL）		
空腹胰岛素	8.5	2.6 ～ 4.9
C肽释放试验（ng/mL）		
空腹C肽	4.31	1.1 ～ 4.4
口服葡萄糖溶液0.5小时	8.24	
口服葡萄糖溶液1小时	13.78	
口服葡萄糖溶液2小时	15.26	
口服葡萄糖溶液3小时	14.10	

影像学检查腹部彩超示脂肪肝。

四、诊断

西医诊断：糖尿病前期；胰岛素抵抗综合征；高脂血症；肥胖症；脂肪肝。
中医诊断：消渴—脾虚痰湿证。

五、治疗过程

嘱患者饮食控制，低脂低糖、禁酒，运动锻炼。

西医治疗上患者未达到2型糖尿病（T2DM）的诊断标准，遂未用口服药物降糖治疗。患者血脂偏高，予口服瑞舒伐他汀10 mg，每晚1次，调脂治疗，并定期监测肝功能、血脂。

中医治疗上，予中医特色疗法耳针，选取三焦、胰、内分泌、丘脑、肺、脾、胃、肾等穴位调节治疗。中医辨证为脾虚痰阻，治以健脾化痰为主，方剂以加味苍附导痰汤加减，方中苍术健脾燥湿，香附行气解郁，治生痰之源，共为君药；白术、茯苓、薏苡仁燥湿化痰，理气和中，为臣药；佐以陈皮、枳壳、川芎调畅气机，法半夏、胆南星燥湿化痰，使气顺痰消，气血调和，经脉通利，诸药合用，共奏燥湿化痰、行气健脾之功效。方药如下。

苍术12 g	香附12 g	法半夏12 g	胆南星6 g
茯苓15 g	陈皮6 g	枳壳10 g	川芎6 g
薏苡仁10 g	白术10 g		

水煎服，每日1剂，分服2次。

定期随访，复查结果见表21-2。

表21-2　连续3个月随访复查结果

项目	2024年3月12日（初诊）	2024年4月12日	2024年5月12日	2024年6月12日	参考范围
甘油三酯（mmol/L）	3.5	2.2	1.8	1.3	0.48 ～ 1.7
肝功能	正常	正常	正常	正常	—
空腹C肽（ng/mL）	4.31	—	—	2.2	1.1 ～ 4.4
空腹血糖（mmol/L）	6.3	6.0	5.7	5.4	3.9 ～ 6.1
餐后2小时血糖（mmol/L）	8.2	8.9	7.0	6.7	3.9 ～ 7.8
糖化血红蛋白（%）	6.1	—	—	5.7	4.0 ～ 6.0
体重（kg）	100	95	93	90	—
BMI（kg/m^2）	29.86	28.37	27.77	26.87	18.5 ～ 23.9

六、病例特点

患者青年男性，因“口干、多饮1个月，加重2周”来我科门诊就诊。既往有肥胖症病史14年。

入院症见口干多饮，时有午餐后易饥感，进食后症状可缓解，无头晕头痛，无胸闷、心

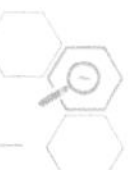

悸，乏力，下肢沉重，纳眠可，小便尚调，无尿频、尿急伴淋漓不尽感，无泡沫尿，大便黏滞，近期体重较前无明显变化。

查体：体形肥胖，颈部皮肤黑色素沉着，腹部无紫纹，甲状腺无肿大，双肺呼吸音清，心率73次/分，腹部膨隆，无腹壁静脉曲张，无压痛、反跳痛，麦氏点无压痛，双下肢无水肿。

实验室检查：甘油三酯3.5 mmol/L、75 g口服葡萄糖耐量试验（oral glucose tolerance test，OGTT）＋C肽释放试验提示胰岛素抵抗，伴分泌高峰延迟。

七、西医疾病介绍

胰岛素抵抗是胰岛素敏感性降低和（或）胰岛素反应性下降的状态。胰岛素有多种生理作用，包括抑制肝糖原分解、促进糖原和脂质合成、增加肌肉和脂肪组织摄取葡萄糖、刺激细胞增生等，胰岛素抵抗一般特指其降糖作用下降。胰岛素抵抗是代谢综合征的中心环节，一方面胰岛素抵抗可诱发高胰岛素血症及代谢综合征中多种疾病，另一方面胰岛素抵抗的发生机制又与肥胖及代谢综合征的病理变化有关，互为因果，其间关系错综复杂。

（一）鉴别诊断

1. 库欣综合征

典型临床表现有向心性肥胖、紫纹、满月脸、水牛背等，且实验室检查提示皮质醇增高。

2. 胰岛素瘤

常见临床表现是空腹低血糖，且低血糖发作时血清胰岛素浓度异常增高，可通过CT、MRI等定位检查以鉴别诊断。

（二）辅助检查

1. 简易人体测量学指标

体重、体重指数、腰围、腰臀比等数据可粗略判断患者是否有胰岛素抵抗及抵抗程度。

2. OGTT

一般胰岛素抵抗的空腹胰岛素水平为20～70 mU/L，OGTT试验中胰岛素峰值为150～350 mU/L，胰岛素剂量为1～2 U/（kg·d），日胰岛素总量＜200 U；严重胰岛素抵抗的空腹胰岛素水平＞70 mU/L，OGTT胰岛素峰值＞350 mU/L，胰岛素剂量为2～3 U/（kg·d），日胰岛素总量为200～300 U；极度胰岛素抵抗的空腹胰岛素水平＞70 mU/L，OGTT胰岛素峰值＞350 mU/L，胰岛素剂量＞3 U/（kg·d），日胰岛素总量＞300 U。

（三）治疗

1. 生活方式干预

生活方式干预包括健康膳食、增加运动、消除精神应激、戒烟、限酒、保持正常的睡眠、补充矿物质和微量元素等。

（1）健康膳食：膳食控制可改善胰岛素抵抗。严格的膳食控制［体重减轻（17.8±1.2）%］可显著改善肝脏、骨骼肌和脂肪组织胰岛素敏感性，且作用与胃旁路术无差异。膳食总热卡、膳食成分及进食时间均影响胰岛素敏感性。热卡限制和心脏代谢风险研究显示，每日热卡减少11.9%可显著改善胰岛素抵抗。建议胰岛素抵抗患者每日热卡减少12%以上（消瘦者除外），超重或肥胖的胰岛素抵抗者建议每日热卡减少20%～30%，以使体重降低5%以上。不饱和脂肪酸有一定地减轻胰岛素抵抗的作用。建议将膳食饱和脂肪酸所占热卡控制到总热卡的10%以下，严格控制反式脂肪酸的摄入，减少动物来源的饱和脂肪酸，并适当增加不饱和脂肪酸。单糖、二糖及升糖指数高的碳水化合物刺激胰岛素分泌，诱发高胰岛素血症及肥胖症，促进胰岛素抵抗。建议胰岛素抵抗者将碳水化合物控制到总热卡的50%左右，其中全谷类至少占总碳水化合物的一半，严格控制单糖（尤其是果糖）和二糖的摄入，减少高升糖指数食物。极低碳水化合物膳食或生酮饮食的长期安全性尚不清楚，故不推荐肥胖的胰岛素抵抗者长期采用该膳食模式。动物蛋白通过刺激胰高血糖素分泌而诱发胰岛素抵抗，而植物蛋白则减轻胰岛素抵抗。建议膳食蛋白所提供的热卡占总热卡的15%～20%，并适当增加植物蛋白占比（肾功能不全者除外）。补充膳食纤维可显著改善外周胰岛素抵抗，建议成年人每日补充15 g膳食纤维或将膳食纤维摄入量增加到35 g/d。

（2）运动锻炼：运动可以提高胰岛素敏感性。有氧运动是最常见的运动形式，建议胰岛素抵抗患者保持每周至少150分钟（每周运动5天，每次30分钟）中等强度（50%～70%最大心率）的有氧运动，如步行、慢跑、打太极拳、骑自行车、跳健身舞、做韵律操等。抗阻运动（如举哑铃、做仰卧起坐及俯卧撑、负重深蹲、臀桥等）不仅可改善胰岛素抵抗，还能增加肌肉含量和骨密度，可与有氧运动联合。无氧运动改善胰岛素抵抗是否优于有氧运动，尚无定论。运动宜在专业人员指导下进行，视身体状态选择合理的运动方式。有心脑血管疾病的老年人应避免高强度剧烈运动，有低血糖风险的患者应注意防范运动诱导的低血糖。

2. 药物治疗

药物治疗改善胰岛素抵抗的机制有3个方面：直接作用（部分药物有直接改善胰岛素抵抗的作用）；通过控制高血糖，间接改善胰岛素抵抗；通过减重，间接改善胰岛素抵抗。由于目前用于治疗胰岛素抵抗药物的适应证多数为T2DM，因此药物治疗通常适用于有T2DM的胰岛素抵抗患者。对于没有糖尿病的胰岛素抵抗肥胖患者，如生活方式干预不能有效改善肥胖和胰岛素抵抗，可考虑使用减重药物。

3. 手术治疗

手术治疗主要用于生活方式干预和药物治疗均不能获得满意效果的较严重肥胖者，手术宜在经验丰富的多学科合作团队中开展。术前应充分评估手术的风险和获益，术后应定期随访，给患者必要的健康指导及营养评估。

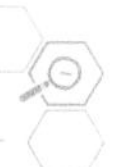

八、中医疾病介绍

（一）病因病机

高胰岛素血症可称“脾瘅”，即脾热之病，属于消渴前期，正如《素问·奇病论》记载，“帝曰：有病口甘者，病名为何？何以得之？岐伯曰：此五气之溢也，名曰脾瘅。夫五味入口，藏于胃，脾为之行其精气，津液在脾，故令人口甘也，此肥美之所发也。此人必数食甘美而多肥也，肥者令人内热，甘者令人中满，故其气上溢，转为消渴。治之以兰，除陈气也。”刘华珍教授认为脾瘅者多因饮食不节，甘美肥味太过，导致痰、浊、脂、膏聚积于肝脏，内热中满积滞于脾，脾气上溢存于口，进而引发口甘之症状，又因脾为生痰之源，痰湿瘀浊形成阻滞气机，日久则发消渴，因此该病发病机制在于湿瘀困脾、脾不升清，治以化湿祛瘀、健脾升清为主。

（二）辨证论治

宗倩等根据中医辨证将其分为6型。①心血瘀阻型：以血府逐瘀汤加减；②痰浊痹阻型，以瓜蒌薤白半夏汤加减；③寒凝心脉型：以通脉四逆汤加减；④气阴两虚型：以生脉散合炙甘草汤加减；⑤心肾阴虚型：以左归饮合天王补心丹加减；⑥心阳不振型：以参附汤合四逆汤加减。张京春等认为，其辨证分型常可大体分为胃热湿阻型、痰浊郁阻型、痰瘀互阻型、脾虚湿胜型、脾肾两虚型、气滞血瘀型、气阴两虚型、阴虚内热型及阴阳失调型等多种类型，一般可在化痰祛湿的基础上根据兼夹证，予以清热、行气、活血、益气、养阴、调理阴阳以取得疗效。常用方剂可选平胃散、二陈汤、三仁汤、温胆汤、凉膈散、消渴方、越鞠丸、四逆散、血府逐瘀汤、生脉散、增液汤、六味地黄汤、水陆二仙丹、二仙汤等加减。王琦等根据中医学对此病病因病机的认识，将其分为4型。①肝郁脾虚型：方用柴胡疏肝散、逍遥丸等培土扶正、疏肝理脾；②瘀血内阻型：方用桃红四物汤、丹参饮活血通脉、化瘀散结；③痰湿内蕴型：治用苍附导痰汤（茯苓、半夏、陈皮、甘草、苍术、香附、胆南星、枳壳、生姜、神曲、当归、川芎）健脾化痰利湿；④气阴两虚型：以参芪地黄汤益气养阴。

（三）中药治疗

王幸栓教授认为五脏的功能失调是引起脾瘅的始动原因，并贯穿糖尿病发生、发展、变化的整个过程，治以滋补为主，疏泄为辅，五脏统治，自拟五脏方：熟地黄18 g，肉桂6 g，白术12 g，柴胡9 g，麻黄6 g，酸枣仁18 g，生龙骨12 g，生牡蛎12 g，丹参15 g，栀子9 g，泽泻15 g，大黄5 g。对治疗高胰岛素血症有良好效果。陈旭等基于“阴未盛-阳先至”假说，顺应阴阳消长的自然规律，分阶段调和阴阳，以期改善胰岛素抵抗。

（四）针灸外治

董卫等通过针药并治，选用柴胡、白芍、郁金疏肝解郁，调畅气机；党参、白术、山

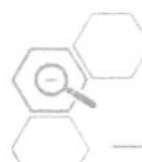

药、茯苓健脾益气，升清降浊，除痰布津；苍术、佩兰化湿除满，畅利中焦；决明子、泽泻可通腑气，降痰浊；生山楂、丹参化瘀浊。再加以针刺肝俞以疏肝气，针刺脾俞、胰俞及足三里健脾益气，共奏调畅气机、健运脾胃、消浊除痰还津之功。吴郡教授等运用毫火针疗法，选用关元、中脘、气海、足三里、血海、三阴交、曲池、合谷、脾俞、肾俞、胰俞、脐周八穴，治以健脾化湿、活血通络，有效改善胰岛素抵抗。

参考文献

[1] 朱大龙，母义明. 胰岛素抵抗相关临床问题专家共识（2022版）[J]. 中国糖尿病杂志，2022，14（12）：1368-1379.

[2] 张爱民，赵燕燕，胡磊磊，等. 脾瘅方加减联合二甲双胍治疗肥胖型2型糖尿病的临床疗效及对其血脂、胰岛素抵抗指数的影响[J]. 世界中西医结合杂志，2024，19（3）：591-595.

[3] 宗倩，刘丽. 降糖法在代谢综合征治疗中的作用临床观察[J]. 辽宁中医学院学报，2005（3）：248.

[4] 张京春，陈可冀. 代谢综合征与中西医结合综合干预[J]. 中国中西医结合杂志，2004（11）：1029-1032.

[5] 王琦，李英帅. 中医对代谢综合征的认识及辨治探讨（下）[J]. 浙江中医杂志，2006（11）：623-625.

[6] 何静，王幸栓. 五脏统治方联合生活方式干预治疗糖耐量异常的临床观察[J]. 云南中医中药杂志，2023，44（6）：46-49.

[7] 陈旭，王昕. 中医滋阴潜阳法对多囊卵巢综合征伴胰岛素抵抗大鼠PI3K/Akt信号通路、性激素及胰岛素相关指标的影响[J]. 中华中医药学刊，2024，42（2）：23-28，271.

[8] 董卫，巫奕丽. 胰岛素抵抗综合征的针药综合治疗[J]. 中国临床医生，2003（1）：59.

[9] 苏南，吴珺. 毫火针疗法对脾虚型高胰岛素血症患者腹围、腰臀比影响的临床研究[J]. 吉林中医药，2022，42（12）：1466-1468.

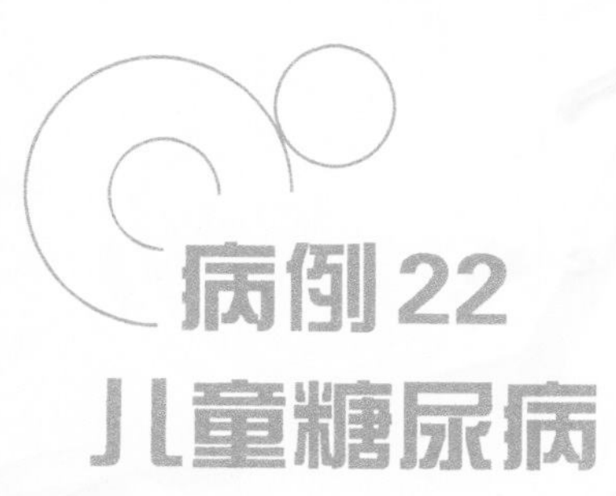

病例22 儿童糖尿病

一、病历摘要

患儿女性，4岁10个月。因“多尿、口干、多饮、乏力2周”入院。

患儿2023年10月19日无明显诱因出现多尿、口干、多饮、易饥、多食、乏力，无心悸、多汗、手抖、双眼外突。2023年11月2日到我院就诊，查静脉血糖33.3 mmol/L；糖化血红蛋白12.7%；胰岛素（空腹）2.32 mU/L，空腹C肽0.811 μg/L；抗胰岛素抗体11.5 IU/mL、血清抗谷氨酸脱羧酶抗体6.03 IU/mL，均为阴性；血酮体0.70 mmol/L；尿常规示尿糖（+++）、尿酮体（+）。症见口干、多饮、多尿、乏力，活动后伴下肢疼痛，纳可，睡眠一般，小便泡沫增多，无明显尿痛，大便正常，近期体重无变化。

患者平素身体健康。否认肝炎、结核病等传染病病史。否认高血压、心脏病、脑血管病病史，否认重大外伤及手术史。否认输血史，否认食物、药物过敏史，预防接种史随当地。无烟酒不良嗜好。祖父、曾祖母、外祖母有糖尿病病史。否认其他系统疾病病史。

中医望、闻、切诊：患者精神差，神志清晰，面色萎黄，气息平和，语声低弱，舌红，苔薄黄，脉沉细数。

二、入院查体

体格检查：BP 86/67 mmHg，R 18次/分，P 87次/分，体重17.5 kg。胸廓对称，双肺呼吸音清，未闻及干湿啰音，无胸膜摩擦音。心前区无隆起，心浊音界正常，律齐，各瓣膜听诊区未闻及病理性杂音。四肢活动无异常，双下肢无水肿，生理反射存在，病理反射未引出。

三、实验室检查

2023年10月19日入院实验室检查结果，见表22-1、表22-2。

表22-1 血清C肽、胰岛素、葡萄糖检查

项目	空腹	60分钟	120分钟	180分钟	参考范围
胰岛素（mU/L）	2.32	19.41	24.30	15.34	2.6～24.9
C肽（μg/L）	0.811	2.27	4.25	3.51	1.1～4.4
葡萄糖（mmol/L）	12.9	18.09	23.17	14.51	空腹血糖＜6.1；餐后0.5～1小时＜11.1；餐后2小时血糖＜7.8；餐后3小时血糖恢复至空腹水平

表22-2 抗胰岛素抗体等实验室检查

项目	结果	参考范围
抗胰岛素抗体（IU/mL）	11.50	0～20
血清抗谷氨酸脱羧酶抗体（IU/mL）	6.03	0～30
糖化血红蛋白（%）	12.7	4.0～6.0
血酮体（mmol/L）	0.70	0.03～0.3
尿葡萄糖	+++	—
尿酮体	++	—
血液酸碱度	7.38	7.35～7.45
碳酸氢根离子（mmol/L）	26.6	21～25
二氧化碳分压（mmHg）	44	35～45
血钠（mmol/L）	128	136～145
血钾（mmol/L）	3.8	3.5～5.5
免疫球蛋白A（g/L）	0.78	0.76～3.9
尿微量白蛋白（mg/L）	10.13	0～30
尿蛋白-肌酐比值（mg/g）	30.11	0～30
游离三碘甲腺原氨酸（pmol/L）	3.75	3.1～6.8
游离甲状腺素（pmol/L）	17.02	12～22
高敏促甲状腺激素（mIU/L）	2.53	0.27～4.2

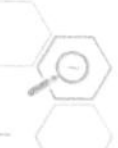

续表

项目	结果	参考范围
抗甲状腺球蛋白抗体（IU/mL）	13.47	0 ～ 115
抗甲状腺过氧化物酶自身抗体（IU/mL）	11.56	0 ～ 34

四、诊断

西医诊断：青少年隐匿性自身免疫性糖尿病；糖尿病酮症。

中医诊断：消渴—肾阴亏虚证。

五、治疗过程

西医根据血糖变化调整门冬胰岛素剂量，并予以补液及对症治疗。

中医予以中药汤剂、自制剂芪黄胶囊、穴位贴敷涌泉治疗。患儿以口干、多饮、多尿、易饥、多食、乏力为主症，综合脉证，四诊合参，本病当属中医学“消渴”范畴，属肾阴亏虚证。患儿女性，因饮食不节，损伤脾胃发为消渴，消渴日久，肾中精气受损，损伤肾阴，舌脉俱为佐证。中药予以滋补肝肾，方选六味地黄丸加减，方药如下。

熟地黄30 g	山萸肉9 g	牡丹皮9 g	山药12 g
泽泻9 g	茯苓9 g	干姜10 g	西洋参10 g
黄连10 g	乌梅10 g	五味子10 g	肉桂6 g

每日1剂，水煎服，早晚分服。

又因脾胃渗入的水谷精微无法转化，再加上阴虚而无法载气，长期下来导致气阴两虚，脾肾亏虚。故佐以补气益元、滋阴润燥、培补脾肾的芪黄胶囊，起到未病先防的作用。

2023年11月29日患者为求进一步诊疗，前往中国医学科学院北京协和医院就诊，进行分子遗传检测，对受检者基因组DNA进行全外显子组捕获和测序，检测结论为未检测到可以解释受检者表型的变异。

后续患者门诊复查，予门冬胰岛素注射液2 U每日3次皮下注射控制血糖和中药治疗后，血糖控制尚可，口渴、多饮、多尿、乏力症状明显好转，下肢疼痛明显减轻。2024年2月15日，空腹血糖5.12 mmol/L，餐后2小时血糖7.60 mmol/L，空腹C肽0.551 μg/L；抗胰岛素抗体15.18 IU/mL、血清抗谷氨酸脱羧酶抗体19.61 IU/mL，均为阴性。半年后（2024年5月20日）空腹血糖6.40 mmol/L，餐后2小时血糖7.50 mmol/L，空腹C肽0.502 μg/L；抗胰岛素抗体21.30 IU/mL、血清抗谷氨酸脱羧酶抗体31.33 IU/mL。患者治疗前后各项指标变化情况见表22-3、表22-4。

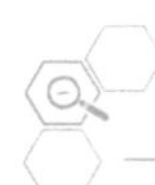

表22-3　患者治疗前后抗胰岛素抗体、抗谷氨酸脱羧酶抗体、糖化血红蛋白水平变化

项目	2023年11月3日	2024年2月15日	2024年5月20日	参考范围
抗胰岛素抗体（IU/mL）	11.50	15.18	21.30	0～20
血清抗谷氨酸脱羧酶抗体（IU/mL）	6.03	19.61	31.33	0～30
糖化血红蛋白（%）	12.70	6.40	6.40	4.0～6.0

表22-4　患者治疗前后尿葡萄糖、尿酮体及血酮体水平变化

项目	2023年11月2日	2023年11月3日	2023年11月5日	2023年11月8日	2023年11月10日	2024年2月15日	参考范围
尿葡萄糖	+++　+++	+++　+++	+	++　+	+	−	
尿酮体	++　++	+−　+−	−	++　−	−	−	
血酮体（mmol/L）	0.70	0.46	0.22	0.67	0.15	0.12	0.03～0.3

血清C肽、胰岛素、葡萄糖水平变化情况如下。

2023年11月3日：空腹胰岛素，餐后60分钟、120分钟、180分钟胰岛素分别为2.32 mU/L、19.41 mU/L、24.30 mU/L、15.34 mU/L；空腹C肽，餐后60分钟、120分钟、180分钟C肽分别为0.811 μg/L、2.27 μg/L、4.25 μg/L、3.51 μg/L；空腹葡萄糖，餐后60分钟、120分钟、180分钟葡萄糖分别为12.9 mmol/L、18.09 mmol/L、23.17 mmol/L、14.51 mmol/L。

2024年2月15日：空腹C肽，餐后60分钟、120分钟、180分钟C肽分别为0.551 μg/L、1.97 μg/L、3.86 μg/L、2.63 μg/L；空腹葡萄糖、60分钟、120分钟、180分钟葡萄糖分别为5.12 mmol/L、10.2 mmol/L、7.60 mmol/L、5.91 mmol/L。

2024年5月20日：空腹C肽，餐后60分钟、120分钟、180分钟C肽分别为0.502 μg/L、1.823 μg/L、3.330 μg/L、2.158 μg/L；空腹葡萄糖、餐后60分钟、120分钟、180分钟葡萄糖分别为6.40 mmol/L、10.60 mmol/L、7.50 mmol/L、6.02 mmol/L。

六、病例特点

患儿女性，有糖尿病家族史。

以口干、多饮、多尿、乏力为主要症状。

实验室检查：最初显示静脉血糖33.3 mmol/L；糖化血红蛋白12.7%；胰岛素（空腹）2.32 mU/L，空腹C肽0.811 μg/L；抗胰岛素抗体11.5 IU/mL、血清抗谷氨酸脱羧酶抗体6.03 IU/mL，均为阴性；血酮体0.70 mmol/L；尿常规示尿糖（+++）、尿酮体（+）。半年后，空腹C肽0.502 μg/L；抗胰岛素抗体21.30 IU/mL，血清抗谷氨酸脱羧酶抗体31.33 IU/mL。

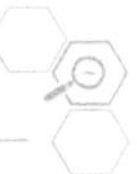

七、西医疾病介绍

糖尿病是一种全球性的慢性疾病。随着生活水平的提高，糖尿病的发病率逐年上升，发病年龄年轻化，青少年与儿童糖尿病的发病率在全球呈上升趋势。儿童、青少年糖尿病的分型主要包括1型、2型和单基因型［其中以青少年发病的成年型糖尿病（maturity-onset diabetes of the young，MODY）为主］。儿童、青少年2型糖尿病患者数越来越多，但并非肥胖体形的糖尿病均为2型，有些诊断为2型糖尿病者可能最终是MODY。部分1型和2型糖尿病的临床表现与检查结果存在交叉的特点，这种临床表现的重叠给糖尿病的分型及亚型分型带来了困难。而隐匿性自身免疫性糖尿病以胰岛β细胞遭受缓慢自身免疫损害为特征，是1型糖尿病的特殊类型，依据发病年龄可分为成人晚发自身免疫性糖尿病（latent autoimmune diabetes in adults，LADA）和青少年隐匿性自身免疫性糖尿病（latent autoimmune diabetes in youth，LADY）。

（一）LADY概述

由于研究较少，LADY一直处于糖尿病诊疗的灰色地带，加之临床表现相似，此类患者大概率会被误当作2型糖尿病进行诊治。

LADY是指临床早期不依赖胰岛素治疗，以胰岛β细胞遭受缓慢自身免疫损害为特征的糖尿病类型。LADY早期临床表现类似2型糖尿病，其胰岛功能衰退快于2型糖尿病而慢于经典性1型糖尿病。

（二）LADY的诊断

中华医学会糖尿病学分会在关于我国LADY的诊疗共识中提出，对LADY的诊断建议基于以下3条标准：①起病年龄＜18岁。②胰岛素抗体阳性。③诊断糖尿病后至少半年不需要依赖胰岛素治疗。

（三）LADY的治疗

LADY的治疗分为两个阶段：非胰岛素依赖期和胰岛素依赖期。重点在于非胰岛素依赖期，此阶段的目的在于减少胰岛素自身免疫损害，尽可能保留β细胞功能，延缓胰岛素依赖阶段的出现。目前临床研究发现胰岛素治疗可延缓LADY的胰岛破坏进程，所以，胰岛素强化治疗是治疗的重中之重，目前认为治疗LADY的措施包括以下几种。①避免使用胰岛素促泌剂，包括磺脲类、格列奈类，以免加快胰岛功能衰竭速度。②早期使用胰岛素。③对C肽水平尚可的患者可以考虑予以降糖药如二甲双胍、胰高血糖素样肽受体激动剂、二肽基肽酶-4抑制剂、钠-葡萄糖协同转运蛋白2抑制剂等。

（四）鉴别诊断

儿童及青少年糖尿病的分型鉴别可分为以下几种。

1. 1型糖尿病

多数起病急，可伴酮症酸中毒。病初C肽低于正常或检测下限；抗谷氨酸脱羧酶抗体、胰岛细胞抗原2抗体、锌转运蛋白8或胰岛素抗体阳性；无黑棘皮病；家族史2% ～ 4%。可伴其他自身免疫性疾病。

2. 2型糖尿病

起病偏慢，酮症酸中毒少见；疾病初期C肽正常或增高，刺激后曲线上升迟缓，高峰在2小时或3小时，多数在2小时达到高峰，峰值明显高于正常值（胰岛素抵抗为主）；体重正常或消瘦的2型糖尿病患者，空腹C肽水平略低于正常或稍高，刺激后曲线上升迟缓，峰值低于正常（胰岛素分泌不足为主）。胰岛素抗体通常阴性；可伴黑棘皮病；2型糖尿病家族史＞80%。

出现高血糖症状且符合以下4项之一，以及胰岛素抗体阴性，可诊断儿童及青少年2型糖尿病。①空腹血糖≥7.0 mmol/L。②口服葡萄糖耐量试验2小时血糖≥11.1 mmol/L。③随机血浆葡萄糖≥11.1 mmol/L。④糖化血红蛋白≥6.5%。

3. 单基因糖尿病

单基因变异可引起胰岛β细胞功能缺陷，导致中重度高血糖。单基因糖尿病根据发病年龄主要分为新生儿糖尿病和MODY两大类。新生儿糖尿病的定义是患儿在出生后6个月内出现血糖持续性升高，但多数患儿在出生后1个月内即起病。对于年龄＜35岁（年龄＜25岁更具提示性）、胰岛素抗体阴性、有新生儿低血糖和（或）1型或2型糖尿病的多个家庭成员，具有不典型糖尿病（分类）特征的个体，应考虑诊断为MODY。在大多数情况下，1型糖尿病抗体的存在会排除此方向的进一步检测，但也有报告称1型糖尿病与MODY可共存。目前通用的MODY诊断标准有以下3点：①家系内至少3代直系亲属均有糖尿病患者，且其传递符合常染色体显性遗传规律；②家系内至少有1个糖尿病患者的诊断年龄在25岁或以前；③糖尿病确诊后至少在2年内无须使用胰岛素控制血糖。

进一步确诊单基因糖尿病的主要方法为分子遗传学检测，可以早期明确单基因糖尿病的类型。对于无法归类到1型糖尿病和2型糖尿病，或者临床已经有提示高度怀疑单基因糖尿病者，均应考虑进行基因检测。临床信息提示需要进行分子遗传学检测的人群分为以下几种。①出生后6个月内即出现糖尿病（1型糖尿病在这个年龄极为罕见）。②出生后6 ～ 12个月被诊断为新生儿糖尿病，但糖尿病相关抗体阴性。③合并有胰腺外病变（先天性心脏病、胃肠道缺陷、脑畸形、视力听力异常、严重腹泻、肾发育异常或其他自身免疫性疾病）。④家族多代（三代以上）高血糖或糖尿病病史。⑤诊断1型糖尿病5年后，仍有部分胰岛β细胞功能保留，胰岛素需要量低，血清及尿C肽在正常范围或稍偏低。⑥轻度、非进展的空腹高血糖。⑦新生儿期有高胰岛素性低血糖症。⑧与肥胖程度不符合的显著黑棘皮病表现，可伴有高甘油三酯等脂代谢异常表现。⑨不寻常的脂肪分布，如中央脂肪堆积，四肢脂肪缺乏或肌肉发达。

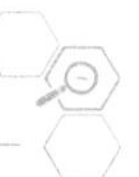

八、中医疾病治疗

（一）辨证论治

消渴由先天禀赋不足、饮食不节、情志失调、劳倦内伤等导致，阴虚内热，以多饮、多食、多尿、乏力、消瘦，或尿有甜味为主要症状的病证。

1. 肺热津伤证

临床表现：烦渴多饮，口干舌燥，尿频量多，舌边尖红，苔薄黄，脉洪数。

治法：清热润肺，生津止渴。

方药：消渴方加减。

药物组成：黄连末、天花粉、人乳汁（或牛乳）、藕汁、生地汁、姜汁、蜂蜜等。

2. 气阴亏虚证

临床表现：口渴引饮，能食与便溏并见，或饮食减少，精神不振，四肢乏力，体瘦，舌质淡红，苔白而薄，脉弱。

治法：生津止渴，益气健脾。

方药：七味白术散加减。

药物组成：白茯苓、人参、藿香叶、木香、甘草、葛根、白术等。

3. 胃热炽盛证

临床表现：多食易饥，口渴，尿多，形体消瘦，大便干燥，舌苔黄，脉滑实有力。

治法：清胃泻火，增液滋阴。

方药：玉女煎加减。

药物组成：熟地黄、石膏、麦冬、知母、牛膝等。

4. 肾阴亏虚证

临床表现：尿频量多，浑浊如脂膏，或尿甜，腰膝酸软，乏力，头晕耳鸣，口干唇燥，皮肤干燥、瘙痒，舌红苔少，脉沉细数。

治法：补益肝肾，滋肾固本。

方药：六味地黄丸加减。

药物组成：熟地黄、山萸肉、牡丹皮、山药、泽泻、茯苓等。

5. 阴阳两虚证

临床表现：小便频数，浑浊如膏，甚至饮一溲一，面容憔悴，耳轮干枯，腰膝酸软，四肢欠温，畏寒肢冷，舌苔淡白而干，脉沉细无力。

治法：滋阴温阳。

方药：金匮肾气丸加减。

药物组成：干地黄、山茱萸、山药、茯苓、牡丹皮、泽泻、附子、肉桂等。

（二）中医特色治疗

采用芪黄胶囊与穴位贴敷联合治疗。

芪黄胶囊属于中药制剂，是由生黄芪、生地黄、葛根、黄精、丹参、熟大黄、黄连、水蛭组成，其中黄芪是君药，其功能为利尿、生肌、补气固表、健脾益气。生地黄具凉血、清热、滋阴的功效；葛根功效包括透疹、退热解肌、止渴生津、止泻升阳，适用于阴虚消渴、脾虚泄泻之证；黄精是补益药，能补气养阴、健脾益肾及润肺；三药配伍能强化君药的养阴益气功效。黄连是臣药，具有清热燥湿、泻火解毒之效，并具有降血糖、降血脂的药理作用。丹参、水蛭均是佐药，丹参能够除烦清心、凉血消痈；水蛭能够通脉活血，改善微循环，对糖尿病并发症具有预防作用，秉承了中医“未病先防”的理念；熟大黄可以泄热通肠、凉血解毒、逐瘀通经。诸药配伍，能有效发挥养阴、清热、益气、活血的功效，帮助缓解糖尿病症状。

穴位贴敷是基于中医针刺技术发展而来的，贴敷膏由二氧化硅、二氧化钛等材料所制，经现代技术处理能产生生物波，持续作用在穴位中，能发挥吸收、渗透、反射、透射等作用，形成生物共振的效果，经穴位刺激经络，药物由皮肤渗入，再由经络达到脏腑，用于脏腑气血阴阳的调控，以此达到治疗疾病的效果。肉桂具补元阳、暖脾胃、除积冷、通血脉的功效，贴敷于双足底的涌泉，涌泉作为足少阴肾经的腧穴之一，经刺激能起到开窍、泄热、降逆及散热生气的作用，能促进微循环，修复胰岛β细胞，合成胰岛素，调控血糖水平。

因此，通过外治、内服的方式对糖尿病展开治疗，能有效控制血糖。

参考文献

[1] ELSAYED N A，ALEPPO G，ARODA V R，et al. 14. Children and adolescents：standards of care in diabetes-2023 [J]. Diabetes Care，2023，46 (Suppl 1)：230–253.

[2] 中华医学会儿科学分会内分泌遗传代谢学组. 儿童单基因糖尿病临床诊断与治疗专家共识 [J]. 中华儿科杂志，2019 (7)：508-509.

[3] CENGIZ E，DANNE T，AHMAD T，et al. ISPAD clinical practice consensus guidelines 2022：insulin treatment in children and adolescents with diabetes [J]. Pediatric Diabetes，2022，23 (8)：1277-1296.

[4] 侯凌. 糖尿病分型的争议 [J]. 中国实用儿科杂志，2015，30 (10)：752-756.

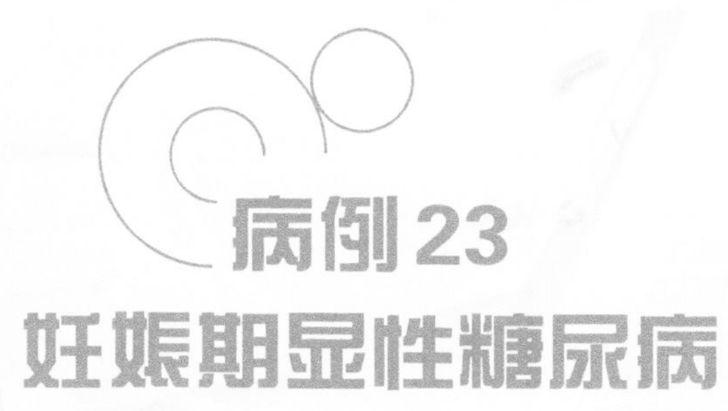

病例23 妊娠期显性糖尿病

一、病历摘要

患者女性，30岁，因“孕28周＋2天，发现血糖升高5个月”入院。

患者现孕28周＋2天，5个月前产科门诊查体时发现血糖升高，空腹血糖6.4 mmol/L，建议患者通过饮食和运动控制血糖，后查血糖较前下降，空腹血糖5.2 mmol/L，嘱患者继续以饮食和运动控制。2024年5月5日产检复查空腹血糖7.3 mmol/L，餐后2小时血糖15.2 mmol/L，糖化血红蛋白7.1%，遂来诊。入院症见口干、多饮、多尿，纳一般，睡眠可，大便尚可。

28岁结婚，未育。初潮年龄15岁，行经天数7天，月经周期35天，末次月经为2023年10月20日。否认家族中父母及兄弟姐妹有遗传倾向疾病。

中医望、闻、切诊：患者精神良好，神志清晰，面色暗，气息平和，语声有力，舌暗红，少苔，脉滑。

二、入院查体

体格检查：BP 121/68 mmHg，R 16次/分，P 85次/分，身高169 cm，体重82 kg，BMI 28.7 kg/m^2。甲状腺无肿大，双肺呼吸音清，未闻及干湿啰音，无胸膜摩擦音。心前区无隆起，心浊音界正常，律齐，各瓣膜听诊区未闻及病理性杂音。腹部膨隆，关节活动自如，双下肢无水肿。

三、辅助检查

空腹血糖7.3 mmol/L，餐后2小时血糖15.2 mmol/L，糖化血红蛋白7.1%，尿液分析示葡萄糖（+++），血清抗胰岛素抗体7.21 IU/mL，血清抗谷氨酸脱羧酶抗体6.41 IU/mL，抗胰岛细胞自身抗体0.14 IU/mL，血常规、电解质、肝功能、肾功能、血脂、甲状腺功能三项、尿蛋白-肌酐比值均未见明显异常。

四、诊断

西医诊断：妊娠期显性糖尿病。
中医诊断：消渴—阴虚燥热证。

五、治疗过程

（一）饮食指导

妊娠期高血糖患者应控制每日总能量摄入，妊娠早期不低于1600 kcal/d（1 kcal＝4.184 kJ），妊娠中晚期以1800～2200 kcal/d为宜；伴孕前肥胖者应适当减少能量摄入，但妊娠早期不低于1600 kcal/d，妊娠中晚期适当增加。

各营养素的供能占比：推荐每日摄入的碳水化合物不低于175 g，以摄入量占总热量的50%～60%为宜（一般选择碳水化合物时，建议优先选择升糖指数低的碳水化合物，对血糖影响较小）；蛋白质不应低于70 g；饱和脂肪酸不超过总能量摄入的7%；限制反式脂肪酸的摄入；推荐每日摄入25～30 g膳食纤维。

建议妊娠期高血糖患者每天的餐次安排为3次正餐和2～3次加餐，正餐的能量应分别控制在每日摄入总能量的10%～15%、30%、30%，每次加餐的能量可以占5%～10%。

保证维生素和矿物质的摄入，有计划地增加富含铁、叶酸、钙、维生素D、碘等的食物，如瘦肉、家禽、鱼、虾、奶制品、新鲜水果和蔬菜等。

妊娠期高血糖患者应根据孕前BMI制定妊娠期的增重目标，建议孕前正常体重者在妊娠期增重8.0～14.0 kg，孕前超重和肥胖者在妊娠期增重应减少。

（二）入院后治疗

入院后根据患者血糖变化情况及时调整胰岛素用量，见表23-1、表23-2。

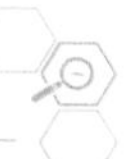

表23-1　2024年5月6日—10日患者血糖变化（mmol/L）

日期	空腹	早餐后	午餐前	午餐后	晚餐前	晚餐后	睡前
2024年5月5日	—	—	—	7.6	7.0	12.6	9.2
2024年5月6日	6.4	14.3	6.1	8.8	5.3	10.7	6.6
2024年5月7日	6.1	6.3	6.3	10.1	5.5	8.5	—
2024年5月8日	6.3	9.3	4.9	5.9	6.7	7.9	—
2024年5月9日	5.8	10.9	5.4	6.5	6.1	11.7	—
2024年5月10日	5.9	9.3	6.7	—	—	—	—

表23-2　2024年5月6日—9日患者胰岛素用量变化（IU）

日期	地特胰岛素用量	赖脯胰岛素用量		
		早餐前	午餐前	晚餐前
2024年5月5日	14	5	5	5
2024年5月6日	15	6	5	6
2024年5月7日	16	7	6	7
2024年5月8日	16	7	7	8
2024年5月9日	16	8	7	8

（三）中医治疗

中医以中药汤剂六味地黄汤加减，滋阴泄热，固肾安胎，方药如下。

生地黄20 g	山茱萸12 g	山药12 g	熟地黄20 g
茯苓9 g	泽泻9 g	牡丹皮9 g	知母12 g
党参10 g	枸杞子12 g	五味子6 g	

日1剂，分2次温服。

六味地黄汤方中熟地黄为君药，具有填精益髓、滋阴补肾的功效；以山茱萸辅之，取其涩精敛汗、补益肝肾之效；泽泻具有除热渗湿，泄肾降浊，祛肾之火，泄膀胱之热，通利小便的功效；山药具有固肾益精、健脾补肺的功效；牡丹皮清泻肝火，凉血散瘀，除骨蒸之热；茯苓渗水利湿，下泻浊水，将其排出体外。六味地黄汤是治疗肾阴虚的经典方剂，经临床研究证实有助于控制患者血糖水平，改善母婴结局。

（四）治疗预后

经治疗后患者血糖控制平稳，口干、多饮、多尿好转，2024年6月10日复诊，空腹血糖5.2 mmol/L，餐后2小时血糖6.3 mmol/L，尿液分析未见明显异常。

六、病例特点

青年女性，患者否认家族中有遗传倾向疾病。

孕28周＋2天，发现血糖升高5个月，以口干、多饮、多尿为主要症状。

查体：BP 121/68 mmHg，R 16次/分，P 85次/分，身高169 cm，体重82 kg，BMI 28.7 kg/m^2。甲状腺无肿大，双肺呼吸音清，未闻及干湿啰音，无胸膜摩擦音。心前区无隆起，心浊音界正常，律齐，各瓣膜听诊区未闻及病理性杂音。腹部膨隆，关节活动自如，双下肢无水肿。

实验室检查：静脉空腹血糖7.3 mmol/L；餐后2小时血糖15.2 mmol/L；糖化血红蛋白7.1%（4.0%～6.0%）；尿液分析示葡萄糖（＋＋＋）；血清抗胰岛素抗体7.21 IU/mL（0～20 IU/mL）；血清抗谷氨酸脱羧酶抗体6.41 IU/mL（0～20 IU/mL）；抗胰岛细胞自身抗体0.14 IU/mL（0～1 IU/mL）；血常规、电解质、肝功能、肾功能、血脂、甲状腺功能三项、尿ACR均未见明显异常。

七、西医疾病介绍

（一）妊娠期高血糖的分类与诊断标准

1．妊娠期显性糖尿病

也称妊娠期间的糖尿病，指妊娠期任何时间被发现且达到非孕人群糖尿病诊断标准，约占妊娠期高血糖的8.5%。

2．妊娠糖尿病（gestational diabetes mellitus，GDM）

是指妊娠期间发生的糖代谢异常，但血糖未达到显性糖尿病的水平，占妊娠期高血糖的83.6%。诊断标准：妊娠期任何时间行75 g口服葡萄糖耐量试验（OGTT），5.1 mmol/L≤空腹血糖＜7.0 mmol/L，OGTT 1小时血糖≥10.0 mmol/L，8.5 mmol/L≤OGTT 2小时血糖＜11.1 mmol/L，任一时间血糖达到上述标准即诊断GDM。由于空腹血糖随孕期进展逐渐下降，妊娠早期单纯空腹血糖＞5.1 mmol/L不能诊断GDM。

3．糖尿病合并妊娠（pregestational diabetes mellitus，PGDM）

指妊娠前确诊的T1DM、T2DM或特殊类型糖尿病，约占妊娠期高血糖的7.9%。

（二）妊娠期高血糖的筛查

1．高危人群筛查

妊娠期高血糖危险人群：有GDM史、巨大儿分娩史、肥胖、多囊卵巢综合征（polycystic

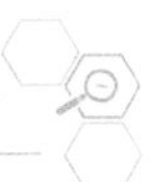

ovary syndrome，PCOS）、一级亲属糖尿病家族史、妊娠早期空腹尿糖阳性、无明显原因的多次自然流产史、胎儿畸形及死胎史、新生儿呼吸窘迫综合征分娩史等。妊娠期高血糖危险人群第1次产检即应检查血糖，如达到非妊娠人群糖尿病诊断标准，可诊断GDM。具有GDM高危因素，如第1次产检血糖正常，应定期检测血糖，必要时及早行OGTT。如果血糖持续正常，也必须于妊娠24～28周行OGTT，必要时于妊娠晚期再次评估。

2．非高危人群筛查

建议所有未曾评估血糖的妊娠妇女24～28周行OGTT，评估糖代谢状态。

（三）妊娠期高血糖的综合管理

1．饮食和运动的指导

建议营养师参与医学营养治疗，妊娠期间的饮食原则为既能保证孕妇和胎儿营养需要，又能维持血糖在正常范围，而且不发生饥饿性酮症。尽可能选择血糖生成指数不高的食物。应实行少量多餐制，每日分5～6餐，主食的1/3～1/2分餐到加餐有助于餐后血糖的控制。随孕周调整每日热量摄入，妊娠中晚期需增加200～300 kcal/d的热量。鼓励妊娠期适当运动，包括有氧运动及抗阻运动。每次运动时间＜45分钟。

2．血糖监测

血糖控制稳定或不需要胰岛素治疗的GDM女性，每周至少测定1次全天4点（空腹和三餐后2小时）血糖。其他患者酌情增加测定次数。持续葡萄糖监测适用于血糖控制欠佳的PGDM，尤其是T1DM患者。因妊娠中晚期红细胞转换速度加快，以及受妊娠期贫血影响，糖化血红蛋白常被低估，对GDM的应用价值有限。PGDM患者的糖化血红蛋白结果判定需考虑影响因素。

3．体重管理

妊娠前肥胖及妊娠期体重增加过多均是GDM的高危因素。需从妊娠早期即制订孕期增重计划，结合基础BMI，了解妊娠期允许增加的体重。妊娠期规律产检，监测体重变化，保证合理的体重增长（表23-3）。

表23-3　根据妊娠前BMI制订的妊娠期体重增长计划

妊娠前BMI（kg/m^2）	妊娠期体重增加总量（kg）	妊娠中晚期体重增加平均量	
		每周增重（kg）	范围（kg）
＜18.5	12.5～18.0	0.51	0.44～0.58
18.5～24.9	11.5～16.0	0.42	0.35～0.50
25.0～29.9	7.0～11.5	0.28	0.23～0.33
≥30.0	5.0～9.0	0.22	0.17～0.27

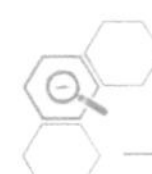

（四）妊娠期降糖药物

1. 胰岛素

（1）可应用于妊娠期的胰岛素类型：所有的人胰岛素（短效、中效及预混人胰岛素）、胰岛素类似物（门冬胰岛素、赖脯胰岛素及地特胰岛素）。

（2）妊娠期胰岛素应用方案：对于空腹及餐后血糖均升高，推荐三餐前短效/速效胰岛素联合中效/地特胰岛素治疗。由于妊娠期胎盘引起的胰岛素抵抗导致的餐后血糖升高更为显著的特点，预混胰岛素应用存在局限性，不作为常规推荐。

2. 二甲双胍

除二甲双胍外，其他口服降糖药均不推荐应用于妊娠期。多项二甲双胍与胰岛素在妊娠期应用的研究及分析提示，使用二甲双胍在控制餐后血糖、减少孕妇体重增加及预防新生儿严重低血糖的发生方面都有益处，妊娠早期二甲双胍暴露并不增加任何先天畸形的风险。对二甲双胍治疗的育龄期T2DM患者及严重胰岛素抵抗应用二甲双胍治疗的PCOS患者，可在服用二甲双胍的基础上怀孕，妊娠后是否停用二甲双胍，需视血糖及患者意愿综合判断，酌情继续应用或加用二甲双胍。由于我国尚无二甲双胍妊娠期应用的适应证，需在患者知情同意的情况下应用，不推荐妊娠期单用二甲双胍，需在胰岛素基础上联合应用。

（五）妊娠期血糖控制目标与低血糖

1. 所有类型的妊娠期高血糖的血糖控制目标

空腹血糖＜5.3 mmol/L，餐后1小时血糖＜7.8 mmol/L，餐后2小时血糖＜6.7 mmol/L。随着对疾病认识的深入，血糖目标范围内时间成为血糖控制的重要目标，妊娠期T1DM力求目标范围内时间＞70%，T2DM及GDM至少应＞90%，尽可能减少血糖低于及高于目标范围内时间。

2. 妊娠期血糖控制应避免低血糖

T1DM低血糖风险最高，其次为T2DM和妊娠期显性糖尿病，GDM低血糖最少。孕期血糖＜3.3 mmol/L，需调整治疗方案，即刻处理。

八、中医特色治疗

我国妊娠期高血糖患病率为17.50%，GDM的发生率约为14.63%。GDM孕妇发生流产、早产、羊水过多、巨大儿等不良妊娠结局风险高。GDM患者产后50%～60%会发展为糖尿病，以后发展为T2DM的风险几乎是正常妊娠女性的10倍。因此对GDM患者及早进行治疗和护理干预，降低血糖水平显得尤为重要。西医常用胰岛素治GDM，虽然可以有效降低血糖水平，但是存在一定的不良反应。中医防治GDM有其独特的功效，治疗方法包括中药、食疗、针灸疗法、运动疗法等，能有效降低孕妇的血糖水平。

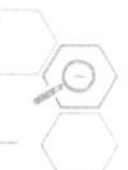

（一）中药治疗

中药治疗GDM的效果较好，治疗方法包括单一中药治疗和联合治疗，一般联合治疗效果优于单一治疗。目前临床上治疗GDM的常见中药汤剂包括黄芪四君子汤、六味地黄汤、四君子汤、健脾益肾方、疏肝健脾方、七味白术散、自拟中药方剂等。其中，黄芪四君子汤治疗气阴两虚型GDM的效果较好，此方具有益气养阴、清热燥湿的功效，可降低血糖水平、改善妊娠结局，以及降低低血糖等不良反应的发生率。七味白术散则对降低脾虚型GDM的血糖水平效果较好。肝郁脾虚型GDM患者服用疏肝健脾方后血糖血脂水平下降。

（二）针灸治疗

传统针刺治疗使产妇感到疼痛不适，甚至发生晕针现象，不宜推广应用，而揿针疗法是一种特殊类型的针灸疗法，它将针埋于皮内持续刺激腧穴，常取胰俞、足三里两穴治疗，以达到调理气血、降低GDM血糖水平的作用。

（三）耳穴压豆

耳穴压豆是一种中医适宜技术，是通过贴压的药豆或王不留行籽对耳朵产生刺激，进而达到治疗效果。《灵枢·口问》中提到“耳者，宗脉之所聚也”，耳穴可反射性刺激相对应的内脏，达到治疗相应脏腑的作用。耳朵上分布着迷走神经，按压耳穴会刺激神经，增加胰岛素分泌，达到降低血糖水平的效果。

参考文献

[1] 渠媛，康文艳，武淑霞，等. 六味地黄汤加减结合胰岛素治疗妊娠期糖尿病的临床观察[J]. 世界中医药，2016，11（7）：1275-1278.

[2] 陈蔚琳，高劲松，边旭明. 二甲双胍在妊娠期糖尿病药物治疗中的应用[J]. 中华围产医学杂志，2011，14（4）：232-234.

[3] 徐夏菲. 黄芪四君子汤加味治疗气阴两虚型妊娠期糖尿病128例分析[J]. 糖尿病新世界，2017，20（7）：81-82.

[4] 林德嫦，韦桥兰，谢碧柳. 七味白术散治疗脾虚型妊娠期糖尿病的临床分析[J]. 中医临床研究，2019，11（16）：104-106.

[5] 刘军敏，薛艳平，白红，等. 疏肝健脾方联合胰岛素泵对肝郁脾虚型妊娠期糖尿病患者血脂、妊娠及外周血单核细胞TLR4基因影响[J]. 中国计划生育学杂志，2020，28（5）：685-689.

[6] 唐倩，莫丽霞. 揿针治疗对妊娠期糖尿病产后血糖异常护理中的影响及前景分析[J]. 世界最新医学信息文摘，2019，19（44）：269-270.

[7] 张艾丽，李国茹，焦新娟，等. 中医防治妊娠期糖尿病的新进展[J]. 当代护士（下旬刊），2023，30（4）：13-16.

病例24 成人晚发自身免疫性糖尿病

一、病历摘要

患者男性，62岁，2024年4月24日因“口干多饮16年，消瘦半年”入院。

患者2008年3月无明显原因出现乏力，于当地诊所查知空腹血糖14.8 mmol/L，诊断为2型糖尿病，始予口服药物降糖治疗（具体不详），随着病情进一步发展，血糖控制不佳，15年前自行改用胰岛素皮下注射治疗。现降糖方案为精蛋白锌重组人胰岛素混合注射液早16 U、晚14 U餐前半小时皮下注射，二甲双胍缓释片1.0 g口服，每日2次，阿卡波糖片100 mg口服，每日3次。平素监测空腹血糖4～5 mmol/L，餐后2小时血糖9.3 mmol/L，时有低血糖发生。患者2024年4月23日23：00左右使用洗手间后出现意识模糊，自行口服安宫牛黄丸后症状无明显缓解，于急诊测知血糖1.7 mmol/L，予高糖等对症处理，症状有所好转，为进一步系统治疗，门诊以2型糖尿病伴有并发症收入院。入院症见口干、乏力，视物模糊伴视力下降，偶有头昏沉感，手足麻凉感，纳可，眠多，夜尿3～4次，便秘，近半年体重较前减轻10 kg。

既往高血压病史12年，最高血压180/110 mmHg，现口服硝苯地平缓释片（Ⅱ）20 mg每日2次，血压控制可。脑梗死病史12年，现遗留右侧肢体活动不利，无饮水呛咳、言语不利等，现无干预治疗。吸烟史50年，现4～5支/日，无饮酒史。24岁结婚，育有1子。配偶及儿子均体健。父亲及妹妹有高血压病史，母亲有2型糖尿病病史，否认家族中其他成员有遗传倾向疾病。

中医望、闻、切诊：患者精神可，神志清晰，面色少华，气息平和，语声有力，舌红，苔白厚，脉细。

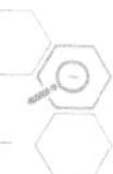

二、入院查体

体格检查：T 36.5 ℃，P 76次/分，R 18次/分，BP 147/87 mmHg，身高175 cm，体重62 kg，BMI 20.24 kg/m^2。双肺呼吸音清，未闻及干湿啰音，心率76次/分，律齐，腹部平坦，无压痛，无反跳痛，墨菲征阴性，麦氏点无压痛，双肾区无叩击痛，双下肢无水肿，足背动脉搏动薄弱，足背皮温偏低，右上肢肌力5-级，右下肢肌力5-级，左侧肢体肌力正常。

三、辅助检查

入院完善血常规、大便常规、尿液分析11项、尿ACR、肝功能、肾功能、血脂、电解质、FT3、FT4、TSH、anti-TGAb、anti-TPOAb、血浆D-二聚体、抗胰岛素抗体、胰岛细胞抗体测定，均未见异常。其他实验室检查结果见表24-1。

表24-1　血糖、谷氨酸脱羧酶抗体检查结果

日期	项目	结果	参考范围
2024年4月22日	血糖（mmol/L）	2.7	3.9～6.1
2024年4月29日	谷氨酸脱羧酶抗体（IU/mL）	41.9	0～30

影像学检查结果见表24-2。

表24-2　影像学检查项目及结果

日期	项目	结果
2024年4月23日	心电图	大致正常心电图
2024年4月23日	胸部CT	双肺小结节影；左肺钙化灶；冠状动脉钙化；前纵隔结节影
	腹部彩超	未见明显异常
	颈部血管彩超	颈部血管多发斑块形成
	双侧髂外、下肢、足动脉彩超	右侧股总、股浅、腘、胫前、胫后动脉多发斑块形成

2008年3月与2024年4月28日胰岛功能对比见表24-3。

表24-3　2008年3月与2024年4月28日胰岛功能对比情况

时间	2008年3月		2024年4月28日		参考范围	
	OGTT（mmol/L）	C肽（ng/mL）	OGTT（mmol/L）	C肽（ng/mL）	葡萄糖（mmol/L）	C肽（ng/mL）
空腹	10.7	3.24	19.2	0.959	3.9～6.1	1.1～4.4
饮75 g葡萄糖30分钟后	18.3	6.45	25.0	1.26		
饮75 g葡萄糖60分钟后	20.6	15.57	27.0	1.19		
饮75 g葡萄糖120分钟后	13.2	10.92	33.4	1.30		
饮75 g葡萄糖180分钟后	11.9	4.83	32.2	1.18		

四、诊断

西医诊断：成人晚发自身免疫性糖尿病（1型糖尿病性周围血管病变）；高血压3级（极高危）；陈旧性脑梗死；孤立性肺结节。

中医诊断：消渴—气阴两虚证。

五、治疗过程

予患者糖尿病健康宣教及饮食指导，嘱低盐低脂糖尿病饮食。

西医治疗上，予胰岛素泵持续泵入胰岛素短期强化降糖，待血糖控制稳定后，完善OGTT＋C肽释放试验评估胰岛功能，提示分泌曲线低平，胰岛素分泌不足，且较16年前新发糖尿病时所监测的胰岛功能明显下降，完善胰岛自身抗体检测，知谷氨酸脱羧酶抗体阳性，结合患者年龄，提示为成人晚发自身免疫性糖尿病（LADA）。根据患者依从性及胰岛功能，调整降糖方案为地特胰岛素联合门冬胰岛素“三短一长”四针方案，并予维生素D滴剂600 U口服，每日1次，患者血糖控制可（表24-4），未有低血糖症状。血压控制可，继予硝苯地平降压治疗。既往有脑梗死病史，加用阿司匹林肠溶片抗血小板聚集、瑞舒伐他汀钙片调脂固斑治疗。

表24-4　治疗过程中血糖变化（mmol/L）

日期	早餐		午餐		晚餐		22：00	2：00
	前	后	前	后	前	后		
2024年4月22日	—	—	—	—	12.9	14.9	13.6	10.8
2024年4月23日	11.2	16.3	15.1	15.7	15.6	18.7	16.3	16.6

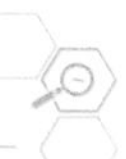

续表

日期	早餐		午餐		晚餐		22：00	2：00
	前	后	前	后	前	后		
2024年4月24日	14.6	17.4	12.1	8.0	5.6	8.7	8.3	10.7
2024年4月25日	9.9	8.6	6.3	6.2	9.8	10.8	9.6	8.5
2024年4月26日	8.2	12.6	10.7	10.8	9.6	12.2	10.8	12.4
2024年4月27日	13.0	9.1	7.7	8.8	7.8	15.0	14.3	16.3
2024年4月28日	—	—	—	—	14.6	18.6	13.8	9.1
2024年4月29日	10.1	13.9	9.7	18.0	22.1	17.1	13.7	9.5
2024年4月30日	11.8	10.5	8.3	10.2				

注：①入院后始予胰岛素泵皮下持续泵入赖脯胰岛素强化降糖，起始基础量12 U＋餐时量3 U；②4月28日行OGTT试验，后于晚餐前撤泵，改予地特胰岛素13 U 20：00皮下注射，联合门冬胰岛素4 U餐前即刻皮下注射降糖治疗；③4月30日降糖方案为地特胰岛素12 U＋门冬胰岛素早4 U、午5 U、晚3 U，患者血糖控制较前平稳，准予出院。

中医治疗上，中医辨证为气阴两虚、痰瘀阻络证，治以益气养阴、祛瘀化痰为主，方药以生脉饮合四君子汤加减。君药红参大补元气、生津止渴，着重补气；臣药黄芪益气固表、健脾补肺，以助红参益气、健脾补肺，君臣合力针对本病气虚为本的病机特点；麦冬养阴润肺、益胃生津、清心除烦；五味子益气养阴、滋补脾肾；苍术健脾益气、清热燥湿；知母、黄连、栀子清热、泻火、解毒，共为佐药，既针对热毒内侵、阴伤阴虚的病机特点，又可制约红参、黄芪的温燥之性，以防过燥伤阴；虎杖、红花、牡丹皮活血化瘀为佐药，针对气滞血瘀的病机特点。诸药合用，共奏益气养阴、清热解毒、活血化瘀之功。中药整方如下。

红参10 g	知母10 g	栀子10 g	虎杖10 g
红花10 g	牡丹皮10 g	黄芪30 g	麦冬15 g
黄连15 g	苍术12 g	五味子12 g	

水煎服，每日1剂，早晚分服。

六、病例特点

患者老年男性，因“口干多饮16年，意识模糊3小时”入院。

入院症见口干、乏力，视物模糊伴视力下降，偶有头昏沉感，手足麻凉感，纳可，眠多，夜尿3～4次，便秘，近半年体重较前减轻10 kg。

查体：以足背动脉搏动薄弱，足背皮温偏低，右上肢肌力5-级，右下肢肌力5-级为主。

实验室检查：谷氨酸脱羧酶抗体阳性、OGTT＋C肽释放试验提示胰岛素分泌曲线低平，

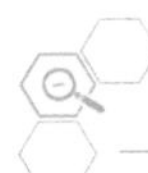

分泌高峰延迟伴分泌不足。

七、西医疾病介绍

（一）LADA诊断标准

2012年中华医学会糖尿病分会正式提出关于LADA的诊疗共识，并明确提出其诊断标准：①糖尿病患者年龄≥18岁；②胰岛自身抗体尤其谷氨酸脱羧酶抗体阳性；③诊断糖尿病后至少半年不依赖胰岛素治疗，并排除妊娠糖尿病。

（二）糖尿病分型新进展

瑞典Ahlqvist团队将新诊断的糖尿病患者根据谷氨酸脱羧酶抗体、糖尿病诊断年龄、体重指数、糖化血红蛋白、稳态模型评估的β细胞功能和稳态模型评估的胰岛素抵抗6项临床指标进行聚类分析，将糖尿病分为5个亚型，各亚型显著特点见表24-5。

表24-5　糖尿病5种亚型的显著特点

亚型	分型	所占百分比	谷氨酸脱羧酶抗体	起病年龄	BMI	糖化血红蛋白	HOMA2-B（胰岛功能）	HOMA2-IR（胰岛素抵抗）
1型	严重自身免疫性糖尿病	6.4%	+	早	低	差	差	低
2型	严重胰岛素缺乏性糖尿病	17.5%	−	早	低	差	差	中
3型	严重胰岛素抵抗糖尿病	15.3%	−	较晚	高	较好	好	高
4型	轻度肥胖相关糖尿病	21.6%	−	中	高	较好	尚可	中
5型	轻度年龄相关糖尿病	39.1%	−	最晚	较低	较好	尚可	低

糖尿病的5种分型有助于指导并发症危险分层及预后。具体来说，1型糖尿病需早期启动胰岛素治疗；2型糖尿病视网膜病变风险高，亟需早期防范；3型糖尿病肾脏病变风险高，是关注的重点；4型糖尿病及5型糖尿病通常预后更好。此外，其还有助于指导个体化治疗。Ahlqvist 等开展的队列研究显示，随访期间各类型糖尿病的胰岛素依赖、二甲双胍使用率、其他口服降糖药使用率、治疗达标率均显著不同。就传统分型的2型糖尿病一线治疗药物二甲双胍而言，其在新分型的2型糖尿病中使用率最高，1型糖尿病和3型糖尿病中使用率较低，但在3型糖尿病患者中使用的预期获益最多。因此，传统的糖尿病分型无法根据潜在病理特点针对性地制定治疗方案，五分类法无疑为实现上述目标提供了可能。1型糖尿病和2型糖尿病患者的胰岛功能减退显著，应及时进行胰岛素替代治疗。2型糖尿病和4型糖尿病患者BMI通常明显更高，故减轻体重至关重要。3型糖尿病患者胰岛素抵抗明显较高且肾病风险最高，故治疗应重在改善胰岛素抵抗和保护肾脏。此外，3型糖尿病和5型糖尿病的发病年龄较晚，故应关注老年患者及其治疗的安全性。

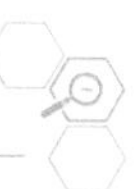

（三）辅助检查

1. 常规项目

空腹血糖、餐后血糖、糖化血红蛋白、C肽、胰岛素、尿常规等是初步筛查糖尿病的重要手段。

2. OGTT＋C肽释放试验

试验前8小时内无任何热量摄入，清晨空腹进行，成人口服75 g无水葡萄糖，溶于250 mL水中，5～10分钟饮完，测定空腹及饮后0.5小时、1小时、2小时、3小时静脉血浆葡萄糖及C肽水平。此试验可反映基础和葡萄糖介导的胰岛素释放功能，以便制定个性化降糖方案。

3. 胰岛自身抗体检测

胰岛细胞抗体、抗胰岛素抗体、谷氨酸脱羧酶抗体测定是诊断LADA的重要手段、重要依据。

4. FT3、FT4、TSH、anti-TPOAb、anti-TGAb检测

LADA患者属于自身免疫性疾病，而当前临床调查显示LADA患者极易伴随存在自身免疫性甲状腺疾病，因此完善甲状腺功能相关检查具有重要意义。

5. 影像学检查

除心电图、腹部彩超、胸部CT常规检查外，还需完善颈部血管彩超、下肢血管彩超以评估糖尿病并发症如糖尿病性周围血管病变等情况，以便对症治疗。

（四）鉴别诊断

1. T2DM

可发生在任何年龄，但多见于成年人，常在40岁以后起病。多有糖尿病家族遗传病史。多数起病隐匿，症状相对较轻，即无典型的“三多一少”高血糖症状，无自发性酮症酸中毒倾向，且胰岛自身抗体均呈阴性。

2. T1DM

多数T1DM发生在儿童、青少年，“三多一少”症状较典型，起病时体重正常或消瘦，起病急，有自发酮症倾向，且C肽释放试验示低平曲线。T1DM一经诊断就应开始胰岛素治疗并终身替代治疗，胰岛素自身抗体阳性。而LADA患者在“蜜月期”时可无须依赖胰岛素治疗，口服降糖药物血糖即可控制稳定。

除此之外，LADA与T1DM、T2DM的区别还在于，LADA患者的胰岛β细胞功能衰退速度较T2DM快，较经典T1DM慢，较T2DM更早需要依赖胰岛素治疗。我国LADA患者C肽减低速度是T2DM患者的3 倍。LADA的发病具有显著的遗传背景。T1DM和T2DM的易感基因均参与LADA的发病。LADA患者的血糖及糖化血红蛋白水平介于T1DM与T2DM之间，血糖波动大于T2DM。我国LADA患者伴代谢综合征的比例较T2DM略低，但高于T1DM与健康对照组。在糖尿病早期（发病时间＜5年），LADA视网膜及肾脏病变率与经典T1DM相似，低于T2DM。随着病程延长，LADA血糖控制更差，其患病率接近甚至高于T2DM。

3. 甲状腺功能亢进症

有怕热、多汗、皮肤潮湿、易饿、多食、消瘦、心悸、腹泻、容易激动、兴奋、好动、失眠等症状，查体甲状腺肿大，舌及手伸出可有细微颤动，甲状腺功能提示FT3、FT4升高，TSH下降，因此不难鉴别。

（五）药物治疗

1. 治疗总策略

（1）应避免使用磺脲类药物。

（2）对于胰岛功能较好，且谷氨酸脱羧酶抗体低滴度或血糖控制良好者，可选择具有潜在胰岛功能保护的降糖药物，如噻唑烷二酮类、二肽基肽酶-4抑制剂、胰高血糖素样肽-1受体激动剂或钠-葡萄糖协同转运蛋白2抑制剂。

（3）对于胰岛功能差、谷氨酸脱羧酶抗体高滴度者，应早期使用胰岛素治疗。

（4）若联合应用上述降糖药仍血糖控制不佳，需尽早启用胰岛素治疗。

（5）可早期联合使用维生素D，发挥其免疫调节作用。

2. 治疗药物选择

（1）胰岛素：可以通过促进胰岛休息和诱导免疫耐受，从而保护LADA患者胰岛β细胞功能。鉴于LADA进展至胰岛素依赖的时间与胰岛抗体数目及谷氨酸脱羧酶抗体滴度等有关，且谷氨酸脱羧酶抗体高滴度（≥180 U/mL）是快速出现胰岛素依赖的风险标志，因此建议对于伴有谷氨酸脱羧酶抗体高滴度、多个胰岛自身抗体、低C肽水平或血糖控制不佳的LADA患者，尽早启用胰岛素治疗；而对于谷氨酸脱羧酶抗体低滴度、C肽水平或血糖控制较好者，可以选择适宜的口服降糖药物治疗。

（2）二肽基肽酶-4抑制剂：可使二肽基肽酶-4失活，提高胰高血糖素样肽-1水平，促进胰岛β细胞分泌胰岛素而降低血糖。LADA患者单用或合用西格列汀、沙格列汀治疗，可以保护胰岛β细胞功能。

（3）噻唑烷二酮类：通过激活细胞内过氧化物酶体增殖物激活受体，增强胰岛素敏感性，具有抗感染及免疫调节作用。罗格列酮可保护LADA患者胰岛β细胞功能。建议在无用药禁忌情况下，可使用噻唑烷二酮类治疗LADA。但需密切关注水肿、心功能、贫血、骨折等不良反应。

（4）胰高血糖素样肽-1受体激动剂：作用于胰岛β细胞，促进胰岛素的合成和分泌；作用于胰岛α细胞，抑制胰高血糖素释放；并可抑制食欲、减缓胃排空、降低血糖。尽管胰高血糖素样肽-1受体激动剂在T2DM患者减重、降糖、心肾保护等方面有明确获益，但治疗LADA研究有限。建议胰高血糖素样肽-1受体激动剂可应用于尚有一定胰岛功能的LADA患者。

（5）钠-葡萄糖协同转运蛋白2抑制剂：通过抑制肾小管近端钠-糖共转运体，延迟碳水化合物吸收，促进尿糖排泄而降低血糖。该类药物是糖尿病合并动脉粥样硬化性心血管病及动脉粥样硬化性心血管病高危因素者、合并慢性肾脏病（chronic kidney disease，CKD）或心力衰竭的推荐用药。建议C肽水平较高且合并心肾并发症或超重的LADA患者可以考虑

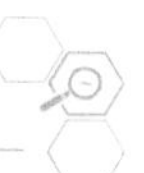

使用。钠－葡萄糖协同转运蛋白2抑制剂可能增加糖尿病酮症酸中毒（diabetic ketoacidosis，DKA）风险，应监测血酮水平。

（6）双胍类药物：二甲双胍既是T2DM的一线用药，又具有与胰岛素合用治疗T1DM的适应证，可以改善T1DM患者胰岛素敏感性，减轻体重，降低低密度脂蛋白胆固醇水平及动脉粥样硬化风险。目前虽无二甲双胍单药治疗LADA的研究报道，但有合用其他药物的治疗试验。建议在无双胍类用药禁忌情况下，可采用二甲双胍联合其他适宜药物治疗LADA。

（7）磺脲类药物：是T2DM的常用治疗药物。多项研究显示，LADA患者采用磺脲类药物治疗，多较其他药物更快进展至胰岛素依赖。磺脲类药物使LADA胰岛功能减退更快，这可能与其直接作用于胰岛β细胞、促进胰岛素释放和加速β细胞凋亡有关。因此，建议LADA患者避免使用磺脲类药物。

（8）免疫调节剂：维生素D可通过维生素D受体发挥抗感染及免疫调节作用。功能性维生素D受体几乎存在于所有免疫细胞中，且维生素D代谢关键基因的多态性与T1DM相关。鉴于我国维生素D缺乏者众多，且维生素D保护胰岛功能效果好，建议优先考虑给予LADA患者合用维生素D治疗。

（六）控制目标

LADA患者的糖化血红蛋白水平建议控制在7%以下；对于血糖控制达标者，每6个月检测1次；对更改治疗方案或血糖控制未达标者，每3个月检测1次。

LADA患者可根据监测时点和模式的适用范围，个体化灵活按需地应用各种血糖监测模式。对于大多数LADA患者，建议空腹血糖控制在4.4～7.2 mmol/L，餐后＜10 mmol/L。妊娠期目标是空腹血糖控制在3.9～5.3 mmol/L，餐后1小时为6.1～7.8 mmol/L，餐后2小时为5.6～6.7 mmol/L。

应用持续葡萄糖监测技术，LADA血糖控制的主要参数将参照T1DM目标范围内时间要求。对于大多数LADA，建议目标范围内时间（3.9～10.0 mmol/L）＞70%；而对于老年或低血糖高风险LADA患者，建议目标范围内时间（3.9～10.0 mmol/L）＞50%；当LADA合并妊娠时，则建议目标范围内时间（3.5～7.8 mmol/L）＞70%。

八、中医疾病介绍

（一）病因病机

当前有关中医治疗LADA的研究并不多见。临床实践上大多按消“渴辨”证论治，但在临床中发现LADA患者以倦怠乏力、口渴喜饮、易饥多食、自汗或盗汗、心烦怕热、血液高黏状态等为主要临床特点，与常见的T2DM有所不同，有其自身独特的病因病机。LADA以气阴两虚、夹热毒、夹血瘀为主要病机，即LADA的主要病机是“虚、毒、瘀”。

但LADA的气阴两虚是以素体气虚为本，先有气虚，后有阴虚。这与T2DM初发病机为阴虚燥热，日久继发气虚，导致气阴两虚不同。LADA是本虚标实证，以气阴两虚为本，外感六淫毒邪，致生热毒、血瘀为标。LADA整个发病过程为患者先天禀赋不足，素体气虚，气虚则防御功能低下，易感六淫毒邪。外感六淫毒邪入侵肌体，使局部经络阻塞、运行不畅、气血凝滞，发为血瘀；外感六淫毒邪直中，入里化生热毒，消灼体内津液，耗损真阴有形之物，发为阴虚；进而使真气化生无源，真气生成减少，加重气虚；气虚加重，则血行不畅，发为血瘀；不能濡养肌体，进一步加重肌体各器官损害。

（二）辨证论治

传统中医学多以“三消”为辨证分型。明代王肯堂《证治准绳·杂病》“渴而多饮为上消（经谓膈消），消谷善饥为中消（经谓消中），渴而便数有膏为下消（经谓肾消）”为传统中医学的规范化三消分类。而当代许多医家仍沿承三消辨证思想，综合医家经验，在传统基础上加以变通。倪青等认为消渴的病位不仅在肺、胃、肾，同时有五脏阴液的内耗。国医大师周仲瑛也认为糖尿病的病位为肺、脾、胃、肝、肾。病机为本虚标实，本虚主要是气阴两虚、肝肾不足，标实不仅仅是燥热，还扩展为瘀热、湿热，认为是三热互结。

（三）中药治疗

程仲龄在《医学心悟·三消》中提示，三消治法在以润肺燥、清胃火、补肾阴为主的同时要三焦兼顾。程仲龄认为上、中、下三消的根本病理产物为燥热结聚。其主要治疗原则：治上消宜润肺为主兼清胃热，二冬汤主之；治中消宜清胃火为主兼滋肾阴，生地八物汤主之；治下消宜滋肾阴为主兼补肺气，地黄汤、生脉散并主之。王璐等研究提示益气养阴活血可改善LADA患者胰岛β细胞功能。

参考文献

［1］周智广，纪立农，陆菊明．中华医学会糖尿病学分会关于成人隐匿性自身免疫糖尿病（LADA）诊疗的共识［J］．中华糖尿病杂志，2012（11）：641-647.

［2］AHLQVIST E，STORM P，KÄRÄJÄMÄKI A，et al．Novel subgroups of adult-onset diabetes and their association with outcomes：a data-driven cluster analysis of six variables［J］．Lancet Diabetes Endo，2018，6（5）：361-369.

［3］苏兵．研究在肾内科治疗中联合持续血液净化治疗的临床效果［J］．中国医药指南，2017，15（5）：105-106.

［4］徐筱玮，张德宪，逄雯丽．成人隐匿性自身免疫性糖尿病的中医本质探讨［J］．光明中医，2008（4）：407-409.

［5］孟凤仙，倪青，闫秀峰，等．消渴病的中医认识思路与方法［J］．中国中医药信息杂志，2005（9）：96-98.

［6］晁梁，周仲瑛．周仲瑛辨证论治糖尿病的经验特色［J］．辽宁中医杂志，2006（12）：1536-1537.

［7］王璐．益气养阴活血中药结合西药对成人缓慢进展型自身免疫性糖尿病患者胰岛β细胞功能的改善作用分析［J］．中国医药指南，2014，12（14）：295-296.

病例25
糖尿病酮症酸中毒

一、病历摘要

患者女性，30岁，因“发现血糖升高2年，恶心、呕吐1天”入院。

患者2年前行妇科手术住院期间发现血糖升高，时测空腹血糖20.0 mmol/L，诊断为糖尿病，无明显口干、多饮、多尿、多食、易饥，予胰岛素控制血糖（具体不详），血糖控制稳定，5个月前自行停用胰岛素治疗，未口服降糖药物治疗，未控制饮食，近半年未测血糖。2023年10月15日患者出现发热、咳嗽、周身酸痛，于诊所静脉用药（具体不详）。2023年10月22日患者出现恶心、呕吐，呕吐物为胃内容物，伴呼吸急促、意识模糊，急来诊。查血气分析：血液酸碱度7.08、二氧化碳分压11 mmHg、氧分压113 mmHg、钾离子4.7 mmol/L、钙离子1.50 mmol/L、葡萄糖27.8 mmol/L、乳酸1.0 mU/L、二氧化碳总量3.9 mmol/L、碳酸氢根离子3.5 mmol/L；静脉血糖28.53 mmol/L；血酮体4.2 mmol/L；血常规：白细胞计数13.13×10^9/L、中性粒细胞绝对值11.71×10^9/L。入院症见意识模糊，呼吸急促，反应迟钝，家属诉患者口干、多饮、多尿，乏力，纳差，睡眠欠佳，大便情况不详，小便次数增多。

患者平素身体一般。否认高血压、心脏病、脑血管病病史，有手术史，2年前因输卵管积水行微创手术治疗（具体不详）。无烟酒等不良嗜好。29岁结婚，未育。初潮年龄15岁，行经天数4～5天，月经周期26～30天，末次月经日期为2023年9月22日。否认家族有遗传倾向疾病。

中医望、闻、切诊：患者精神差，神志欠清，面色萎黄，气息急促，语声无力，舌不能查，脉细数。

二、入院查体

体格检查：T 36.3 ℃，P 128次/分，R 23次/分，BP 115/96 mmHg。平板车入院，青年女性，意识模糊，被动体位，查体不合作。无法言语，呼之不应，急性面容，表情痛苦，呼气有烂苹果味。口唇苍白，双肺呼吸音粗，未闻及干湿啰音，心浊音界正常，各瓣膜听诊区未闻及病理性杂音。腹部柔软，有压痛，无反跳痛，腹部无肿块。双肾区无叩击痛，双下肢无水肿。

三、辅助检查

2023年10月22日入院实验室检查结果见表25-1～表25-5。

表25-1　血气分析检查结果

项目	结果	参考范围
血液酸碱度	7.08	7.35～7.45
二氧化碳分压（mmHg）	11	35～45
氧分压（mmHg）	113	80～105
动脉血氧饱和度（%）	97	95～98
葡萄糖（mmol/L）	27.8	3.6～6.4
乳酸（mU/L）	1.0	0.5～2.0
二氧化碳总量（mmol/L）	3.9	23～27
碱剩余（mmol/L）	−26.6	−2～3
碳酸氢根离子（mmol/L）	3.5	21～25

表25-2　电解质检查结果（mmol/L）

项目	结果	参考范围
钾	4.26	3.5～5.3
钠	145.5	135～147
氯	119.5	96～108
二氧化碳	9.5	21～29
钙	2.53	2.0～2.7

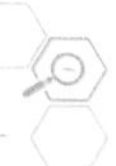

表25-3　血常规检查结果

项目	结果	参考范围
白细胞计数（$\times10^9$/L）	13.13	3.5 ～ 9.5
中性粒细胞百分比（%）	89.2	40 ～ 75
中性粒细胞绝对值（$\times10^9$/L）	11.71	1.8 ～ 6.3
淋巴细胞百分比（%）	6.1	20 ～ 50
淋巴细胞绝对值（$\times10^9$/L）	0.80	1.1 ～ 3.2
嗜酸细胞百分比（%）	0.0	0.4 ～ 8.0
嗜酸细胞绝对值（$\times10^9$/L）	0.00	0.02 ～ 0.52
红细胞计数（$\times10^9$/L）	5.49	3.8 ～ 5.1
血红蛋白（g/L）	164	115 ～ 150
血细胞比容（%）	48.1	35 ～ 45
血小板（$\times10^9$/L）	425	125 ～ 350
超敏C反应蛋白	—	—

表25-4　肾功能检查结果

项目	结果	参考范围
尿酸（μmol/L）	846	155 ～ 357
尿素（mmol/L）	11.75	1.83 ～ 8.20
肌酐（μmol/L）	92	35 ～ 80

表25-5　部分实验室检查结果

项目	结果	参考范围
血酮体（mmol/L）	4.2	0.03 ～ 0.3
尿酮体	+++	—
葡萄糖	+++	—
糖化血红蛋白（%）	14.6	4.4 ～ 6.0
抗胰岛素抗体（IU/mL）	14.1	0 ～ 20
血清抗谷氨酸脱羧酶抗体（IU/mL）	5.98	0 ～ 30
C肽（μg/L）		
空腹	2.56	1.1 ～ 4.4

续表

项目	结果	参考范围
餐后半小时	2.50	
1小时	2.72	
2小时	3.29	
3小时	3.27	
降钙素（pg/mL）	2.35	0 ～ 18
降钙素原（ng/mL）	0.267	＜0.15
血清淀粉酶（U/L）	63	0 ～ 200
总胆固醇（mmol/L）	6.78	2.9 ～ 6.3
甘油三酯（mmol/L）	2.01	0.48 ～ 1.7
高密度脂蛋白胆固醇（mmol/L）	1.16	0.83 ～ 1.96
低密度脂蛋白胆固醇（mmol/L）	3.02	0 ～ 3.10

影像学检查，腹部彩超（肝、胆、胰、脾、肾）未见异常。心电图示窦性心动过速。

四、诊断

西医诊断：糖尿病酮症酸中毒；上呼吸道感染；输卵管术后（左侧）。
中医诊断：消渴—气阴两虚证。

五、治疗过程

西医治疗上予心电监护、吸氧、护胃、降糖（根据血糖变化调整赖脯胰岛素剂量）、补液、改善电解质紊乱、抗感染等对症处理。中医予穴位贴敷（双足三里）、耳针（内分泌、神门、脾）、放血（十宣）治疗。待患者意识清楚后予以中药汤剂、我院自制剂芪黄胶囊。

糖尿病酮症酸中毒属于消渴急症，患者青年女性，在消渴的基础上可因复感外邪、情志失调或治疗不当、饮食不节等进一步加重阴精的消耗，导致气血运行不畅，气阴亏虚，浊毒内蕴。患者舌质红，苔薄黄少津，脉细弱，治以益气养阴清热、调畅气机，方选生脉散合玉女煎合小柴胡汤加减，方药如下。

人参 15 g	麦冬 15 g	五味子 15 g	熟地黄 12 g
黄芪 15 g	知母 12 g	石膏 12 g	天花粉 6 g
竹叶 10 g	黄连 30 g	山药 15 g	炙甘草 10 g

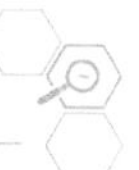

柴胡10 g　　黄芩15 g　　半夏6 g　　生姜6 g

水煎服，每日1剂，早晚分服。

2023年10月23日：患者血常规异常及超敏C反应蛋白升高，考虑感染诱发糖尿病酮症酸中毒，治疗予以头孢唑肟钠抗感染；目前糖尿病酮症酸中毒，继续补液，嘱患者多饮水；血钾偏低，治疗上加用氯化钾缓释片补钾。患者体重66 kg，身高165 cm，BMI 24.24 kg/m^2，血清抗谷氨酸脱羧酶抗体、抗胰岛素抗体阴性，C肽（空腹、餐后半小时、1小时、2小时、3小时）为2.56 μg/L、2.50 μg/L、2.72 μg/L、3.29 μg/L、3.27 μg/L，诊断为2型糖尿病酮症酸中毒。

2023年10月24日：患者酮体转阴，治疗上暂停补液，予以胰岛素泵皮下注射继续控制血糖。

2023年10月25日：患者14：00发热，体温约38.5 ℃，予吲哚美辛栓1枚塞肛，体温下降。

2023年10月26日：3：00左右体温升至38.5 ℃，伴明显的寒战，无咳嗽咳痰，无其他不适，予半枚吲哚美辛栓塞肛，体温未下降，逐渐升至39.0 ℃，给予静脉推注地塞米松5 mg辅助降温，后体温逐渐下降。抗菌药物调整为注射用哌拉西林钠他唑巴坦钠4.5 g，每8h 1次，静脉滴注。患者目前为静脉泵联合皮下泵降低血糖，静脉泵胰岛素速度为2.5 U/h。血培养结果示革兰阴性杆菌，诊断为菌血症。予加用左氧氟沙星注射液联合注射用哌拉西林钠他唑巴坦钠控制感染。

2023年10月27日：患者目前仍反复发热，请感染性疾病科会诊，予停用注射用哌拉西林钠他唑巴坦钠，改为比阿培南抗感染治疗。

2023年10月28日：患者血糖整体下降，予加用盐酸二甲双胍片0.5 g每日2次协助降糖。

2023年10月29日：患者全天血糖波动在10～13 mmol/L，目前胰岛素用量大，应用盐酸二甲双胍片未见明显不适，予盐酸二甲双胍片加量至0.5 g每日3次。

2023年11月1日：患者血糖（午餐前、午餐后2小时、晚餐前、晚餐后2小时、空腹、早餐后2小时）为9.4 mmol/L、5.8 mmol/L、8.6 mmol/L、6.1 mmol/L、9.7 mmol/L、4.4 mmol/L，患者餐后血糖偏低，予餐前胰岛素减量，睡前加用二甲双胍降空腹血糖。

2023年11月4日：患者目前血糖控制较前稳定，治疗上暂停胰岛素泵治疗，予以德谷胰岛素28 U每晚1次、盐酸二甲双胍片0.5 g每日1次、阿卡波糖50 mg每日3次控制血糖。

2023年11月18日：门诊复查血常规、电解质、肾功能、尿液分析11项，结果均大致正常。空腹血糖9.92 mmol/L，予甘精胰岛素注射液30 U每日1次，盐酸二甲双胍片0.5 g每日2次，阿卡波糖100 mg每日3次。

患者治疗前后血气分析变化见表25-6；电解质变化见表25-7，血常规变化见表25-8，血酮体变化见表25-9，尿液分析11项异常值变化见表25-10，肾功能变化见表25-11。

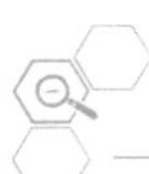

表 25-6　患者治疗前后血气分析变化

项目	2023 年 10 月 22 日	2023 年 10 月 23 日	参考范围
血液酸碱度	7.08	7.28	7.35 ～ 7.45
二氧化碳分压（mmHg）	11	31	35 ～ 45
氧分压（mmHg）	113	127	80 ～ 105
动脉血氧饱和度（%）	97	98	90 ～ 98
葡萄糖（mmol/L）	27.8	12.0	3.6 ～ 6.4
乳酸（mU/L）	1.0	0.7	0.5 ～ 2.0
二氧化碳总量（mmol/L）	3.9	15.2	23 ～ 27
碱剩余（mmol/L）	−26.6	−12.1	−2 ～ 3
碳酸氢根离子（mmol/L）	3.5	14.3	21 ～ 25

表 25-7　患者治疗前后电解质变化

项目	2023 年 10 月 22 日	2023 年 10 月 23 日	2023 年 10 月 24 日	2023 年 11 月 3 日	2023 年 11 月 18 日	参考范围
钾（mmol/L）	4.26	3.37	3.91	4.45	4.55	3.5 ～ 5.3
钠（mmol/L）	145.5	139.9	133.9	137.0	135.9	135 ～ 147
氯（mmol/L）	119.5	112.6	106.8	99.6	103.9	96 ～ 108
二氧化碳（mmol/L）	9.5	18.3	19.1	29.0	24.8	21 ～ 29
钙（mmol/L）	2.53	2.26	2.24	2.31	2.43	2.0 ～ 2.7

表 25-8　患者治疗前后血常规变化

项目	2023 年 10 月 22 日	2023 年 10 月 23 日	2023 年 10 月 24 日	2023 年 10 月 27 日	2023 年 10 月 29 日	2023 年 10 月 31 日	2023 年 11 月 3 日	2023 年 11 月 18 日	参考范围
白细胞计数（$\times 10^9$/L）	13.13	11.24	9.26	9.33	12.81	6.87	6.05	5.14	3.5 ～ 9.5
中性粒细胞百分比（%）	89.2	85.5	81.7	73.6	76.5	52.5	50.0	55.0	40 ～ 75
中性粒细胞绝对值（$\times 10^9$/L）	11.71	9.61	7.55	6.87	9.81	3.61	3.02	2.83	1.8 ～ 6.3
淋巴细胞百分比（%）	6.1	5.9	6.4	15.0	14.8	38.6	43.0	35.7	20 ～ 50
淋巴细胞绝对值（$\times 10^9$/L）	0.80	0.67	0.60	1.40	1.89	2.65	2.60	1.84	1.1 ～ 3.2
嗜酸细胞百分比（%）	0	0	0.3	0.4	0.3	0.7	0.8	1.5	0.4 ～ 0.8
嗜酸细胞绝对值（$\times 10^9$/L）	0	0	0.03	0.03	0.04	0.05	0.05	0.08	0.02 ～ 0.52
红细胞计数（$\times 10^{12}$/L）	5.49	4.41	4.44	4.02	3.90	3.75	3.94	4.59	3.8 ～ 5.1

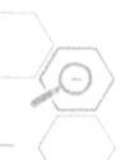

续表

项目	2023年10月22日	2023年10月23日	2023年10月24日	2023年10月27日	2023年10月29日	2023年10月31日	2023年11月3日	2023年11月18日	参考范围
血红蛋白（g/L）	164	132	132	119	115	109	115	138	115～150
血细胞比容（%）	48.1	38.4	38.4	34.6	34.1	32.8	35.2	41.0	35～45
血小板（$\times 10^9$/L）	425	325	297	310	343	390	446	273	125～350
超敏C反应蛋白（mg/L）	-	44.08	88.38	82.40	66.41	29.94	6.14	5.39	1～10

表25-9　患者治疗前后血酮体变化（mmol/L）

日期	血酮体	参考范围
2023年10月22日	4.2	0.03～0.3
2023年10月23日	3.1	
2023年10月24日	0.27	
2023年10月27日	0.15	

表25-10　患者治疗前后尿液分析11项异常值变化

项目	2023年10月22日	2023年10月23日	2023年10月24日	2023年10月27日	2023年11月18日
葡萄糖	+++	++	++	++	+
酮体	+++	+	-	-	-
白细胞酯酶	-	-	-	-	-

表25-11　患者治疗前后肾功能变化

项目	2023年10月22日	2023年10月23日	2023年11月18日	参考范围
尿酸（μmol/L）	846	320	282	155～357
尿素（mmol/L）	11.75	6.41	6.17	1.83～8.2
肌酐（μmol/L）	92	50	49	35～80

六、病例特点

患者青年女性，有糖尿病病史，未规律用药。

以“意识模糊，呼吸急促，口干、多饮、多尿，恶心、呕吐，乏力”为主要症状。

体格检查：T 36.3 ℃，P 128次/分，R 23次/分，BP 115/96 mmHg。平板车入院，青年女性，意识模糊，被动体位，查体不合作。无法言语，呼之不应，急性面容，表情痛苦，呼气有烂苹果味。口唇苍白，双肺呼吸音粗，未闻及干湿啰音，心浊音界正常，各瓣膜听诊区未闻及病理性杂音。腹部柔软，有压痛，无反跳痛，腹部无肿块。双肾区无叩击痛，双下肢无水肿。

实验室检查：血气分析示血液酸碱度7.08、二氧化碳分压11 mmHg、氧分压113 mmHg、钾离子4.7 mmol/L、钙离子1.50 mmol/L、葡萄糖27.8 mmol/L、乳酸1.0 mU/L、二氧化碳总量3.9 mmol/L、碳酸氢根离子3.5 mmol/L；静脉血糖28.53 mmol/L；血酮体4.2 mmol/L；血常规示白细胞计数13.13×10^9/L、中性粒细胞绝对值11.71×10^9/L。

七、西医疾病介绍

糖尿病酮症酸中毒（DKA）是由胰岛素不足和升糖的激素不适当升高导致的糖、脂肪和蛋白质代谢严重紊乱综合征，临床以高血糖、高血酮和代谢性酸中毒为主要特征。T1DM有发生DKA的倾向；T2DM亦可发生DKA。DKA的发生常有诱因，包括急性感染、胰岛素不适当减量或突然中断治疗、饮食不当、胃肠疾病、脑卒中、心肌梗死、创伤、手术、妊娠、分娩、精神刺激等。由于上述原因导致体内高血糖，脂肪分解加速，大量酮体生成，超过了外周组织的利用能力，从而在体内堆积，大量酮体超过了体液的缓冲能力导致代谢性酸中毒，即DKA。起始症状常为脱水而引起的多饮、多尿、乏力、体重下降，随后出现腹痛、恶心、呕吐等，严重时因中枢神经受抑制而出现倦怠、嗜睡、头痛、烦躁、意识模糊、昏睡、反射迟钝甚至消失，最终昏迷。

（一）DKA的诊断

血酮体升高（血酮体≥3 mmol/L）或尿糖和酮体阳性（＋＋以上）伴血糖增高（血糖＞13.9 mmol/L），血酸碱度＜7.3和（或）二氧化碳结合力降低（碳酸氢根离子＜18 mmol/L），无论有无糖尿病病史，都可诊断为DKA。

（二）DKA的分级

依据临床表现，DKA分为轻度、中度和重度。仅有酮症而无酸中毒称为糖尿病酮症；轻度、中度DKA除酮症外，还有轻度、中度酸中毒；重度DKA是指酸中毒伴意识障碍（DKA昏迷），或虽无意识障碍，但血清碳酸氢根离子低于10 mmol/L，诊断标准见表25-12。

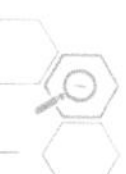

表25-12 不同程度DKA的诊断标准

不同程度DKA	血糖（mmol/L）	动脉血pH	血清HCO_3^-（mmol/L）	尿酮[a]	血酮	血浆有效渗透压[b]	阴离子隙[c]（mol/L）	意识状态
轻度	＞13.9	7.25～7.30	15～18	阳性	升高	可变	＞10	清醒
中度	＞13.9	≥7.00且＜7.25	≥10且＜15	阳性	升高	可变	＞12	清醒或嗜睡
重度	＞13.9	＜7.00	＜10	阳性	升高	可变	＞12	木僵或昏迷

注：DKA为糖尿病酮症酸中毒；[a]硝普盐反应方法；[b]血浆有效渗透压=2×（[Na^+]＋[K^+]）（mmol/L）＋血糖＋尿素氮（mmol/L）；[c]阴离子隙=[Na^+]－[Cl^-＋HCO_3^-]（mmol/L）。

（三）鉴别诊断

1. 高渗性高血糖综合征

高渗性高血糖综合征起病隐匿，一般从开始发病到出现意识障碍需要1～2周，偶尔急性起病，30%～40%无糖尿病病史。常先出现口渴、多尿和乏力等糖尿病症状，或原有症状进一步加重，多食不明显，有时甚至表现为厌食。病情逐渐加重后出现典型症状，主要表现为脱水和神经系统两组症状和体征。患者的血浆渗透压＞320 mOsm/L时，可出现精神症状，如淡漠、嗜睡等；血浆渗透压＞350 mOsm/L时，可出现定向力障碍、幻觉、上肢拍击样粗震颤、癫痫样发作、偏瘫、偏盲、失语、视觉障碍、昏迷和阳性病理征。

高渗性高血糖综合征的实验室诊断参考标准：①血糖≥33.3 mmol/L；②有效血浆渗透压≥320 mOsm/L；③血清碳酸氢根离子≥18 mmol/L或动脉血酸碱度≥7.30；④尿糖呈强阳性，而血酮体及尿酮为阴性或弱阳性；⑤阴离子隙＜12 mmol/L。

2. 乳酸酸中毒

乳酸酸中毒是指各种原因引起血中乳酸持久升高和血酸碱度降低的异常生化改变所致的临床综合征。缺氧、休克、药物中毒及肝肾功能受损等均可引起乳酸生成过多或清除不足，从而诱发本病。临床上以糖尿病乳酸酸中毒最常见，其病情严重，预后差，病死率高。

诊断依据：①患有糖尿病，但多数患者血糖不升高，没有显著的酮症酸中毒。②血乳酸水平显著升高，多在5 mmol/L以上，是诊断乳酸酸中毒的主要依据。血乳酸水平超过正常（＞1.8 mmol/L），在2～5 mmol/L时，多呈代偿性酸中毒，这种只有乳酸过高而无酸中毒者，可诊断为高乳酸血症。③酸中毒的证据，如酸碱度＜7.35，血碳酸氢根离子＜20 mmol/L，阴离子隙＞18 mmol/L等。如能排除酮症酸中毒、肾衰竭等，结合血乳酸水平显著升高即可确认为糖尿病乳酸酸中毒。

（四）DKA的治疗

DKA的治疗原则为尽快补液以恢复血容量、纠正失水状态，降低血糖，纠正电解质及酸碱平衡失调，同时积极寻找和消除诱因，防治并发症，降低病死率。

1. 补液

（1）补液应遵循“先快后慢，先盐后糖”的原则。

（2）补液第1～2小时输入生理盐水1000～2000 mL，输液速度为15～20 mL/（kg·h）（一般成年人补液1.0～1.5 L）；当血糖降至13.9 mmol/L以下时，应根据血钠的情况改为5%葡萄糖溶液或葡萄糖生理盐水；当血糖降至11.1 mmol/L时，须改为5%葡萄糖溶液，直至血酮、血糖均得到控制。

2. 胰岛素

（1）指南推荐采用连续胰岛素静脉输注0.1 U/（kg·h），但对于重症患者，可采用首剂静脉注射胰岛素0.1 U/kg，随后以0.1 U/（kg·h）速度持续输注，胰岛素静脉输注过程中需严密监测血糖，保持血糖每小时下降2.8～4.2 mmol/L。

当血糖降至11.1 mmol/L时，应减少胰岛素输入量至0.02～0.05 U/(kg·h)，并开始给予5%葡萄糖液，根据血糖来调整胰岛素给药速度和葡萄糖浓度，使血糖维持在8.3～11.1 mmol/L，同时持续进行胰岛素滴注直至DKA缓解。

（2）DKA缓解标准参考如下：血糖＜11.1 mmol/L，血酮＜0.3 mmol/L，血清碳酸氢根离子≥15 mmol/L，血酸碱度＞7.3，阴离子隙≤12 mmoL/L。

3. 纠正电解质紊乱

在开始胰岛素及补液治疗后，若患者的尿量正常，血钾＜5.2 mmol/L即应静脉补钾，一般在每升输入溶液中加氯化钾1.5～3.0 g，以维持血钾水平在4～5 mmol/L。治疗前已有低钾血症，尿量≥40 mL/h时，在补液和胰岛素治疗的同时必须补钾。严重低钾血症可危及生命，若发现血钾＜3.3 mmol/L，应优先进行补钾治疗，当血钾升至3.3 mmol/L时，再开始胰岛素治疗，以免发生致死性心律失常、心搏骤停和呼吸肌麻痹。

4. 纠正酸中毒

DKA患者在注射胰岛素治疗后会抑制脂肪分解，进而纠正酸中毒，如无循环衰竭，一般无须额外补碱。但严重的代谢性酸中毒可能会引起心肌受损、脑血管扩张、严重的胃肠道并发症及昏迷等。推荐仅在酸碱度≤6.9的患者考虑中适当补碱治疗。每2小时测定1次血酸碱度，直至其维持在7.0以上。治疗中加强复查，防止过量。

5. 去除诱因和治疗并发症

如休克、感染、心力衰竭和心律失常、脑水肿和肾衰竭等。

八、中医疾病介绍

（一）病因病机

中医学无糖尿病酮症酸中毒对应病名，该病是在消渴的基础之上因情志内伤、饮食失调、劳倦过度等因素诱发，同时素体阴虚也是DKA发病的重要病因之一。肝主疏泄，肝气不舒，郁怒日久化火，灼伤津液，阴虚化燥而成消渴。由于饮食不节，或暴饮暴食，损伤脾胃，或宿食积滞，日久化热，腐食化浊，或因过食辛辣之品，胃热内盛，久蕴化热，胃热

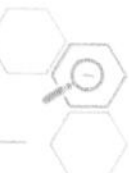

上蒸，故见口出臭秽之气，味似烂苹果，口渴多饮；或人体感受湿浊之邪，阻遏中焦，升降失司，清浊不分，胃失和降而见突然泛恶、纳呆、呕吐。肾为先天之本，肾阴不足，津液枯竭，传于上焦则肺燥，传于中焦则脾不能行津；脾胃为后天之本，脾胃虚弱，无力运化水谷，气血运行不畅，致使浊毒物质积聚体内，清阳不升，浊阴不降，而引发DKA。过劳伤肾，肾中阴精损耗加重，导致全身阴液亏虚发为消渴，甚则出现厥脱。根据其临床特点，当属“消渴”“呕吐”“厥证”等范畴。

（二）辨证论治

目前对于本病尚无统一的辨证分型，有学者根据DKA的病情进展，分为4个证型，即燥火亢盛、浊毒中阻、气阴两虚、阴脱阳亡证。

1. 燥火亢盛证

临床表现：心烦，口渴喜冷饮，饮后稍快，疲乏倦怠，纳呆，或见恶心欲吐，舌暗红，苔薄黄而干或微腻，脉细数或滑数。

治法：甘寒清热，理糖泄毒。

方药：人参白虎汤加减。

2. 浊毒中阻证

临床表现：口燥唇焦，大渴引饮，渴饮无度，皮肤干瘪，精神萎靡，嗜睡，胸闷纳呆，恶心呕吐，口有秽臭，时有少腹疼痛如绞，大便秘结，舌红苔垢而燥，脉沉细。

治法：解毒化浊，生津消渴。

方药：黄连温胆汤合或增液承气汤加减。

3. 气阴两虚证

临床表现：口干咽燥，神疲乏力，多食易饥，气短懒言，烦热失眠或恶心呕吐，胸闷气促，舌紫暗及脉细弱。

治法：补气健脾，养阴清热。

方药：生脉散合玉液汤加减。

4. 阴脱阳亡证

临床表现：口干唇燥，肌肤干瘪，面色苍白，自汗不止，四肢厥逆，呼吸低微，舌暗淡无津，脉微细欲绝。

治法：益气养阴，回阳固脱。

方药：四逆汤合生脉散、参附汤。

（三）中医特色疗法

1. 中药制剂

生脉注射液源于生脉散，具有益气养阴、复脉固脱功效，为中药急救制剂之一，临床用于气阴两虚、脉虚欲脱，如心悸、气短、四肢厥冷、汗出、脉微欲绝等症，可辅助降酮、降糖。参麦注射液源于《症因脉治》中的参冬饮，主要是由人参、麦冬等组成。现代药理学研究显示，人参和麦冬中的皂苷可以使人胰岛β细胞的修复能力显著提高，肝脏的糖原合成增强，有效抑制糖原异生；麦冬黄酮具有抗氧化、增强免疫调节等药理作用。

2. 针刺疗法

神昏、烦渴、尿量多者，予以水沟、承浆、金津、玉液、曲池、劳宫、太冲、行间、涌泉等穴滋阴固脱。

3. 刺络放血法

该法专用于急危重症中的抢救，在四肢末梢，或取十二井穴；在表浅的大静脉处；取经外奇穴；选用督脉与心包经的腧穴。本法刺激强、见效速，有通经活络、泄热外出、开窍醒神等功效。

4. 敷贴疗法

我院自制吴茱萸贴，予足三里、涌泉、神门等穴，调畅气血，调节脏腑功能。

5. 耳穴压豆

常用的降糖穴位有内分泌、肝、脾、神门、胰、肾上腺。将耳穴压豆对准耳穴贴紧并稍加压力，使耳朵感到酸麻胀或发热。贴后每天自行按压数次，每次1～2分钟。

参考文献

[1] 熊佳. 中医药治疗糖尿病酮症酸中毒的研究进展[J]. 中国当代医药，2021，28（17）：39-42.

[2] 中华医学会糖尿病学分会. 中国2型糖尿病防治指南（2020年版）（上）[J]. 中国实用内科杂志，2021，41（8）：668-695.

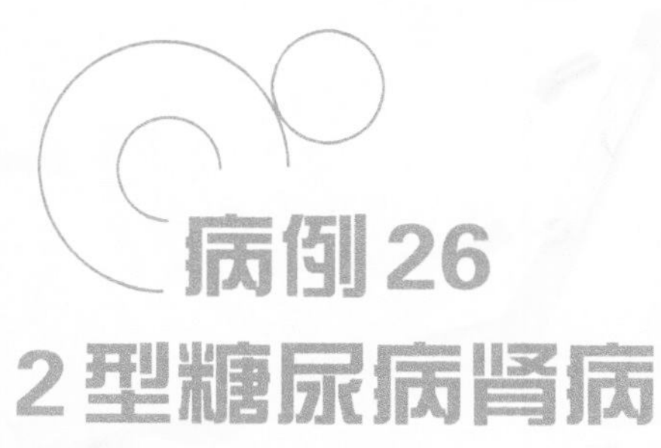

病例26 2型糖尿病肾病

一、病历摘要

患者男性，53岁，因“口干、多饮20年，下肢水肿1个月”入院。

患者14年前因口干、多饮伴消瘦来诊，诊断为2型糖尿病，平素空腹血糖控制在11～12 mmol/L，餐后2小时血糖控制在14～15 mmol/L，遂始应用胰岛素注射治疗。2019年9月17日因视力下降明显入住我院眼科，诊断为2型糖尿病、糖尿病性视网膜病变Ⅲ期，行左玻璃体腔注药术+前房穿刺术，后转入我科。实验室检查：血肌酐120 μmol/L，估算肾小球滤过率（estimated glomerular filtration rate，eGFR）60.8 mL/（min·1.73 m^2），尿β2微球蛋白0.37 mg/L，尿微量白蛋白259.11 mg/L；尿蛋白-肌酐比值671.49 mg/g。结合病史及眼底病变，考虑糖尿病肾病（Ⅲ期），嘱患者低糖、优质低蛋白饮食，应用甘精胰岛素注射液联合阿卡波糖口服降糖治疗，予血管紧张素Ⅱ受体阻滞剂类药物降低尿蛋白治疗。

2021年3月29日因血糖控制不佳来诊，空腹血糖波动在15～16 mmol/L，实验室检查：血肌酐131 μmol/L，eGFR 54.3 mL/（min·1.73 m^2），尿微量白蛋白813.4 mg/L，尿蛋白-肌酐比值1364.82 mg/g，提示肾脏损害加重；抗髓过氧化物酶抗体、抗蛋白酶3抗体、抗肾小球基底膜抗体、本周蛋白、抗核抗体检查结果均正常，排除免疫原因导致的肾脏病。继续应用血管紧张素Ⅱ受体阻滞剂类药物降尿蛋白，降糖方案调整为德谷门冬双胰岛素注射液联合阿卡波糖、利格列汀治疗。出院时空腹血糖控制在5～6 mmol/L，餐后2小时血糖控制在7 mmol/L左右。

2023年11月4日患者因口干、多饮加重，空腹血糖波动在17～18 mmol/L，双下肢水肿，晨起减轻、下午加重，视物模糊，偶有腰酸腰痛，神疲畏寒来诊。自发病以来，纳可，睡眠较差，易多梦，大便1日2～3行，大便溏薄，小便有泡沫，夜尿多，小便1夜3～4行，近期体重增加约1.5 kg。既往糖尿病性视网膜病变、脑梗死、冠心病病史，持续对症治疗。患者为退休职工，否认其他系统疾病史，否认家庭有其他遗传倾向疾病。

中医望、闻、切诊：患者面色㿠白，下肢水肿，食少腹胀，口淡不渴，小便清长，夜尿增多，大便溏薄。舌质淡红，边有齿痕，苔白，脉细。

二、入院查体

体格检查：T 36.3 ℃，P 90次/分，R 18次/分，BP 164/94 mmHg，身高175 cm，体重70 kg，BMI 22.9 kg/m^2。双下肢中度凹陷性水肿，双侧对称，双侧足背动脉搏动减弱，10 g尼龙丝试验（＋）。

三、辅助检查

2023年11月4日实验室检查结果见表26-1。

表26-1　实验室检查项目及结果

项目	结果	参考范围
糖化血红蛋白（%）	9.7	4.0～6.0
血肌酐（μmol/L）	286	44～97
eGFR［mL/（min·1.73 m^2）］	20.69	≥90
尿微量白蛋白（mg/L）	1410.49	0～30
尿蛋白-肌酐比值（mg/g）	3258.34	0～30
24小时尿蛋白定量（mg/24 h）	8401.40	0～150
24小时尿量（L）	3.40	1～2
红细胞计数（×10^{12}/L）	3.72	4.3～5.8
血红蛋白（g/L）	112	130～175
血细胞比容（%）	33.8	40%～50
潜血（或）红细胞	-	-
葡萄糖	+++	-
蛋白质	+++	-
酮体	-	-

2023年11月4日影像学检查项目及结果见表26-2。

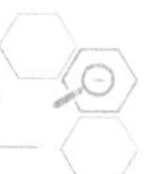

表26-2　影像学检查项目及结果

项目	结果
胸部及颅脑CT	脑桥、双侧基底节区、左侧放射冠区腔隙性梗死灶、软化灶 冠状动脉壁少许钙化灶
双侧股、腘、足背动脉彩超	双侧股、腘、足背动脉多发小斑点形成
心脏彩超	左室壁节段性运动减低 二尖瓣反流（少量）
颈部血管彩超	左侧颈动脉内中膜增厚并斑块形成
肾活检	肾小球基底膜均质性增厚，系膜基质增生，K-W 结节形成，弥漫性肾小球硬化改变，入球小动脉玻璃样变。符合糖尿病肾病病理改变

四、诊断

西医诊断：2型糖尿病肾病Ⅲ级（临床糖尿病肾脏疾病期）；2型糖尿病性视网膜病变Ⅲ期；2型糖尿病周围血管病；2型糖尿病周围神经病变；肾性贫血；高血压2级（很高危）；冠心病；陈旧性脑梗死。

中医诊断：消渴—脾肾阳虚证。

五、治疗过程

入院后完善相关实验室及影像学检查，结合肾组织活检结果及既往检查结果，明确诊断为2型糖尿病肾病Ⅲ期（临床糖尿病肾脏疾病期）。治疗上，嘱患者低糖、低脂、优质蛋白饮食，予甘精胰岛素注射液联合门冬胰岛素注射液四针法降糖，予静脉滴注复方氨基酸注射液（9AA）改善氨基酸代谢，药用炭片1.5 g口服以降肌酐，考虑到患者肾小球滤过率较低，将血管紧张素Ⅱ受体阻滞剂类药物更换为苯磺酸氨氯地平片10 mg口服以控制血压，阿托伐他汀钙片10 mg口服以降胆固醇及低密度脂蛋白。中药清氮灌肠方直肠滴入以泄浊解毒，中药汤剂予济生肾气丸合真武汤加减以补肾健脾温阳。经治疗后，患者空腹血糖控制在6～7 mmol/L，餐后2小时血糖控制在10～11 mmol/L，口干、多饮、腰疼腰酸、畏寒便溏等症状缓解，血肌酐较前下降至212 μmol/L，eGFR 29.7 mL/（min・1.73 m^2），尿微量白蛋白下降至856.27 mg/L，双下肢水肿较前明显减轻，后出院。

中药清氮灌肠方，方药如下。

制附子10 g（先煎）	生牡蛎30 g（先煎）	生龙骨30 g（先煎）	丹参30 g
蒲公英30 g	生大黄30 g	六月雪30 g	

每日1剂，灌肠。

中药济生肾气丸合真武汤加减，方药如下。

熟地黄 20 g	麸炒山药 15 g	山萸肉 15 g	牡丹皮 10 g
泽泻 10 g	茯苓 15 g	车前子 15 g（包煎）	炮附子 15 g（先煎）
肉桂 15 g（后下）	川牛膝 15 g	柴胡 12 g	郁金 10 g
炒酸枣仁 30 g	干姜 12 g	白术 12 g	炙甘草 6 g

水煎服，每日 1 剂，早晚分服。

六、讨论与分析

（一）病例特点

中老年男性，病程长，疾病发展过程隐匿，病情进行性加重。

近期出现双下肢中度水肿。

查体示双下肢中度凹陷性水肿，双侧对称，双侧足背动脉搏动减弱。

出现大量蛋白尿，血清肌酐升高，eGFR 20.69 mL/（min · 1.73 m^2）。

伴有多个糖尿病并发症。

（二）诊疗思路

众所周知，糖尿病肾脏疾病的产生、治疗方法及预后与其他非糖尿病肾脏疾病具有本质上的不同。首先能够协助鉴别两者的就是肾组织活检及影像学检查。该患者肾组织活检结果符合糖尿病肾病所造成的病理改变，泌尿系统影像学检查未见肾脏有结石、囊肿、马蹄肾等，且该患者既往未有肾移植病史及原发性或继发性的肾小球疾病病史。其次该患者未出现 eGFR 的短期内迅速下降，应用血管紧张素Ⅱ受体阻滞剂类药物治疗时未出现 3 个月内 eGFR 下降超过 30%，尿检未提示活动性尿沉渣，因此可以基本确定该患者为糖尿病肾脏疾病。

七、西医疾病介绍

糖尿病肾脏疾病（diabetic kidney disease，DKD）既往称为糖尿病肾病（diabetic nephropathy，DN）。2007 年美国肾脏病基金会（National Kidney Foundation，NKF）制定了全新的肾脏病预后质量倡议（Kidney Disease Outcomes Quality Initiative，KDOQI），简称 NKF/KDOQI。该倡议建议使用 DKD 取代 DN。DKD 是一种由糖尿病引起的慢性肾脏病（CKD），其发病机制较为复杂，目前研究发现 DKD 的发生与长期高血糖导致的糖代谢异常、肾脏的血流动力学发生改变、脂代谢紊乱等因素有关，基本病理改变为肾小球基底膜增厚、肾小球细胞外基质增多、肾血管玻璃样变性等，最终导致大量肾小球硬化，甚至肾衰竭。临床特征为持续性白蛋白尿排泄增加和（或）肾小球滤过率进行性下降。DKD 是 CKD（包括终末期肾病）的最主要病因，同时是糖尿病患者发生心脑血管疾病和出现死亡的重要危险因素。

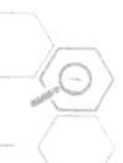

（一）诊断

符合糖尿病诊断标准且有明确的糖尿病病史，同时其损害与尿蛋白、肾功能变化存在因果关系，并排除原发性、继发性肾小球疾病与其他系统性疾病，符合以下情况之一者，即可诊断DKD。①随机尿蛋白－肌酐比值≥30 mg/g或尿白蛋白排泄率≥30 mg/24 h，且在3～6个月重复检查尿蛋白－肌酐比值或尿白蛋白排泄率，3次中有2次达到或超过临界值；排除感染等其他干扰因素。②eGFR＜60 mL/（min·1.73 m^2）13个月以上。③肾活检符合DKD病理改变。

（二）糖尿病肾脏疾病的分级

2021年中华医学会发表的《糖尿病肾脏疾病临床诊疗中国指南》推荐将糖尿病肾脏疾病分为以下四级（表26-3）。

表26-3　糖尿病肾脏疾病临床分期、病理分级及防治要点

临床分期	临床特征	病理分级	病理特点	防治要点
高滤过期	肾小球滤过率轻度增高，尿微量白蛋白为阴性	Ⅰ级	肾小球结构正常或体积增大	改善生活方式；控制血糖、血压
微量白蛋白尿期（早期糖尿病肾脏疾病）	此期以持续性微量白蛋白尿为特征。尿白蛋白排泄率为20～200 μg/min或30～300 mg/24 h。患者肾小球滤过率正常或轻度下降。此期部分患者可逆转	Ⅱa级	肾小球基底膜轻度增厚，系膜基质轻度增生	控制血糖、血压、血脂；延缓肾脏病进展
		Ⅱb级	肾小球基底膜明显增厚，系膜基质明显增宽	控制血糖、血压、血脂；延缓肾脏病进展
大量白蛋白尿期（临床糖尿病肾脏疾病期）	此期以临床显性蛋白尿为特征，尿常规或尿沉渣蛋白尿阳性，尿蛋白－肌酐比值＞300 mg/g，尿白蛋白排泄率＞200 μg/min或＞300 mg/24h。部分可表现为“糖尿病肾脏疾病三联征”，即大量蛋白尿、高血压、水肿。肾小球滤过率呈较明显下降趋势。此期多不可逆转	Ⅱ～Ⅲ级	Ⅲ级：一个或多个结节性硬化（K-W结节）形成	控制血糖，降低血压，调节血脂，防治营养不良、贫血、钙磷矿物质代谢紊乱等并发症，降低心脑血管等并发症
肾衰竭期	eGFR＜15 mL/（min·1.73 m^2），常有终末期肾病相关临床表现	Ⅳ级	超过50%肾小球硬化	肾脏替代治疗，防治透析或肾移植并发症

注：部分患者病理分级与临床分期可出现不一致情况。

（三）糖尿病肾脏疾病的防治

目前西医学上认为DKD的防治可以大致分为以下阶段。第一阶段为DKD的预防，包括早期相关指标筛查、改变生活方式、控制血糖及保持血压稳定等；第二阶段为早期DKD的

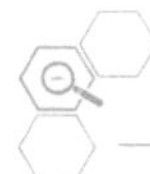

治疗，对于已经出现微量白蛋白尿或eGFR轻度下降的患者，应及时予其包括降糖、降压、调脂、降尿蛋白在内的综合治疗，从而帮助患者降低或推迟终末期肾病的发生；第三阶段为晚期DKD的治疗，包括终末期肾病时期的透析及肾脏移植等代替疗法、预防和诊治相关并发症、降低心脑血管疾病的发生概率及减少患者的死亡风险，从而提高患者的生活质量、延长其寿命。DKD的防治应注重早期筛查发现、综合治疗及干预。推荐T2DM和T1DM（病程超过5年）患者均应每年至少检查一次尿常规、尿蛋白－肌酐比值及肌酐，同时计算其eGFR以协助诊治。同时应更加重视对DKD危险因素的控制，包括高血糖、高血压、肥胖，用药方面避免使用会造成急性肾损伤或者有较大肾脏毒性的药物，防止过量蛋白摄入。

八、中医疾病介绍

（一）病因病机

糖尿病肾脏疾病的病因病机为素体肾虚，久病迁延日久，耗气伤阴，而致五脏受损，又兼夹痰、热、郁、瘀等因素从而致病。发病之初为气阴两虚，渐至肝肾阴虚；而后病情迁延，导致阴损及阳，伤及脾肾；病变晚期，肾阳衰败，浊毒内停，而见气血亏损，五脏俱虚。

（二）辨证论治

1. 气阴两虚证

证候特点：气短懒言，神疲乏力，口燥咽干，手足心热，烦躁，自汗盗汗，潮热，消瘦，头晕耳鸣，泡沫尿，大便干结，尿少色黄。舌红或胖大，边有齿痕，苔少苔干，脉沉细或细数无力。

病位：肺、脾、肾。

治法：益气养阴，补肾固精。

方药：六味地黄丸加减。

2. 肺肾气虚证

证候特点：语声低怯，气短懒言，腰膝酸软，神疲体倦，易感冒。自汗畏风，颜面水肿，小便短少或清长，小便带泡沫。舌淡苔白，脉细无力。

病位：肺、肾。

治法：补肺益肾，益气固摄。

方药：玉屏风散合六味地黄丸加减。

3. 肝肾阴虚证

证候特点：两目干涩，失眠多梦，腰膝酸软，手足心热，眩晕耳鸣，小便短少有泡沫，大便干结。男子遗精，女子月经量少或闭经。舌红，苔少，脉细数。

病位：肝、肾。

治法：滋补肝肾，养阴清热。

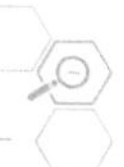

方药：杞菊地黄丸加减。

4. 脾肾气（阳）虚证

证候特点：面色皖白，神疲畏寒，肢体水肿、下肢尤甚，食少腹胀，口淡不渴，腰膝酸软，小便清长或短少，夜尿增多带泡沫，大便溏薄。舌质淡红，边有齿痕，苔白，脉细。

病位：脾、肾。

治法：温补脾肾，化气行水。

方药：济生肾气丸合真武汤加减。

5. 阴阳两虚证

证候特点：面色皖白或黧黑，腰膝酸软或酸痛，眩晕耳鸣，视物模糊，肢体水肿，小便清长或短少，夜尿频多有泡沫，大便溏薄或五更泄泻。男子阳痿或遗精，女子月经量少或闭经。舌淡或有齿痕，苔滑，脉沉细无力。

病位：肺、脾、肝、肾。

治法：滋阴温阳，补肾固精。

方药：右归丸加减。

（三）中医诊疗经验

本病虽然在中医学古籍中并无明确的病名，但其相关症状可以见于中医病证中的水肿、癃闭及尿浊，因此在临床诊疗过程中，依据上述中医疾病的诊疗思路对患者进行治疗，如患者出现神疲畏寒，肢体水肿、下肢尤甚，脾肾阳虚症状明显，则可选取水肿阳虚证所对应的济生肾气丸进行治疗。除此之外，也可将本病归于消渴中下消（肾消）一类，应用六味地黄丸相关加减方剂作为中医辨证论治的方案。

参考文献

[1] KDOQI. KDOQI clinical practice guidelines and clinical practice recommendations for diabetes and chronic kidney disease [J]. Am J Kidney Dis, 2007, 49 (2 Suppl 2): S12-154.

[2] JIAO F, WONG C K H, TANG S C W, et al. Annual direct medical costs associated with diabetes-related complications in the event year and in subsequent years in Hong Kong [J]. Diabet Med, 2017, 34 (9): 1276-1283.

[3] 中华医学会肾脏病学分会专家组. 糖尿病肾脏疾病临床诊疗中国指南目录 [J]. 中华肾脏病杂志, 2021, 37 (3): 255-304.

[4] 中华医学会糖尿病学分会微血管并发症学组. 中国糖尿病肾脏疾病防治临床指南 [J]. 中华糖尿病杂志, 2019, 11 (1): 15-28.

[5] 中华中医药学会. 糖尿病肾病中医防治指南 [J]. 中国中医药现代远程教育, 2011, 9 (4): 151-153.

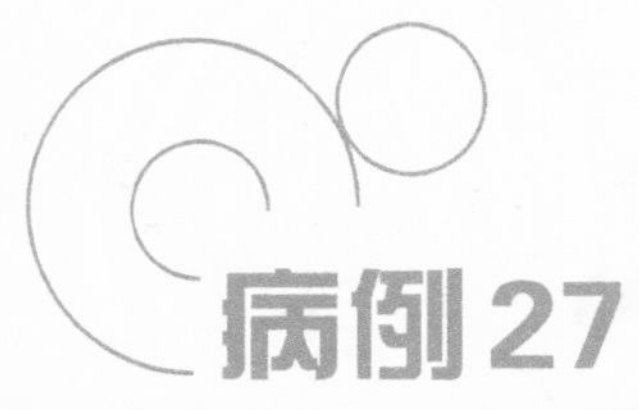

病例27 糖尿病周围神经病变—糖尿病足

一、病历摘要

患者女性，83岁，因“口干、口苦、多饮20余年，左足红肿疼痛，结痂3月余”入院。

患者口干、口苦、多饮20余年，左足红肿疼痛，结痂3月余。2024年2月8日开始近1周患者左足大踇趾、第二足趾和小趾出现结痂并左足红肿，结痂处有渗出，无脓性分泌物，患足疼痛明显，为针刺样跳痛，无发热、恶臭，收治入院，入院症见左足疼痛明显，左足红肿，足趾有结痂和少量渗出。

既往高血压病史10余年，收缩压最高可达180 mmHg，现口服苯磺酸氨氯地平50 mg每日1次，平素血压控制在130/88 mmHg。有脂肪肝病史1年，脑梗死病史10余年，下肢动脉硬化闭塞症病史，现口服阿司匹林肠溶片0.1 g每日1次。生于原籍，无久居外地史，否认疫区接触史，无吸烟史，无饮酒史，否认工业毒物、粉尘、放射性物质接触史，否认吸毒及冶游史。20岁结婚，育有1女1子，配偶及子女均体健。母亲有糖尿病病史，否认家族中父亲及其他兄弟姐妹有遗传倾向疾病。

中医望、闻、切诊：患者精神欠佳，神志清晰，面色红润，气息平和，语声有力，舌暗红，苔白腻，脉沉滞。

二、入院查体

体格检查：BP 168/98 mmHg，BMI 25.3 kg/m^2。患者老年女性，慢性面容，表情忧虑，因患肢疼痛，时有痛苦表情。双肺呼吸音清，心率90次/分，律齐。双小腿及足部发凉，左

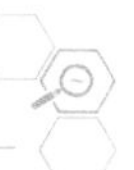

足䠀趾趾背前端、第2趾间关节、第5趾跟底部有发黑、干硬、结痂，趾端皮肤质硬弹性差，挤压有脓性分泌物，足前端皮肤微红，足背动脉搏动未触及。Wagner分级为2级。双足痛觉、温度觉异常，10 g尼龙丝试验（+），音叉振动试验（+）。四肢肌力正常。双下肢巴宾斯基征（-）。双侧股三角区无压痛，双小腿及足部发凉，左足䠀趾甲增厚变形，挤压可见少量脓性分泌物、疼痛明显，五趾潮红，双下肢Buerger试验（+），双下肢动脉搏动情况示足背、胫后、腘、股动脉：左（-）（-）（+）（++），右（-）（-）（+）（++）。

三、辅助检查

2024年2月16日入院，实验室检查结果见表27-1，分泌物培养加药敏结果示表皮葡萄球菌对克林霉素敏感。

表27-1　入院实验室检查结果

项目	结果	参考范围
糖化血红蛋白（%）	7.8%	4.0～6.6
C肽（μg/L）	0.430	1.1～4.4
尿微量白蛋白（mg/L）	150.62	0～30
尿ACR（mg/g）	264.76	0～30
红细胞沉降率（mm/h）	45	0～20
纤维蛋白原（g/L）	4.38	2.00～4.00
纤维蛋白（原）降解产物（μg/mL）	5.24	0～5
D-二聚体（mg/L）	0.98	0～0.55
红细胞计数（$\times10^{12}$/L）	3.42	3.8～5.1
血红蛋白（g/L）	97	115～150
血细胞比容（%）	29.7	35～45
肌酐（μmol/L）	92	35～80
25-羟维生素D（ng/mL）	14.1	＞30

双侧股、腘、足背、胫后动脉+双侧股、腘、胫后静脉血管彩超：双侧股、腘、胫后、足背动脉内中膜增厚并斑块、斑点形成。左股浅动脉管腔狭窄。左侧胫后动脉未见血流信号，考虑闭塞可能大。双侧足背动脉未见血流信号，考虑闭塞可能性大。双侧股、腘、胫后静脉未见明显异常。双足X线示左足趾关节见骨质增生，左足趾跖骨退行性变，右足未见明显异常。

四、诊断

西医诊断：2型糖尿病周围神经病变（2型糖尿病足并感染）；2型糖尿病伴多个并发症（2型糖尿病周围血管病）；高血压3级（极高危）；脑梗死；下肢动脉硬化闭塞症；维生素D缺乏。

中医诊断：消渴—气阴两虚、痰瘀痹阻证。

五、治疗过程

西医治疗上予降糖、降压、抗感染、镇痛、营养神经、抗氧化应激、改善循环及对症治疗。嘱其合理饮食，密切监测血糖，及时根据血糖情况调整用药。

中医治疗上予隔吴茱萸末灸神阙以调整阴阳平衡；中药穴位贴敷足三里、三阴交以疏通经络；雀啄灸足三里、太溪、三阴交以益气养阴固阳；耳针内分泌、神门、胰腺、皮质下以调节脏腑功能；埋针（双内关）以调节脏腑功能。

患者年过半百，气阴自半，加之长期喜食肥甘厚味，脾胃之气受损。脾为气血生化之源，脾胃之气受损，无法将正常饮食水谷转化为气血阴液，加重气血阴液的亏损。气为血之帅，气行则血行，气虚则推动力量减弱而血行不畅。饮食水谷无法正常转换为阴液而反生痰湿，痰瘀阻滞，日久而成本证。舌脉俱为佐证。中药予自拟方香夏通络汤加减以益气养阴、化痰祛瘀，方药如下。

香附12 g	姜半夏9 g	鸡血藤30 g	丝瓜络12 g
木瓜10 g	枳壳10 g	赤芍15 g	丹参15 g
怀牛膝15 g	绞股蓝12 g	麦冬6 g	陈皮10 g
茯苓15 g	黄芪25 g	益母草30 g	甘草6 g

水煎服，每日1剂，早晚分服。

诊疗经过如下。

2024年2月16日：入院完善相关检查，予中医特色疗法与中药汤剂，西医予降糖、降压、抗感染、镇痛、营养神经、抗氧化应激、改善循环及对症治疗。甘精胰岛素每次量为14 U，皮下注射，每晚1次；阿卡波糖片每次量为25 mg，口服，日3次。

2024年2月17日：患者左足红肿疼痛，结痂，治疗予肢体保暖，忌水洗，防外伤；患者高龄女性，血管条件差，交代风险、预后，保守治疗，创面换药处理。据药敏结果给予停用头孢曲松，换用克林霉素抗感染治疗，加用前列地尔改善末梢循环和镇痛治疗。

2024年2月20日：患者患足疼痛明显，夜间尤甚，目前口服盐酸曲马多治疗，疼痛缓解不明显，遂考虑予活血通脉丸，每次量为9 g，口服，每日3次；行双下肢动静脉CT血管成像；若身体条件允许，可以行左下肢横向骨搬运术。考虑患者目前年龄较高且肾功能不全，

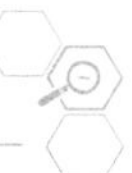

暂不给予行左下肢横向骨搬运术，继续保守治疗。

2024年3月3日：复查相关指标见表27-2。

表27-2 相关指标复查

项目	治疗前	治疗后	参考范围
空腹血糖（mmol/L）	14.0	8.4	≥7.0
餐后2小时血糖（mmol/L）	27.3	11	≥11.1
尿微量白蛋白（mg/L）	150.62	120	0～30
尿ACR（mg/g）	264.76	211.62	0～30
红细胞沉降率（mm/h）	45	19	0～20
纤维蛋白原（g/L）	4.38	3.78	2.00～4.00
纤维蛋白（原）降解产物（μg/mL）	5.24	4.73	0～5
D-二聚体（mg/L）	0.98	0.54	0～0.55
红细胞计数（$\times 10^{12}$/L）	3.42	3.9	3.8～5.1
血红蛋白（g/L）	97	130	115～150
血细胞比容（%）	29.7	37.0	35～45
肌酐（μmol/L）	92	87	35～80
25-羟维生素D（ng/mL）	14.1	18.6	＞30

患者血糖控制可，各项指标渐好，患足红肿疼痛减轻，未再有渗出，逐渐结痂，2024年3月4日出院，后定期门诊复查。

六、病例特点

患者2型糖尿病病史20余年，现应用胰岛素联合口服降糖药物控制血糖，血糖控制情况不详，本次因“左足红肿疼痛，结痂3月余”入院。入院症见左足疼痛明显，左足红肿，足趾有结痂和少量渗出。

患者老年女性，慢性面容，表情忧虑，因患肢疼痛，时有痛苦表情。双小腿及足部发凉，左足踇趾趾背前端、第2趾间关节、第5趾跟底部有发黑、干硬、结痂，趾端皮肤质硬弹性差，挤压有脓性分泌物，足前端皮肤微红，足背动脉搏动未触及。按Wagner分级可分为2级。双足痛觉、温度觉异常，10 g尼龙丝试验（＋），音叉振动试验（＋）。四肢肌力正常。双下肢巴宾斯基征（－）。双侧股三角区无压痛，双小腿及足部发凉，左足踇趾甲增厚变形，挤压可见少量脓性分泌物、疼痛明显，五趾潮红，双下肢Buerger试验（＋），双下肢动脉搏动情况示足背、胫后、腘、股动脉：左（－）（－）（＋）（＋＋），右（－）（－）（＋）（＋＋）。

七、西医疾病介绍

糖尿病足（diabetic foot，DF）是糖尿病患者踝关节以远的足部血管、神经出现病变，使足部供血不足、感觉异常，并出现溃烂、感染症状，严重者可影响肌肉及骨骼，导致组织坏死甚至截肢。

（一）诊断

1. 糖尿病周围神经病变

（1）确诊患有糖尿病。

（2）同时伴有麻木、感觉异常等周围神经病变。

（3）辅助检查包括温度觉、10 g尼龙丝试验、振动觉、踝反射及神经传导速度检查，在这5项检查中，有以上临床症状的任意1项异常，无症状的任意2项异常，提示有周围神经病变。

2. 糖尿病下肢血管病变

（1）确诊患有糖尿病。

（2）有足部疼痛、皮肤温度降低、足部动脉搏动减弱或消失等下肢缺血的症状。

（3）辅助检查提示有下肢血管病变，或影像学提示血管狭窄等。

（二）鉴别诊断

1. 血栓闭塞性脉管炎

血栓闭塞性脉管炎的简称是“脉管炎”，是一种四肢中、小动脉慢性闭塞性疾病，其病理变化为中、小动脉血管壁的节段性和非化脓性炎症伴动脉血管腔内血栓形成，管腔闭塞引起肢体远端缺血而产生疼痛，本病的主要特征是以下3项。

（1）本病多发于男性青壮年。

（2）肢体特别是足趾发凉、怕冷、麻木和感觉异常是常见的早期症状。

（3）疼痛是本病的主要症状，表现为以下两点。

1）间歇性跛行：当患者行走一段路程后，小腿或足部肌肉发生麻木、酸胀、疼痛、抽搐、无力等症状，如果继续行走则症状加重，最后被迫止步，原地站立休息片刻后，疼痛迅速缓解，可继续行走，但行走后上述症状复现，这种症状称为间歇性跛行，它是下肢动脉供血不足的典型表现。

2）静息痛：动脉缺血严重时，患肢疼痛剧烈而持续，休息时疼痛仍不止，彻夜难眠，甚至足趾破溃合并感染，疼痛更为剧烈。

2. 下肢动脉硬化闭塞症

下肢动脉硬化闭塞症不是脉管炎，它是全身动脉硬化的一种表现，是中老年人群的常见血管病之一，其病理特点是腹主动脉、髂动脉、股动脉、腘动脉等大中动脉内膜增厚变硬，形成粥样斑块及钙化，以及继发血栓形成等，导致动脉管腔狭窄或闭塞，表现为与脉管炎类

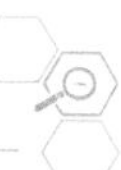

似的下肢缺血症状，因此常被人们误认为是脉管炎，很多中老年患者出现下肢疼痛、肌肉酸痛无力、不能正常行走（间歇性跛行）等，常以为是骨质增生、骨质疏松、腰椎间盘突出、风湿病等所致，服用了很多药物久治不愈，未及时到医院找专科医师就诊，甚至有些患者因此延误了就诊时机而被迫截肢。

（三）症状

患者主要表现为足部感觉异常、足畸形及足部缺血而致的疼痛、行走困难等，常合并感染、溃疡、坏疽乃至截肢等。早期表现为皮肤温度低、疼痛等下肢供血不足症状，感觉麻木、迟钝等周围神经病变症状；晚期足部出现肌肉、骨组织的坏死，如骨髓炎、干性或湿性坏疽等。

糖尿病足的Wagner分级见表27-3，美国TEXAS大学糖尿病足分级分期见表27-4，Kobe分级见表27-5。

表27-3　糖尿病足的Wagner分级

分级	临床表现
0级	有发生溃疡危险因素的足，目前无溃疡
1级	表面溃疡，临床上无感染
2级	较深的溃疡，常合并软组织感染，无脓肿或者骨的感染
3级	深度感染，伴有骨组织病变或者脓肿
4级	局限性坏疽（趾、足跟或者前足背）
5级	全足坏疽

表27-4　美国TEXAS大学糖尿病足分级分期

分级	分期
1级：有溃疡史	A期：无感染、缺血
2级：表浅溃疡	B期：有感染
3级：深及肌腱	C期：有缺血
4级：累及骨与关节	D期：感染与缺血并存

糖尿病足的Kobe分级见表27-5。

表27-5 糖尿病足的Kobe分级

分级	临床表现
Ⅰ级	外周神经病变
Ⅱ级	外周血管病变
Ⅲ级	感染
Ⅳ级	外周神经病变＋外周血管病变＋感染

（四）糖尿病足分型

1. 缺血型糖尿病足

缺血型糖尿病足较为多见。由于下肢长期血管狭窄或闭塞，导致下肢缺血，表现为下肢皮肤干燥、弹性差、肌肉萎缩、皮肤温度下降、肤色变黑、肢端动脉搏动减弱或消失，伴有间歇性跛行，可导致溃疡、坏疽。

2. 神经型糖尿病足

表现为足部皮肤表面像穿着袜子一样，感觉减退、麻木、皮肤干燥，行走时有踩棉花感，可导致溃疡、坏疽。

3. 混合型糖尿病足

混合型糖尿病足最为常见，表现为套袜感、麻木，行走时有踩棉花感，伴有下肢发凉、间歇性跛行、足部动脉搏动减弱或消失、足部皮温降低等症状，后期可出现溃疡、坏疽等。

（五）治疗

1. 对因治疗

糖尿病足发病机制复杂，发病原因不同，药物治疗方法也会有所不同，常用的治疗方法有以下几种。

（1）采用α-硫辛酸等药物改善神经感觉异常及神经传导异常，此类药物安全性良好。

（2）使用前列腺素及前列腺素类似物制剂，如脂微球前列腺素E_1，可改善麻木症状，提高神经传导速度，改善自发性疼痛。该类药物安全性好，口服制剂可能会出现胃肠道反应，静脉制剂可能出现静脉炎。

（3）使用醛糖还原酶抑制剂，如依帕司他，可有效延缓糖尿病周围神经病变病情进展，联合硫辛酸治疗，效果更显著。该药耐受性较好，但存在恶心、腹痛等不良反应，容易导致眼泪、尿液变成粉红色。另外长期使用需要注意监测肝功能。

（4）采用甲基维生素B_{12}，如甲钴胺等，可改善周围神经病变症状。此类药物安全性好，无明显不良反应。

2. 对症治疗

（1）下肢缺血：应给予抗血小板治疗，可有效降低死亡率和减少心血管疾病的发生，常用药物有阿司匹林、氯吡格雷。

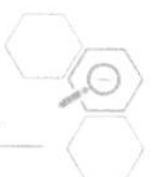

（2）合并有冠心病且有心房颤动风险：需要联合使用抗凝药物，如肝素、华法林、利伐沙班等药物，可明显减少心血管疾病的发生。

（3）扩血管治疗：常用的药物包括西洛他唑、前列地尔注射液、贝前列素钠、盐酸沙格雷酯片等。

（4）疼痛治疗：疼痛是糖尿病足的主要症状之一，可采用度洛西汀抑制疼痛传导，在其他药物治疗无效后，可选用曲马多等阿片类镇痛药进行治疗，但曲马多存在耐受及成瘾的风险。

（5）抗感染治疗：是糖尿病足出现感染、溃疡、坏疽后的重要治疗措施，主要是住院通过静脉滴注抗菌药物治疗，能有效控制感染，防止向其他部位扩散；不推荐局部应用抗生素治疗，避免导致耐药菌的产生。

八、中医疾病治疗

（一）辨证论治

参照中国中西医结合学会周围血管病专业委员会2019年发布的《中西医结合防治糖尿病足中国专家共识（第1版）》提出的中医辨证分型，具体内容如下。

1. 气阴两虚证

临床表现：气短、自汗、神疲、乏力、不耐劳累、肢体发沉、麻木、酸胀、时有疼痛，破溃后创面浅表、苍白、少量渗出，舌淡暗，脉细弱。神经性溃疡可参照此证治疗。

治法：益气养阴，活血通脉。

方药：生黄芪30 g，苍术15 g，元参30 g，生地黄30 g，牛膝15 g，地龙15 g，木香15 g，葛根15 g，丹参30 g。

2. 气虚血瘀证

临床表现：神疲、乏力、自汗、气短懒言、肢体发沉、麻木、肤色紫暗、疼痛、皮肤干燥、汗毛脱落，溃疡面久而不愈、渗液清稀，舌质淡有瘀斑，苔薄，脉弦细弱。缺血性溃疡可参照此证治疗。

治法：补气活血，化瘀通络。

方药：生黄芪50 g，苍术15 g，元参30 g，川芎15 g，赤芍15 g，当归尾15 g，地龙20 g，牛膝15 g，木香15 g，生地黄30 g，桃仁15 g，红花15 g。

3. 湿热壅盛证

临床表现：面红、口渴、患肢肿胀或疼痛、足趾青紫，溃疡面红肿，局部脓性分泌物较多、黏稠，为湿性坏疽样改变，舌体胖、质红，苔黄，脉细数。感染为主的溃疡可参照此证治疗。

治法：清热利湿，化浊通络。

方药：金银花60 g，元参30 g，当归20 g，生甘草15 g，防己15 g，苍术10 g，地龙20 g，牛膝15 g，元胡15 g，川芎20 g，赤芍15 g。

（二）中医外治

1. 中药沐足

以预防为目的，以中医理论为指导，将中药煎出液或中药散剂充分与清水混合后，使用一定的器械在特定温度下泡洗双足，在热效应的作用下，加快局部血液循环，促进皮肤毛孔对中药药液的吸收。寒凝阻络证者，以温经散寒为主，可选桂枝、细辛、红花、苍术、百部、忍冬藤等；痰瘀阻络证者，以化痰祛瘀通络为主，可选乳香、没药、苏木、元胡、路路通、伸筋草等；湿热阻络证者，以清热利湿通络为主，可选土茯苓、马齿苋、苦参、黄连等。操作方法：将中药煎出液倒入足浴器内，加入适量水，温度控制在37 ℃以下，受试者将双足放入足浴器内泡洗，需浸泡至踝关节上约10 cm，浸泡时间宜15分钟左右，足浴后用干毛巾擦净并包裹双足，宜饮适量温开水。干预周期以患者症状改善情况而定。注意宜在专业人员操作下进行，沐足时间不宜过久，以免发生足部烫伤溃破。

2. 穴位按摩

在常规基础治疗上选择足部穴位按摩，改善肢端麻木感、疼痛感、冷感、感觉减退和神经传导速度。配穴组方：足三里、阳陵泉、三阴交。操作方法：进行全足按摩的同时对传统足底穴位进行点、拍、挤、揉、按、压等，指法柔和、按摩平稳，以穴位有热麻酸胀感为止，每处穴位按摩时间宜3 ～ 5分钟。干预周期以患者症状改善情况而定。

3. 中药贴敷

穴位贴敷通过结合腧穴与药物功效，并充分利用腧穴-经络-脏腑之间的联系，经皮给药，不仅能够减少药物对胃肠道的刺激，还能更好地保障相对血药浓度，适用于有下肢发凉、疼痛等症状的患者。配穴组方：足三里、三阴交。操作方法：穴位贴敷药包与沐足药方选药原则一致，将药物磨粉并混合赋形剂搅拌后均匀地摊成长宽均为3 cm、厚度为3 mm的药膏并通过棉纸包裹放于三阴交、足三里，每次3小时。必须由专业医护人员操作，观察患者局部皮肤是否有潮红、瘙痒等不适。干预周期以患者症状改善情况而定。

4. 穴位艾灸

艾灸可以改善糖尿病足的神经传导速度及血液循环流速，预防糖尿病足溃疡的发生。配穴组方：足三里、太溪、三阴交。操作方法：可选温和灸或雀啄灸，每穴每次10分钟，直到局部皮肤发红、发热为宜。必须由专业医护人员操作，避免局部烫伤。干预周期以患者症状改善情况而定。

参考文献

[1] 中国中西医结合学会周围血管病专业委员会. 中西医结合防治糖尿病足中国专家共识（第1版）[J]. 血管与腔内血管外科杂志，2019，5（5）：379-402.

[2] 中华医学会糖尿病学分会，中华医学会感染病学分会，中华医学会组织修复与再生分会. 中国糖尿病足防治指南（2019版）（Ⅰ）[J]. 中华糖尿病杂志，2019，11（2）：92-108.

[3] 杨柔，李大勇. 中西医治疗糖尿病足的研究进展 [J]. 中外医学研究，2024，22（7）：164-168.

病例28 高渗性高血糖综合征

一、病历摘要

患者男性，50岁，因“纳差5天，周身乏力伴冷汗出4小时”入院。

患者5天前每日饮用大量啤酒，未规律进食且主食量少，2天前开始未进食任何水和食物，感头晕、乏力，未予重视及处理。后症状逐渐加重，4小时前周身乏力伴冷汗出，意识尚清。入院症见周身乏力，全身湿冷，头晕，意识尚清，无恶心呕吐，无视物模糊及重影。

既往有抑郁症病史，口服奥氮平治疗，病情控制稳定。

中医望、闻、切诊：患者精神欠佳，神志清晰，面色苍白，气息较促，语声有力，舌暗红，苔黄腻，脉滑数。

二、入院查体

体格检查：T 36.4 ℃，P 110次/分，R 33次/分，BP 90/60 mmHg。面色苍白，胸廓对称，双肺呼吸音清，未闻及干湿啰音，无胸膜摩擦音。心前区无隆起，心浊音界正常，心率110次/分，律齐，各瓣膜听诊区未闻及病理性杂音。腹部平坦，无腹壁静脉曲张，无蠕动波，腹部柔软，无压痛、反跳痛，腹部无肿块。肝、脾肋下未触及，墨非征阴性，麦氏点无压痛，双肾区无叩击痛，无移动性浊音，肠鸣音正常。

三、辅助检查

2024年5月7日入院急查化验检查结果见表28-1。

表28-1　急查化验检验结果

项目	结果	参考范围
葡萄糖（mmol/L）	95.5	3.9 ～ 6.1
钠（mmol/L）	163.5	135 ～ 147
钾（mmol/L）	3.51	3.5 ～ 5.3
尿素氮（mmol/L）	26.7	2.8 ～ 8.3
肌酐（μmol/L）	412.6	35 ～ 80
酸碱度	7.13	7.35 ～ 7.45
动脉血二氧化碳分压（mmHg）	38	35 ～ 45
动脉血氧分压（mmHg）	177	37 ～ 40
乳酸（mmol/L）	2.2	0.5 ～ 1.7
动脉血氧饱和度（%）	99	95 ～ 98
尿酮体	—	—
尿糖	+++	—
血红蛋白（g/L）	184	120 ～ 160

腹部CT未见明显异常。心电图示窦性心动过速。

四、诊断

西医诊断：高渗性高血糖综合征；抑郁症。
中医诊断：消渴—痰瘀痹阻证。

五、治疗过程

西医治疗上予降血糖、补液、纠正电解质紊乱及对症治疗。嘱其多饮水，密切监测血糖，及时根据血糖情况调整用药。

中医治疗上予隔吴茱萸末灸神阙以调整阴阳平衡；中药穴位贴敷足三里、三阴交以疏通经络；雀啄灸足三里、太溪、三阴交以益气养阴固阳；耳针选取内分泌、神门、胰腺、皮质下以调节脏腑功能；埋针（双内关）以调节脏腑功能。

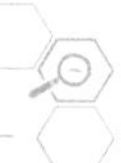

综合脉证，四诊合参，当属中医学“消渴”范畴，证属痰瘀痹阻证。患者长期进食肥甘厚味，损伤脾胃，加之久病体虚，失于调理，脏腑功能亏虚，湿热蕴结于脾，脾失健运，湿热日久化火灼伤津液，继而成痰，津液匮乏，血行迟滞，血不利则为水、为瘀，属痰瘀痹阻之证，舌脉从证。中医诊断为消渴—痰瘀痹阻证。中药予清热化痰利湿、活血化瘀，具体处方如下。

当归15 g	川芎10 g	麸炒苍术20 g	赤芍10 g
牛膝15 g	姜半夏9 g	陈皮10 g	炒薏苡仁30 g
炒麦芽10 g	红花10 g	厚朴10 g	盐黄柏15 g
鸡内金10 g	海螵蛸30 g	炒神曲10 g	醋香附10 g
黄连6 g	郁金10 g	豆蔻6 g（后下）	

水煎服，每日1剂，早晚分服。

诊疗经过如下。

2024年5月7日：入院完善相关辅助检查，予中医特色疗法与中药汤剂，西医予降糖、补液、纠正电解质紊乱及对症治疗。

2024年5月9日：患者精神可，乏力、冷汗出的症状逐渐缓解，患者夜间睡眠易醒，入睡困难，调整中药方剂，加酸枣仁10 g，首乌藤25 g，柏子仁15 g等以补肝肾安神。

2024年5月14日：复查相关指标，见表28-2。

表28-2　相关指标复查结果

复查化验	治疗前	治疗后	参考范围
葡萄糖（mmol/L）	95.5	7.3	3.9 ～ 6.1
钠（mmol/L）	163.5	140	135 ～ 147
钾（mmol/L）	3.51	3.53	3.5 ～ 5.3
尿素氮（mmol/L）	26.7	17.5	2.8 ～ 8.3
肌酐（μmol/L）	412.6	378	35 ～ 80
pH	7.13	7.37	7.35 ～ 7.45
动脉血二氧化碳分压（mmHg）	38	44	35 ～ 45
动脉血氧分压（mmHg）	177	40	37 ～ 40
乳酸（mmol/L）	2.2	1.5	0.5 ～ 1.7
尿酮体	—	—	—
尿糖	+++	+	—

余结果大致正常。患者血糖控制可，各项指标渐好，准予出院，后定期门诊复查。

六、病例特点

患者男性，50岁，本次因“纳差5天，周身乏力伴冷汗出4小时”入院。否认既往糖尿病病史。

患者中年男性，面色苍白，胸廓对称，双肺呼吸音清，未闻及干湿啰音，无胸膜摩擦音。心前区无隆起，心浊音界正常，心率110次/分，律齐，各瓣膜听诊区未闻及病理性杂音。腹部平坦，无腹壁静脉曲张，无蠕动波，腹部柔软，无压痛、反跳痛，腹部无肿块。肝、脾肋下未触及，墨菲征阴性，麦氏点无压痛，双肾区无叩击痛，无移动性浊音，肠鸣音正常。随机血糖95.5 mmol/L。

七、西医疾病介绍

高渗性高血糖综合征是糖尿病急性代谢紊乱的另一临床类型，以严重高血糖、高血浆渗透压、脱水为特点，无明显酮症，患者可有不同程度的意识障碍或昏迷（＜10%）。部分患者可伴有酮症。主要见于老年T2DM患者，超过2/3的患者此前无糖尿病病史。

（一）诊断

1．血糖≥33.3 mmol/L（一般为33.3～66.8 mmol/L）。

2．有效血浆渗透压≥320 mOsm/L（一般为320～430 mOsm/L）可诊断本病；[有效血浆渗透压（mOsm/L）=2×（Na^+＋K^+）＋血糖＋尿素氮，均以mmol/L计算]。

3．血清HCO_3^-≥18 mmol/L或动脉血pH≥7.30。

4．尿酮体阴性或弱阳性，没有明显的高酮血症（＜3 mmol/L）；（一般无明显酸中毒，借此与DKA相鉴别，但有时两者可同时存在）。

5．阴离子隙＜12 mmol/L。

（二）症状

本病起病缓慢，最初表现为多尿、多饮，但多食不明显或反而食欲减退，以致常被忽视；渐出现严重脱水和神经、精神症状，患者反应迟钝、表情淡漠、嗜睡，逐渐陷入昏迷、抽搐，晚期尿少甚至尿闭。就诊时呈严重脱水，可有神经系统损害的定位体征，往往易被误诊为脑卒中；无酸中毒样大呼吸；与DKA相比，失水更为严重、神经精神症状更为突出。

（三）鉴别诊断

本病需与糖尿病酮症酸中毒（DKA）相鉴别（表28-3）。

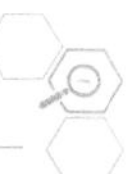

表28-3　鉴别诊断

项目	DKA			高渗性高血糖综合征
	轻度	中度	重度	
血糖（mmol/L）	＞13.9	＞13.9	＞13.9	＞33.3
动脉血酸碱度	7.25～7.3	7.0～7.24	＜7.0	＞7.3
血清HCO_3^-（mmol/L）	15～18	10～14	＜10	＞18
尿酮体	＋	＋	＋	微量
血酮体	＋	＋	＋	微量
血浆有效渗透压	可变的	可变的	可变的	＞320
阴离子隙（mmol/L）	＞10	＞10	＞12	＜12
精神状态	清醒	清醒/嗜睡	木僵/昏迷	木僵/昏迷

（四）治疗

1. 治疗开始

应每小时检测或计算有效渗透压，并根据血浆渗透压下降速度调整液速，血浆渗透压下降速度维持在每小时3～8 mOsm/L。

2. 调整

当液体补足而血浆渗透压＞350 mOsm/L，血Na＞155 mmol/L时，可考虑给予低渗溶液如0.45%氯化钠溶液。视病情可考虑同时给予胃肠道补液。渗透压＜330 mOsm/L时，改为等渗液体。血糖≤16.7 mmol/L时，补充5%葡萄糖并按每2～4 g葡萄糖加入1 U胰岛素，直至血糖得到控制。

3. 停止补液

血糖≤13.9 mmol/L；尿量≥50 mL/h；血浆渗透压降至正常或基本正常；患者能进食。

4. 胰岛素应用

（1）胰岛素使用原则：与DKA大致相同，本症患者对胰岛素更敏感，因而胰岛素用量较小。小剂量胰岛素持续静脉滴注法（DKA的标准治疗）：0.1 U/（kg・h）。

（2）血糖下降速度：血糖下降速度为2.75～3.9 mmol/（L・h），不宜超过6 mmol/（L・h）。当血糖下降到16.7 mmol/（L・h）以下时，减少胰岛素输入量至0.02～0.05 U/（kg・h），并改为5%葡萄糖输注，此后需要依据血糖调整胰岛素给药速度。维持血糖在13.9～16.7 mmol/L，持续至高渗性高血糖综合征高血糖危象缓解。

（3）高渗高血糖综合征缓解主要表现：血浆渗透压水平降至正常、患者意识状态恢复正常。

5. 补钾

（1）补钾时机在开始胰岛素及补液治疗后，如患者尿量正常，血钾＜5.2 mmol/L，即应静脉补钾，一般氯化钾1.5～3.0 g/L，维持血钾在4～5 mmol/L；治疗前已经有低钾血症，尿量≥40 mL/h时，在补液和胰岛素治疗的同时必须补钾。

（2）补钾与胰岛素治疗：严重低钾血症可危及生命，若血钾＜3.3 mmol/L，优先进行补钾治疗。当血钾升至3.3 mmol/L，再开始胰岛素治疗，以免发生致死性心律失常、心搏骤停和呼吸肌麻痹。

（3）补钾速度与时间：补钾速度不应＞20 mmol/（L·h）（氯化钾1.5 g/h），第1日可补氯化钾4.5～9 g；补钾2～6小时后必须查血钾；补钾需进行5～7日。

八、中医疾病介绍

（一）病因病机

从中医角度分析，高渗性高血糖综合征属于“消渴”“脱证”及“神昏”等范畴，其与消渴具有密切联系。相关研究显示，该疾病的发生存在阴虚液竭、真阴欲脱的情况，因此在常规西医的吸氧、补液、胰岛素灌注基础上，通过生脉注射液进行治疗，可起到益气养阴的作用，从而改善机体微循环。消渴的基本病机是阴虚为本、燥热为标，故清热润燥、养阴生津为本病的基本治疗原则。《医学心悟·三消》曰：“治上消者，宜润其肺，兼清其胃。”“治中消者，宜清其胃，兼滋其肾。”“治下消者，宜滋其肾，兼补其肺。”

（二）辨证论治

根据《中医内科学（第十版）》，及《糖尿病中医药临床循证实践指南（2016版）》《2型糖尿病病证结合诊疗指南》《中西医结合糖尿病诊疗标准（草案）》《国际中医药糖尿病诊疗指南》，把消渴分为早期、中期、晚期3个阶段诊治。

1．早期

（1）肝郁脾虚证

临床表现：胁肋胀满，腹胀，纳少，便溏不爽，情志抑郁，善太息，舌质淡胖、苔白或腻，脉弦缓。以女性为多，形体中等或偏瘦，可有焦虑、抑郁倾向。

治法：疏肝健脾。

方药：逍遥散（《太平惠民和剂局方》）。

药物组成：当归、白芍、柴胡、茯苓、白术、甘草、生姜、薄荷。

推荐的中成药：加味逍遥丸，每次6 g，每日2次。

推荐的其他疗法：针刺治疗。取穴：百会、神庭、中脘、足三里（双）、合谷（双）、太冲（双）。留针30分钟，每周3次。

（2）痰热互结证

临床表现：形体肥胖，腹胀，胸闷脘痞，口干口渴，喜冷饮，饮水量多，心烦口苦，大便干结，小便色黄，舌质红，舌体胖，苔黄腻，脉弦滑。

治法：清热化痰。

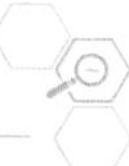

方药：小陷胸汤（《伤寒论》）。

药物组成：黄连、半夏、瓜蒌。

推荐的中成药：①痰热清注射液，适用于2型糖尿病合并慢性阻塞性肺疾病急性加重者；②痰热清胶囊，每次3粒，每日3次。

推荐的其他疗法：腹针治疗。取穴：关元、气海、中脘、下脘、阴都（双）、石关（双）、商曲（双）、气旁（双）、气穴（双）、滑肉门（双）、外陵（双）、上风湿点（双）、下风湿点（双）、天枢（双）、大横（双）。不使用提插捻转手法。留针30分钟。隔日1次，每周3次。

（3）肠道湿热证

临床表现：口干不渴，或有口臭，脘腹痞满，大便黏腻不爽，或臭秽难闻。小便色黄，舌红，舌体胖大，或边有齿痕，苔黄腻，脉滑数。多见于肥胖、高血糖、有肠道菌群失调表现者。

治法：清热利湿。

方药：葛根黄芩黄连汤（《伤寒论》）合三仁汤（《温病条辨》）。

药物组成：葛根、黄芩、黄连、厚朴、半夏、苦杏仁、白蔻仁、薏苡仁、滑石、通草、白术。

推荐的中成药：黄葵胶囊，每次5粒，每日3次。适用于糖尿病肾病或糖尿病合并视网膜病变者。

推荐的其他疗法：糖四针。取穴：丰隆（双）、地机（双）、养老（双）及曲池（双）。消毒处理后，使用毫针深刺，进针1～2寸，以患者有触电感为宜，随后提插3～5分钟，留针30分钟，每15分钟提插1次，每周5次。

（4）脾胃不和证

临床表现：心下痞满，口干，唇周痤疮，乏力，纳差，脘腹满闷，水谷不消，便溏，或腹泻，干呕呃逆，舌淡胖，苔腻，舌下络瘀，脉弦滑无力。

治法：调和脾胃。

方药：半夏泻心汤（《伤寒论》）。

药物组成：半夏、黄连、黄芩、干姜、甘草、大枣、人参。

推荐的其他疗法：针刺治疗。取穴：中脘、曲池（双）、合谷（双）、足三里（双）、阴陵泉（双）、三阴交（双）、丰隆（双）、血海（双）、地机（双）、太冲（双）。均常规直刺20～30 mm，采用平补平泻法，得气后留针30分钟，每日1次。

（5）肝胃郁热证

临床表现：形体偏胖，腹部胀大，脘腹痞满，胸胁胀闷，面色红赤，心烦易怒，口干口苦，大便干，小便色黄，舌质红，苔黄，脉弦数。

治法：开郁清热。

方药：大柴胡汤（《伤寒论》）。

药物组成：柴胡、大黄、枳实、黄芩、半夏、白芍、生姜。

推荐的中成药：①糖敏灵丸，每次6 g，每日3次；②胆宁片，每次5片，每日3次。适用于2型糖尿病性胃肠病。

推荐的其他疗法：耳穴压丸。取穴：脾、胃、肝、胰、神门、小肠、大肠、内分泌、糖尿病点、三焦、皮质下等。

（6）热盛伤津证

临床表现：口渴多饮，多食易饥，皮肤干瘪，心烦易怒，大便干结，小便短黄，舌红干、苔黄燥，脉细数。此证多见于2型糖尿病初发、血糖明显升高者。

治法：清热生津。

方药：白虎加人参汤加减。

药物组成：生石膏、知母、太子参、黄连、天花粉、生地黄、麦冬、牛膝、葛根。

推荐的中成药：①降糖胶囊，每次1.5 g，每日3次；②杞黄降糖胶囊，每次6粒，每日3次；③糖尿灵片，每次6片，每日3次。

推荐的其他疗法：电针治疗。取穴：中府（双）、肺俞（双）、尺泽（双）、太渊（双）、天枢（双）、合谷（双）、曲池（双）、大肠俞（双）、上巨虚（双）、胃脘下俞（双）、丰隆（双）。电针取穴：合谷－曲池（双）、上巨虚－丰隆（双）、天枢－天枢。选用连续波，频率为5 Hz，电流强度以患者耐受为度，每次留针30分钟后起针，背俞穴不留针。

2. 中期

气阴两虚证

临床表现：神疲乏力，心悸，气短懒言，咽干口燥，烦渴欲饮，午后颧红，小便短少，大便干结，舌体瘦薄、苔少而干，脉虚数。此期患者可出现并发症但多不严重，心脏超声可见心脏左室舒张功能降低，心电图可见心肌缺血或伴心律失常等。

治法：益气养阴。

方药：玉泉丸或玉液汤加减。

药物组成：生山药、生黄芪、知母、生鸡内金、葛根、五味子、天花粉、生地黄、麦冬、乌梅、甘草。加减：心肺两虚为主者，宜生脉散；心脾两虚为主者，宜归脾汤；心肝两虚为主者，宜当归补血汤合一贯煎；偏于肾者，宜参芪地黄汤。

推荐的中成药：①玉泉胶囊，0.6 g/粒，每次4粒，每日4次；②参芪降糖胶囊，每次3粒，每日3次；③天麦消渴片，每次2片，每日2次；④消渴丸，每次5～10丸，每日2～3次。⑤芪药消渴胶囊，每次6粒，每日3次。

推荐的其他疗法：针刺疗法。取穴：百会、四神聪、印堂、内关（双）、神门（双）、太乙（双）、水道（双）、关元、足三里（双）、三阴交（双）。平补平泻，留针30分钟，每日1次。

3. 晚期

（1）肝肾阴虚证

临床表现：小便频数，浑浊如膏，腰膝酸软，眩晕耳鸣，多梦遗精，五心烦热，低热颧红，口干咽燥，皮肤干燥，视物模糊，雀目，或蚊蝇飞舞，或失明，皮肤瘙痒，舌红少苔，脉细数。多见于糖尿病并发视网膜病变、肾病、神经病变者。

治法：滋补肝肾。

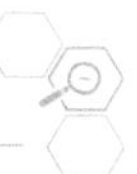

方药：杞菊地黄丸。

药物组成：生地黄、山萸肉、炒山药、茯苓、泽泻、牡丹皮、枸杞子、菊花。

推荐的中成药：①杞菊地黄丸，每次8丸，每日3次；②六味地黄丸，每次8丸，每日3次。

推荐的其他疗法：①针刺治疗，取穴：承泣（双）、瞳子髎（双）、攒竹（双）、丝竹空（双）、风池（双）、肝俞（双）、肾俞（双）、光明（双）、阳陵泉（双）、三阴交（双）。采用平补平泻法，每周3次，适用于单纯型糖尿病视网膜病变。②中药浴足，处方：豨莶草、红花、醋乳香、醋没药、艾叶、鸡血藤、刘寄奴、沉香、川芎、伸筋草、透骨草、苏木。煎好汤剂加温水调整到合适的温度，先熏蒸，注意防止烫伤，再浴足，浸泡20分钟左右为宜，适用于糖尿病足。③中药外敷，针对糖尿病足局部红肿、溃疡，可清创处理，后给予碘伏创面消毒、生理盐水冲洗，予京万红软膏涂抹于消毒纱布上，敷盖创面，消毒纱布包扎，每日换药1次。

（2）阴阳两虚证

临床表现：小便频数，夜尿增多，浑浊如脂如膏，甚至饮一溲一，五心烦热，口干咽燥，耳轮干枯，面色黧黑，腰膝酸软无力，神疲，畏寒肢凉，四肢欠温，阳痿，下肢水肿，甚则全身皆肿，舌质淡，苔白而干，脉沉细无力。多见于糖尿病肾病、糖尿病周围神经病变等疾病后期。

治法：滋阴温阳。

方药：金匮肾气丸加减。

药物组成：附子、肉桂、熟地黄、山萸肉、枸杞子、炒山药、茯苓、泽泻、巴戟天、肉苁蓉、菟丝子、鹿角胶。

推荐的中成药：金匮肾气丸，每次6 g，每日3次。

推荐的其他疗法：艾灸。取穴：肾俞（双）、太溪（双）、足三里（双）、三阴交（双）。配穴：上肢麻木、疼痛加曲池（双）、外关（双）、合谷（双）；下肢麻木、疼痛加血海（双）、阳陵泉（双）、太冲（双）。固定艾条温和灸法，每穴10分钟，每日1次。以局部穴位温和舒适为度，适用于糖尿病周围神经病变。

（三）名医经验

祝谌予总结了施今墨“苍术配元参、黄芪配山药”的用药特点，并将其进一步发展为“糖尿病对药方”，即黄芪配生地黄降尿糖，苍术配元参降血糖，葛根配丹参养阴化瘀、标本兼治。祝氏创制的治疗糖尿病的基本方为生黄芪、生地黄、玄参各30 g，苍术、葛根、丹参各15 g。以此方为基础，辨证加减。20世纪70年代，祝氏通过大量的临床观察，结合西医学对糖尿病病理的认识，开创了活血化瘀法治疗糖尿病的先河。

吕仁和认为消渴多为肥贵人高粱之疾，其表现多为湿热，治疗重视清化湿热。同时结合西医认识，将糖尿病分为6期（阴虚期、阴伤化热期、肾气阴伤期、经脉不活期、阴阳气伤期、脏气衰败期）、10级（根据患者生活及工作状况划分，以判断患者的生存质量）、16种证候及10种危重病证。此标准曾被中华中医药学会糖尿病分会确认为糖尿病的分期分型标准。

仝小林教授解释说，有一些病的症状也是“因渴而消”，比如甲状腺功能亢进症、尿崩症等。因此，消渴并不能特指糖尿病。唐朝医家甄立言把消渴症称为消渴，其主要依据是“尿甜”，也就是现在说的“尿糖”。但临床上很少会观察尿是否甜，而且这对治疗也没有意义。更为重要的是，出现“三多一少”（多饮、多食、多尿和消瘦乏力），即消渴的患者，在糖尿病患者中只占少部分，近80%的患者在临床上并不出现“三多一少”。如果根据尿糖或是出现“三多一少”来诊断，会延误大多数糖尿病患者的病情。现在所讲的糖尿病，无论是内涵还是外延，都与消渴有了很大的不同。糖尿病除了血糖的升高，主要并发症如眼底病变、肾脏病变及糖尿病足等，都是对微小血管的损害。中医习惯上将小血管叫作脉络，将大血管叫作经络。所以，糖尿病的主要损害体现在脉络上，而它对心脑大血管的损害多是间接的，而且只是大血管损害的原因之一。仝小林教授认为，如果中医要给糖尿病命名，叫作“糖络病”更恰当。将糖尿病称为“糖络病”的最大意义就是既着眼于“糖”，又着眼于“络”。这样，从发现糖尿病的那一天起，就会重视疾病对脉络的损伤，着眼于防治因脉络损伤而引发的并发症，做到“有则治疗，无则预防”。

参考文献

[1] ABRAMO T J，SZLAN S，HARGRAVE H，et al. Bihemispheric cerebral oximetry monitoring's functionality in suspected cerebral edema diabetic ketoacidosis with therapeutic 3% hyperosmolar therapy in a pediatric emergency department [J]. Pediatric Emergency Care，2022，38（2）：215-228.

[2] 倪青，庞晴，杨亚男，等. 2型糖尿病中医防治指南 [J]. 环球中医药，2024，17（5）：973-982.

[3] 仝小林. 糖尿病中医药临床循证实践指南（2016版）[M]. 北京：科学出版社，2016.

[4] 庞国明，倪青，张芳. 2型糖尿病病证结合诊疗指南 [J]. 中医杂志，2021，62（4）：361-368.

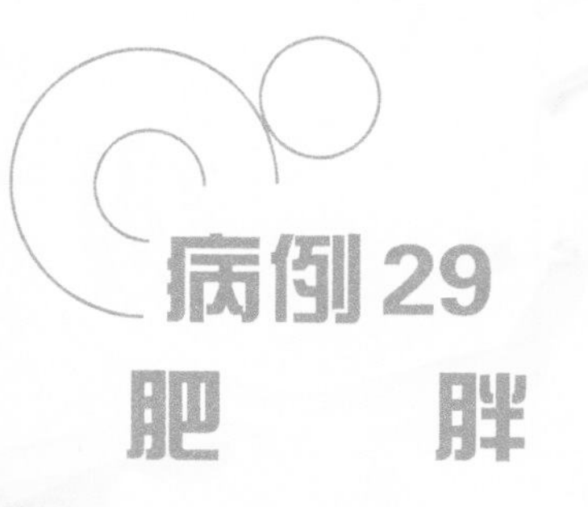

病例29 肥胖

一、病历摘要

患者女性，26岁，因“体重增长15 kg 1年余”入院。

患者1年前因生活作息不规律，体重进行性增长15 kg，伴疲劳乏力、怕热、多汗，平素喜食肉类和甜食。2个月前开始运动，运动后饮食未减少，减重效果不佳，2023年8月15日来诊。查体重76 kg、BMI 28.25 kg/m^2、腰围92 cm、臀围101 cm、腰臀比0.91、体脂率34.48%。现症见肢体困重，喜卧懒动，偶有头晕，无心悸，月经正常，现月经第3天，皮肤无紫纹，无毛发增多，无脱发，纳可，嗜睡，小便正常，大便黏滞。

既往体健，否认口服激素类及其他药物史。否认肝炎、结核病等传染病病史。否认高血压、糖尿病、心脏病、脑血管病病史，否认重大外伤及手术史。否认输血史，否认食物、药物过敏史，预防接种史随当地。无烟酒不良嗜好。未婚未育。初潮年龄15岁，行经天数4～5天，月经周期26～30天，末次月经日期为2023年7月11日。母亲肥胖，否认家族中有其他系统疾病史。

中医望、闻、切诊：患者精神欠佳，神志清晰，面色晦暗容易出油，气息平和，语声乏力，舌胖大，苔白腻，脉滑。

二、入院查体

体格检查：T 36.6 ℃，P 75次/分，R 18次/分，BP 118/80 mmHg，体重76 kg，BMI 28.25 kg/m^2，腰围92 cm，臀围101 cm，腰臀比0.91。体形肥胖，皮肤无皮疹，无皮下出血，无紫纹，无脱屑。浅表淋巴结未触及肿大，甲状腺无肿大，双肺呼吸音清，未闻及干湿啰音，无胸膜摩擦音。心前区无隆起，心浊音界正常，律齐，各瓣膜听诊区未闻及病理性杂音。腹部膨隆，无腹壁静脉曲张，无蠕动波，腹部柔软，无压痛、反跳痛，腹部无肿块。脊柱无畸形，四肢无畸形，关节活动自如，双下肢无水肿。

三、辅助检查

2023年8月15日门诊进行肝功能、肾功能、血脂、葡萄糖检查，见表29-1，甲状腺功能三项检查见表29-2，内分泌六项检查见表29-3，血清促肾上腺皮质激素和血浆皮质醇检查见表29-4。

表29-1 肝功能、肾功能、血脂、葡萄糖检查

项目	结果	参考范围
丙氨酸氨基转氨酶（U/L）	18	7～40
天冬氨酸氨基转氨酶（U/L）	19	13～35
天冬氨酸/丙氨酸	1.05	0.8～1.5
碱性磷酸酶（U/L）	77	50～135
γ-谷氨酰基转移酶（U/L）	14	7～45
总蛋白（g/L）	66.5	65～85
白蛋白（g/L）	45.2	38～53
球蛋白（g/L）	21.3	20～40
白蛋白/球蛋白	2.12	1.2～2.4
总胆红素（μmol/L）	9.7	5.1～24.1
直接胆红素（μmol/L）	3.1	0.0～6.8
尿酸（μmol/L）	298	155～357
尿素（mmol/L）	3.51	1.83～8.2
肌酐（μmol/L）	55	35～80
总胆固醇（mmol/L）	6.1	2.9～6.3
甘油三酯（mmol/L）	2.0	0.48～1.7

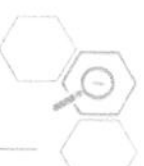

续表

项目	结果	参考范围
高密度脂蛋白胆固醇（mmol/L）	1.11	0.83 ～ 1.96
低密度脂蛋白胆固醇（mmol/L）	2.87	0 ～ 3.10
葡萄糖（mmol/L）	5.2	3.9 ～ 6.1

表 29-2　甲状腺功能三项检查

项目	结果	参考范围
游离三碘甲腺原氨酸（pmol/L）	4.23	3.1 ～ 6.8
游离甲状腺素（pmol/L）	15.32	12 ～ 22
高敏促甲状腺激素（mIU/L）	2.26	0.27 ～ 4.2

表 29-3　内分泌六项检查

项目	结果	参考范围
卵泡刺激素（IU/L）	5.15	卵泡期：3.85 ～ 8.75 排卵期：4.54 ～ 22.51 黄体期：1.79 ～ 5.12 绝经后：16.74 ～ 113.59
促黄体素（IU/L）	7.67	卵泡期：2.12 ～ 10.89 排卵期：19.18 ～ 103.3 黄体期：1.2 ～ 12.86 绝经后：10.87 ～ 58.64
雌二醇（pg/mL）	30	卵泡期：20 ～ 148 排卵期：29 ～ 443 黄体期：30 ～ 274 绝经后：＜39
孕酮（ng/mL）	0.55	卵泡期：0.31 ～ 1.52 黄体期：5.16 ～ 18.56 绝经后：＜0.78
睾酮（ng/mL）	0.28	0.1 ～ 0.75
垂体催乳素（mIU/L）	253.53	绝经前：70.81 ～ 566.46 绝经后：58.09 ～ 416.37

表29-4 血清促肾上腺皮质激素和血浆皮质醇节律

项目	结果	参考范围
促肾上腺皮质激素（pg/mL）		
8：00	51.32	7：00—10：00　7.2～63.4
16：00	20.64	16：00—20：00　3.6～31.7
皮质醇（nmol/L）		
8：00	540.33	7：00—10：00　171～536
16：00	146.58	16：00—20：00　64～327

患者血皮质醇轻度升高，予午夜一次法地塞米松抑制试验，午夜0：00口服地塞米松1 mg，次日8：00再采血测定皮质醇。检查结果示皮质醇（8：00）36.27 nmol/L，可被小剂量的地塞米松抑制。

腹部彩超见轻度脂肪肝，脾未见异常。

四、诊断

西医诊断：单纯性肥胖；脂肪肝。

中医诊断：肥胖—痰湿内盛证。

五、治疗过程

饮食上控制总热量摄入，每日总热量为1200～1600 kcal。热量分配为早餐20%、中餐和晚餐各40%；平衡膳食，供给适量碳水化合物，每日进食量在总热量的50%～60%；给予充足的蛋白质，蛋白质应占总能量的12%～15%，适量选择优质蛋白质；控制脂肪摄入量，主张摄入比例为25%～30%，甚至更低；高纤维膳食，增加谷物类、豆类、海藻类、绿色蔬菜等摄入；减少或禁止摄入糖果、点心、高糖食品，予足量的维生素和无机盐；食疗方即萝卜鲫鱼汤、香菇木耳汤、白扁豆山药粥等。

运动上每周至少3次，每次30分钟，运动强度以个体最大心跳数的60%～70%（个体最大心跳数＝220－年龄）为佳，以增加热量消耗，达到减轻体重的目的；运动流程包括10～15分钟的热身运动，5～10分钟的整理运动，真正锻炼时间为20～30分钟，以不疲劳为原则；选择有氧运动项目，如步行、跑步、骑自行车、游泳、跳舞、家务劳动等，定时定量、循序渐进地锻炼。

嘱患者自我调节情志，及时发泄抑郁情绪，化郁为畅，可听轻音乐，舒缓情绪。

中医予以中药汤剂、穴位埋线（中脘、关元、水分及双侧天枢、胃俞、丰隆疏通经络气血）、推拿按揉（脾俞至肾俞、中脘至关元及脐旁天枢、三阴交，足三里、上巨虚、丰隆）。

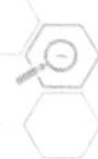

每2周1次，2次为1个疗程，连续3个疗程。

患者青年女性，因过食甜食和含脂肪多的食物，影响脾的运化，水谷精微不能化成精血，膏脂痰浊蓄积体内，遂成肥胖。痰湿内蕴则肢体困倦，清阳不升则嗜睡，痰浊上扰则头晕，结合舌脉，属肥胖之痰湿内盛，治以化痰利湿、理气消脂，予自拟降脂方加减，方药如下。

生山楂20 g	丹参15 g	决明子15 g	泽泻10 g
炒白术30 g	黄连6 g	姜半夏12 g	陈皮15 g
荷叶10 g	茯苓20 g	薏苡仁12 g	川芎6 g
生姜6 g			

水煎服，每日2剂。7天为1个疗程，连续4个疗程，随证加减。

患者治疗前后相关指标变化见表29-5。

表29-5　患者治疗前后相关指标变化

指标	2023年8月15日	2023年9月2日	2023年10月15日	2023年12月10日	2024年3月1日
体重（kg）	76	74	68	63	58
BMI（kg/m^2）	28.25	27.51	25.28	23.42	21.56
腰围（cm）	92	91	88	82	76
体脂率（%）	34.48	33.58	31.25	28.70	26.55

六、病例特点

患者女性，平素喜食肉类和甜食，既往体健，无口服激素类及其他药物史，母亲肥胖。

症见：肢体困重，喜卧懒动，偶有头晕，无心悸，月经正常，皮肤无紫纹，无毛发增多，无脱发，纳可，嗜睡，小便正常，大便黏滞。

体格检查：T 36.6 ℃，P 75次/分，R 18次/分，BP 118/80 mmHg，体重76 kg，BMI 28.25 kg/m^2，腰围92 cm，臀围101 cm，腰臀比0.91。体形肥胖，皮肤无皮疹，无皮下出血，无紫纹，无脱屑。浅表淋巴结未触及肿大，甲状腺无肿大，双肺呼吸音清，未闻及干湿啰音，腹部膨隆，腹部无肿块。关节活动自如，双下肢无水肿。

辅助检查：肝功能、肾功能、血糖、内分泌六项、血清促肾上腺皮质激素测定均无异常。血浆皮质醇异常，予午夜一次法地塞米松抑制试验，可被小剂量的地塞米松抑制。甘油三酯2.0 mmol/L，总胆固醇6.1 mmol/L，高密度脂蛋白胆固醇1.11 mmol/L，低密度脂蛋白胆固醇2.87 mmol/L。腹部彩超见轻度脂肪肝，脾未见异常。

七、西医疾病介绍

肥胖是指由于各种原因导致人体消耗热量小于摄入热量，使脂肪被过度堆积或在体内分布异常，导致体重超过正常范围的疾病。根据肥胖的发病因素不同，可分为原发性肥胖和继发性肥胖两种，原发性肥胖又叫作单纯性肥胖。

（一）诊断

1. BMI

BMI（kg/m^2）＝体重（kg）/ 身高^2（m^2）。

根据世界卫生组织（World Health Organization，WHO）标准：BMI 18.5 ～ 25 kg/m^2为正常体重，BMI 25 ～ 29.9 kg/m^2为超重，BMI ≥ 30 kg/m^2为肥胖。WHO发布的针对亚洲人的BMI分级标准，将BMI 25 ～ 29.9 kg/m^2诊断为Ⅰ度肥胖，BMI ≥ 30 kg/m^2诊断为Ⅱ度肥胖。

2. 腰围及腰臀比

腰围：男性≥ 85 cm，女性≥ 80 cm。

腰臀比：男性＞ 0.9，女性＞ 0.85。

3. 体脂含量

体脂含量是指体内脂肪的含量或脂肪占总体重的百分比，可初步评估体内脂肪成分的多少及分布，正常成年男性的脂肪含量占体重的10% ～ 20%，女性为15% ～ 25%。目前多以体脂含量男性≥ 25%、女性≥ 30%作为肥胖的判定标准。

4. 内脏脂肪面积

内脏脂肪面积作为腹型肥胖诊断的“金标准”，可以准确、直观地反映内脏脂肪聚积情况，中国参考WHO标准将内脏脂肪面积≥ 80 cm^2诊断为腹型肥胖。

（二）特点

通常用向心性肥胖和全身匀称性肥胖来形容肥胖的特点。

向心性肥胖亦被称为中心性肥胖，指的是患者体内脂肪沉积，是以心脏、腹部为中心而开始发展的一种肥胖类型。向心性肥胖患者体形最粗的部位是在腹部，腰围往往大于臀围，是成年人发生肥胖时的一种常见临床表现。有研究发现，腰围大于臀围的向心性肥胖患者发生各种并发症的危险性较高，其并发动脉硬化、脑卒中、高血压、冠心病、糖尿病、高脂血症等各种并发症的危险性约是全身匀称性肥胖者的2 ～ 3倍，而且腰围越粗，危险性越高。

全身匀称性肥胖亦被称为周围型肥胖、臀型肥胖、下身型肥胖、梨型胖肥、女性型肥胖。患者体内脂肪沉积基本上呈匀称性分布，臀部脂肪堆积明显多于腹部，全身匀称性肥胖患者体形最粗的部位在臀部，患者臀围大于腰围。青春发育期前的青少年肥胖常常属于这一类型。

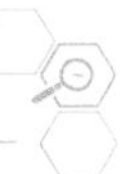

（三）鉴别诊断

1. 继发性肥胖

由内分泌紊乱或代谢障碍等疾病引起，肥胖只是这些疾病的重要症状与体征之一，还有其他临床表现，属于病理性肥胖。主要病因：①神经－内分泌－代谢紊乱性肥胖，即下丘脑综合征，垂体前叶功能减退症，垂体瘤等；②药源性肥胖，即雌激素、避孕药等；③其他原因导致的肥胖等。

2. 库欣综合征

又称皮质醇增多症，是由肾上腺皮质功能亢进，产生过多的皮质醇所致。常表现为进行性肥胖，伴高血压、糖代谢异常、生长迟缓、骨质疏松等。此类患者常有特殊体征，如向心性肥胖、满月脸、水牛背、多毛、痤疮，皮肤可见紫纹。通过测定血、尿皮质醇水平，皮质醇昼夜节律变化（节律消失）及小剂量地塞米松抑制试验（不被抑制）可以确诊。

3. 下丘脑性肥胖

均匀性肥胖，伴睡眠障碍、尿崩症、月经紊乱、自主神经功能紊乱的症状。

4. 甲状腺功能减退

患儿常表现出身材矮小，表情呆滞，皮肤苍白、粗糙等临床特征，结合骨龄延迟，血清T3、T4降低，TSH升高可诊断。

5. 多囊卵巢综合征

多表现为肥胖、多毛，毛发分布有男性化倾向等，B超或CT提示卵巢增大。

6. 下丘脑或垂体疾病

下丘脑和垂体是人体两个非常重要的中枢性内分泌器官，负责调控下级靶腺激素的分泌，同时，下丘脑还是人体食欲和体重的调节中枢，因此，当下丘脑或垂体出现病变（如中枢性甲状腺功能减退、垂体生长激素瘤、库欣病等）时，不仅会影响患者的食欲及代谢状态而引起肥胖，还会导致一系列内分泌功能异常。确诊需要进行垂体及靶腺激素测定、视力及视野检查、垂体MRI检查等。

（四）临床干预与治疗

1. 肥胖的营养干预

《中国居民膳食指南科学研究报告（2021）》提出健康膳食的原则：均衡营养、长期获益、提高生活质量和健康状态。肥胖患者也应遵循上述原则。调查显示中国目前肥胖及代谢性疾病增加的主要营养危害在于饮食不均衡，主要危险因素：①高盐；②水果类摄入不足；③纤维素摄入少；④水产或海产类食品摄入少；⑤饮酒；⑥高脂或油炸；⑦外卖和加工类食品摄入过多。

健康膳食的原则：①多食全谷物、蔬菜、水果、大豆及其制品、奶类及其制品、鱼肉、坚果，以及多饮水（茶、咖啡）；②少食咸、腌、烟熏食品，高盐、高糖及加糖食品，高脂及油炸食品，畜肉，以及少饮酒、含糖饮料，减少在外就餐及外卖点餐。

2. 肥胖的运动干预

合理的运动干预（有氧运动、抗阻运动、有氧合并抗阻运动等）能减轻肥胖、改善血压、血脂和胰岛素抵抗，降低高血压、2型糖尿病、癌症的发生率，降低全因死亡率及心血管疾病死亡率，提高肌肉质量和骨密度，以及减轻焦虑和抑郁，改善心理健康、认知健康和睡眠等。

3. 药物治疗

抑制肠道消化吸收的药物有以下几种。①脂肪酶抑制剂：奥利司他。通过与我们胃肠道中负责消化食物的脂肪酶结合，从而减少脂肪吸收。长期使用应补充维生素。②兼有减重作用的降糖药。③葡萄糖苷酶抑制剂：阿卡波糖。降低多糖分解成葡萄糖的速度，降低碳水化合物的吸收，减少脂肪合成。④双胍类：盐酸二甲双胍。促进摄取葡萄糖和提高胰岛素的敏感性。⑤胰高血糖素样肽受体激动剂：可通过抑制食欲、减少胃排空、促进白色脂肪棕色化发挥减重作用。

4. 手术治疗

包括吸脂术、切脂术及各种减少食物吸收的手术（胃转流术、空肠回肠分流术、垂直袖状胃切除术、胃束带术与胃囊术等）。

八、中医疾病介绍

（一）病因病机

《黄帝内经》有关于肥胖症状的描述，《灵枢·逆顺肥瘦》曰："广肩腋，项肉薄，厚皮而黑色，唇临临然；其血黑以浊，其气涩以迟"，描述了肥胖之人的特征。《灵枢·卫气失常》谓："人有肥、有膏、有肉"，把形体充实的人分为3种："肥人"皮肉丰满，"膏人"肥胖臃肿，"肉人"健壮宽大而发育平衡。中医认为本病的发生多与饮食不节、劳逸失度、情志失调、地域因素、先天禀赋等因素有关，食积内停、气机郁滞、痰湿内生等，久而久之均可导致膏脂内聚发为肥胖。

（二）辨证论治

1. 胃热火郁证

临床表现：肥胖多食，消谷善饥，大便不爽，甚或干结，尿黄，或口干口苦，喜饮水，舌质红，苔黄，脉数。

治法：清胃泻火，佐以消积导滞。

方药：白虎汤合小承气汤。

2. 痰湿内盛证

临床表现：形体肥胖，身体沉重，肢体困倦，脘痞胸满，可伴头晕，口干而不欲饮，大便黏滞不爽，嗜食肥甘醇厚，喜卧懒动，舌质淡胖或大，苔白腻或白滑，脉滑。

治法：化痰利湿，理气消脂。

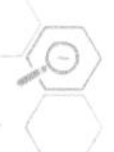

方药：导痰汤合四苓散。

3. 气郁血瘀证

临床表现：肥胖懒动，喜太息，胸闷胁满，面晦唇暗，肢端色泽不鲜，甚或青紫，可伴便干，失眠，男子性欲下降甚至阳痿，女性月经不调，量少甚或闭经，经血色暗或有血块；舌质暗或有瘀斑瘀点，舌苔薄，脉弦或涩。

治法：理气解郁，活血化瘀。

方药：导痰汤合血府逐瘀汤。

4. 脾虚不运证

临床表现：肥胖臃肿，神疲乏力，身体困重，脘腹痞闷，或有四肢轻度水肿，晨轻暮重，劳累后更为明显，饮食如常或偏少，既往多有暴饮暴食史，小便不利，大便溏或便秘，舌质淡胖，边有齿痕，苔薄白或白腻，脉濡细。

治法：健脾益气，渗利水湿。

方药：参苓白术散。

5. 脾肾阳虚证

临床表现：形体肥胖，易于疲劳，可见四肢不温，甚或四肢厥冷，喜食热饮，小便清长，舌淡胖，苔薄白，脉沉细。

治法：补益脾肾，温阳化气。

方药：真武汤合苓桂术甘汤。

（三）中医特色治疗

1. 自制减脂方

生山楂20 g，丹参15 g，决明子15 g，泽泻10 g，炒白术30 g，黄连6 g，姜半夏12 g，陈皮15 g，茯苓20 g，生姜6 g。

本方中生山楂酸、甘、微温，归脾、胃、肝经，可化浊降脂，行气散瘀；姜半夏辛、温，归脾、胃、肺经，可燥湿化痰，消痞散结；黄连苦、寒，归心、胃、胆、大肠经，可清热燥湿，三者合用，既可化浊降脂，又能清热燥湿、消瘀散结，共为君药。炒白术、泽泻、陈皮、茯苓皆为健脾利湿之属，丹参、炒白术、泽泻兼有降脂之效，茯苓、泽泻利水渗湿，泽泻亦能清热，五者同用辅助君药化浊降脂，清热利湿，俱为臣药。决明子味偏苦，性偏微寒，能清肝明目，润肠通便，配伍炒白术、陈皮、生姜温燥药物，能防止耗气伤阴，同时兼有润肠降脂之功，为佐药；生姜辛、温，归肺、脾、胃经，可温中，防寒凉之药太过伤及脾胃，同时引诸药入脾，起引经药之用，兼为佐使。诸药合用，共奏化浊降脂、清热利湿之功。

2. 穴位埋线

穴位埋线是针灸疗法的延伸，以线代针能够长时间持续刺激穴位，调理气血和脏腑功能，选用双侧中脘、天枢、关元、大横、脾俞、膈俞、丰隆等穴；选取腹部穴位天枢、中脘、关元、大横，直刺，进针约1.5寸，至腹部有酸胀感；脾俞、膈俞斜刺15°进针，针尖向下，深度约1.2寸，要求腰背酸胀感；丰隆直刺进针约1寸，使酸胀感向腹侧传达。将羊肠线推入，随即出针，用干棉球按压针孔片刻，贴上创可贴，1天后去除创可贴，24小时内禁浴。每2周1次，2次为1个疗程，连续3个疗程。

3. 艾灸治疗

艾灸法通过艾灸对经络腧穴“温、通、补”的作用，可有效纠正肥胖患者失衡的生理功能，从而达到机体的“阴平阳秘”。配穴组方：神阙、足三里（双）、督脉诸穴。每次艾灸10～15分钟，以局部皮肤发红而不起水疱为宜。艾灸借助温和灸之火力和药物透达之气健脾益气，调理全身气机。

4. 推拿、刮痧、拔罐治疗

推拿、刮痧、拔罐作为中医特色外治法均可以疏通经络、调气活血、祛湿排浊。腹型肥胖患者往往局部气血运行不畅，聚湿凝痰而使膏脂积聚。唐代医家王冰在注解《素问·血气形志》中就有“按摩者，所以开通闭塞，导引阴阳”的论述。配穴组方：背部刮痧、拔罐脾俞至肾俞，继而腹部按揉中脘至关元及脐旁天枢，然后刮、按双侧曲池、阴陵泉、三阴交，足三里、上巨虚、丰隆。每5天1次，3次为1个疗程。

参考文献

[1] 杜立杰，杜丽坤，周海丽. 中医药治疗单纯性肥胖的研究进展 [J]. 中医药信息，2020，37（2）：129-131.

[2] 曲伸，陆灏，宋勇峰. 基于临床的肥胖症多学科诊疗共识（2021年版）[J]. 中华肥胖与代谢病电子杂志，2021，7（4）：211-226.

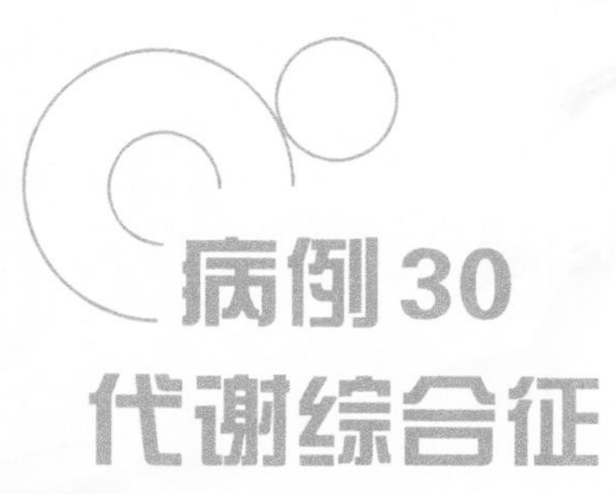

病例30 代谢综合征

一、病历摘要

患者女性，58岁，因“口干、多饮、乏力1周”入院。

患者2023年6月11日无明显诱因出现口干、多饮、乏力症状，自测空腹血糖为6.9 mmol/L，遂来诊。入院症见口干、多饮、乏力，纳少，易急躁，寐可，小便尚调，大便时干时稀，近期体重无明显变化。

患者既往有高血压病史，服用硝苯地平缓释片10 mg，每日1次，平素血压控制可。否认糖尿病、心脏病、脑血管病等慢性病病史，否认激素药物应用史。23岁结婚，育有1女，配偶及女儿均体健，绝经年龄50岁。否认家族中有遗传倾向疾病。

中医望、闻、切诊：患者精神一般，神志清晰，面色晦暗易出油，气息平和，语声乏力，舌胖大，苔白腻，脉滑涩。

二、入院查体

体格检查：BP 126/78 mmHg，R 18次/分，P 85次/分，身高160 cm，体重75 kg，BMI 29.30 kg/m^2，腰围90 cm，臀围100 cm，腰臀比0.9。形体肥胖，颈部皮肤变黑，并呈“黑丝绒样”改变，其余皮肤无皮疹，无皮下出血，无紫纹，无脱屑，浅表淋巴结未触及肿大，甲状腺无肿大，腹部膨隆，无腹壁静脉曲张，无蠕动波，无压痛、反跳痛，腹部无肿块，双下肢无水肿。

三、辅助检查

入院实验室检查结果见表30-1，OGTT及胰岛素试验见图30-1。

腹部彩超示中度脂肪肝。

表30-1 实验室检查结果

项目	结果	参考范围
红细胞沉降率（mm/h）	24	0～20
丙氨酸氨基转移酶（U/L）	67	7～40
天冬氨酸氨基转移酶（U/L）	62	13～35
尿酸（μmol/L）	382	155～357
总胆固醇（mmol/L）	6.86	2.9～6.3
甘油三酯（mmol/L）	1.87	0.48～1.7
高密度脂蛋白胆固醇（mmol/L）	1.05	0.83～1.96
低密度脂蛋白胆固醇（mmol/L）	4.58	0～3.10
糖化血红蛋白（%）	6.3	4.0～6.0

2023年6月11日妇科彩超检查，未见明显异常。血清抗胰岛素抗体8.91 IU/mL、血清抗谷氨酸脱羧酶抗体8.74 IU/mL、抗胰岛细胞自身抗体0.07 IU/mL。查血常规、尿常规、大便常规、电解质、尿ACR、甲状腺功能三项＋甲状腺过氧化物酶＋甲状腺球蛋白抗体、内分泌六项、

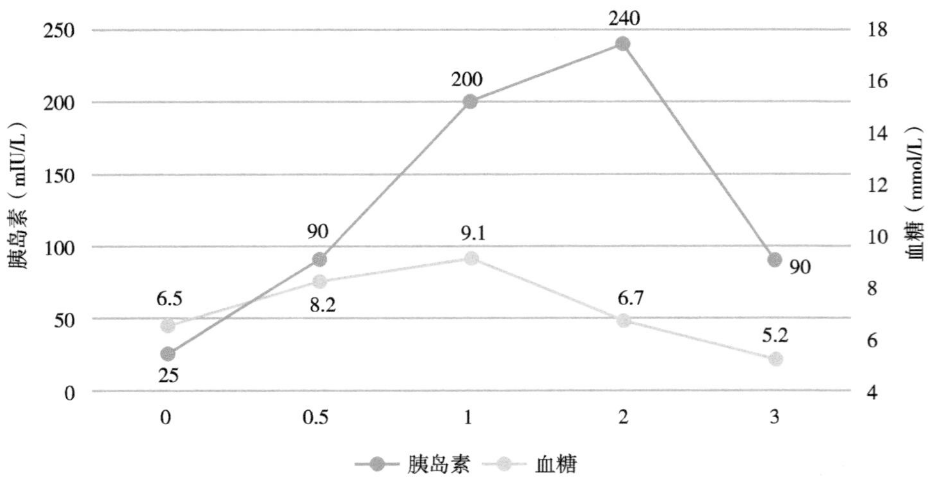

图30-1 OGTT及胰岛素释放试验

注：基础血浆胰岛素参考范围为5～20 mIU/L。

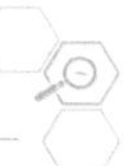

血清促肾上腺皮质激素和血浆皮质醇测定未见明显异常。

四、诊断

西医诊断：代谢综合征；糖尿病前期；胰岛素抵抗；高血压；脂肪肝；肝功能不全。

中医诊断：消渴—湿热困脾兼血瘀。

五、治疗过程

（一）健康指导

1. 合理饮食

（1）控制总热量摄入：每日总热量=公斤体重×（20～40）kcal。热量分配：早餐20%、中餐和晚餐各40%，或者每餐平均分配。

（2）平衡膳食：供给适量碳水化合物，每日进食量占总热量的50%～60%。

（3）给予充足的蛋白质：蛋白质应占总能量的12%～15%，适量选择优质蛋白质。

（4）控制脂肪摄入量：控制脂肪摄入可以延缓和防止并发症的发生和发展，主张摄入比例为25%～30%，甚至更低。

（5）高纤维膳食：如谷物类、豆类、海藻类、绿色蔬菜等。

（6）减少或禁忌单糖及双糖食物：应禁止摄入糖果、点心、高糖食品，按热量折算后适当食用水果及各种酒水类。如有例外，要计算所用食品的热量，具体到碳水化合物、蛋白质、脂肪的含量，不可高于或低于所计算的总热量。

（7）充足的维生素和无机盐：食物中应给予足量的维生素和无机盐。

（8）低盐饮食：予低盐饮食，多饮水，少食含胆固醇食物，如动物内脏、蟹黄、虾子、鱼子等，防止心、肾并发症的发生。

2. 锻炼运动

最好每天在固定时间运动，每周至少3次，每次30分钟，运动强度以个体最大心跳数的60%～80%(个体最大心跳数＝220－年龄）为佳。每周至少应运动5次，每次30～60分钟，以增加热量消耗，达到减轻体重的目的。完整运动流程包括10～15分钟的热身运动，5～10分钟的整理运动，真正锻炼时间为20～30分钟，至少20分钟，以不疲劳为原则。选择有氧运动项目，如步行、跑步、骑自行车、游泳、家务劳动、打太极拳、打网球、跳舞、爬山等，定时定量、循序渐进地锻炼，不宜做剧烈运动。运动时要有人陪伴，随身携带糖尿病救助卡、血糖仪、方糖、甜果汁等。尽可能在饭后1～2小时进行运动，避免在黄昏或夜间进行激烈活动，以免入睡后发生低血糖。

3. 调节情志

宜平淡情志，避免七情过激和外界环境的刺激，可采用移情益志法、暗示疗法，及时发泄抑郁情绪，化郁为畅，指导患者自我调节，如听轻音乐，舒缓情绪。焦虑的患者可以听安静柔和、舒缓的音乐，如高山流水、古筝等；抑郁的患者可以听冥想式音乐，如沉思、古琴等，使心情平和，气机条达。

（二）西医治疗

西医予以硝苯地平缓释片10 mg降压，每日1次，双环醇片50 mg每日3次，改善肝功能。

（三）中医治疗

中医予以中药汤剂、穴位埋线治疗。

中药汤剂：患者以“口干、多饮”为主症，综合脉证，四诊合参，本病当属中医学“消渴”范畴，证属湿热困脾兼血瘀。患者长期嗜食肥甘厚味，损伤脾胃，加之久病体虚，失于调理，脏腑功能亏虚，湿热蕴结于脾，脾失健运，湿热日久化火灼伤津液，可见消渴，消渴日久，久病入络，津液匮乏，血行迟滞，血不利则为水、为瘀，病久可见湿热困脾兼血瘀之证。方以六君子汤合三仁汤加减，益气健脾、清热化湿，整方如下。

人参12 g	炒白术12 g	茯苓12 g	姜半夏10 g
当归15 g	陈皮10 g	炒薏苡仁30 g	黄芩9 g
炒麦芽10 g	红花10 g	厚朴10 g	山楂10 g
炒神曲10 g	杏仁6 g	豆蔻6 g（后下）	醋香附10 g
郁金10 g	甘草6 g		

每日1剂，分2次温服。

方中人参片甘补微温，善补脾肺之气。炒白术甘温补利，兼以苦燥，善补脾益气、燥湿利湿；姜半夏辛温而燥，善祛脾胃湿痰、降逆止呕；陈皮辛香行散，苦燥温化，善理气燥湿、调和脾胃。三药合用，既助君药补脾之力，又燥湿化痰、理气开胃，以复脾运、止溏泄。茯苓甘淡渗利兼补，平而不偏，能健脾运、利脾湿；甘草甘补和，平偏凉，既增益气健脾之力，又能调和诸药。杏仁宣利上焦肺气，气行则湿化；豆蔻健脾燥湿，畅运中焦；炒薏苡仁甘淡性寒，渗湿利水而健脾，使湿热从下焦而去。三仁合用，三焦分消。厚朴行气化湿，散结除满。醋香附、郁金疏肝解郁，当归、红花活血化瘀。

穴位埋线治疗：选取中脘、关元、水分及双侧天枢、胃俞、丰隆疏通经络气血、推拿按揉（脾俞至肾俞、中脘至关元及脐旁天枢、三阴交，足三里、上巨虚、丰隆）。每2周1次，2次为1个疗程，连续3个疗程。

治疗1个月后复查肝功能正常，予停用双环醇片，查空腹血糖5.7 mmol/L，嘱患者继续运动、饮食、埋线治疗。2024年2月1日患者体重58 kg，BMI 22.66 kg/m^2，腰围76 cm。患者治疗前后相关指标变化见表30-2。

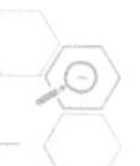

表30-2　患者治疗前后相关指标变化

指标	2023年6月11日	2023年7月20日	2023年9月11日	2023年11月23日	2024年2月1日
体重（kg）	75	71	65	62	58
BMI（kg/m^2）	29.30	27.73	25.39	24.22	22.66
腰围（cm）	90	87	83	80	76

六、病例特点

中年女性，既往有高血压病史。

口干、多饮、乏力1周。

肝功能示丙氨酸氨基转移酶67 U/L，天冬氨酸氨基转移酶62 U/L；尿酸382 μmol/L；血脂示总胆固醇6.86 mmol/L，甘油三酯1.87 mmol/L，低密度脂蛋白胆固醇4.58 mmol/L，高密度脂蛋白胆固醇1.05 mmol/L；糖化血红蛋白6.3%；OGTT示空腹血糖6.5 mmol/L，0.5小时8.2 mmol/L，1小时9.1 mmol/L，2小时6.7 mmol/L，3小时5.2 mmol/L；胰岛素释放试验示空腹25 mIU/L，餐后0.5小时90 mIU/L，餐后1小时200 mIU/L，餐后2小时240 mIU/L，餐后3小时90 mIU/L。

查体：BP 126/78 mmHg，R 18次/分，P 85次/分，身高160 cm，体重75 kg，BMI 29.30 kg/m^2，腰围90 cm，臀围100 cm，腰臀比0.9。形体肥胖，颈部皮肤变黑，并呈“黑丝绒样”改变，其余皮肤无皮疹，无皮下出血，无紫纹，无脱屑，浅表淋巴结未触及肿大，甲状腺无肿大，腹部膨隆，无腹壁静脉曲张，无蠕动波，无压痛、反跳痛，腹部无肿块，双下肢无水肿。

七、西医疾病介绍

（一）定义

代谢综合征是一组以肥胖、高血糖（糖尿病或糖调节受损）、血脂异常［高甘油三酯血症和（或）低高密度脂蛋白胆固醇血症］及高血压等聚集发病，严重影响机体健康的临床综合征，是一组在代谢上相互关联的危险因素的组合，这些因素直接促进了动脉粥样硬化性心血管疾病的发生，也增加了发生T2DM的风险。代谢综合征患者是发生心脑血管疾病的高危人群，与非代谢综合征者相比，其罹患心血管疾病和T2DM的风险均显著增加。

（二）诊断标准

我国关于代谢综合征的诊断标准如下，具备3项或更多项即可诊断。①腹型肥胖（中心性肥胖）：腰围男性≥90 cm，女性≥85 cm。②高血糖：空腹血糖≥6.1 mmol/L或OGTT 2

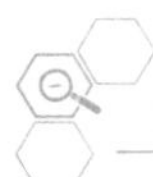

小时血糖≥7.8 mmol/L和（或）已确诊为糖尿病并治疗者。③高血压：血压≥130/85 mmHg和（或）已确诊为高血压并正在接受治疗者。④空腹甘油三酯≥1.70 mmol/L。⑤空腹高密度脂蛋白胆固醇＜1.04 mmol/L。

（三）发病机制

1. 慢性炎症反应

脂肪组织在代谢综合征中起着重要的作用。运动缺乏导致机体能量消耗减少，而高热量的膳食使机体能量摄入增加，长期的能量摄入大于能量消耗会导致能量代谢失衡。脂肪在体内堆积，进而释放大量促炎因子，诱发慢性炎症反应和胰岛素抵抗，促进代谢综合征的发生和发展。

2. 胰岛素抵抗

胰岛素抵抗是指在靶组织中胰岛素信号传导受到干扰，导致细胞和组织无法适当地对胰岛素做出反应。当脂肪组织中出现胰岛素抵抗时，胰岛素调控的脂肪分解作用受损，导致循环中游离脂肪酸（FFAs）增加。在肌肉组织中，FFAs干扰了胰岛素信号传导的相关通路，降低了葡萄糖的摄取能力。同时，FFAs作用于肝脏，促进糖异生和脂肪生成。由于代偿作用，机体会维持高胰岛素血症状态以维持正常的血糖水平。

3. 异位脂质沉积

胰岛素抵抗引起的胰岛素信号传导异常和循环中增加的FFAs对脂质代谢产生了重要影响。这些变化包括肝脏糖异生的增加及肝脏合成胆固醇酯和甘油三酯的增加。这些变化进一步促进富含甘油三酯的极低密度脂蛋白的生成和释放。同时，胰岛素抵抗也影响胆固醇酯转运蛋白的活性，导致甘油三酯从极低密度脂蛋白转移到高密度脂蛋白，增加高密度脂蛋白清除率并降低其浓度。

4. 肾素－血管紧张素系统过度激活

既往的研究发现，肾素－血管紧张素系统在代谢综合征的发病机制和疾病进展中扮演着重要的角色，是一个重要的神经激素途径。肥胖与胰岛素抵抗个体的脂肪组织可过度激活血管紧张素转换酶，产生血管紧张素Ⅱ。高水平的血管紧张素Ⅱ对胰岛素信号传导造成损害，导致胰岛素抵抗的发生。

5. 血管内皮功能失调

血管内皮细胞在维持血液与血管壁之间的屏障功能方面起着重要的作用。它们通过释放多种生理介质来调节血管张力、免疫反应、止血过程和控制细胞生长。代谢异常如胰岛素抵抗、高血糖和过量FFAs的释放等对血管壁产生不良的影响，导致内皮功能失调、血小板高反应性、氧化应激和慢性低级别炎症的发生。血管内皮功能失调的表现包括内皮依赖性血管舒张受损、氧化应激增加、慢性炎症、白细胞黏附和通透性增加及内皮细胞衰老，这些都会阻碍内皮细胞发挥正常的生理和保护机制。

（四）防治

目前，代谢综合征防治的主要目标是预防临床心血管疾病及T2DM的发生，对已有心血

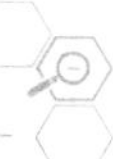

管疾病者则要预防心血管事件。积极且持久的生活方式治疗是达到上述目标的重要措施。原则上应先启动生活方式治疗，如果不能达到治疗目标，再针对各个组分别采取相应的药物治疗。

1. 生活方式干预

保持理想的体重、适当运动（表30-3）、改变饮食结构以减少热量摄入、限盐、减少含糖或代糖饮料摄入、戒烟、不过量饮酒和保持良好情绪等，不仅能减轻胰岛素抵抗和高胰岛素血症，也能改善糖耐量和其他心血管疾病危险因素。

表30-3 运动处方

运动参数	有氧运动	抗阻运动
运动形式	MICT①/HIIT②	使用器械、自由重量、弹力带等的力量训练
运动时间	MICT：30～60分钟/次；HIIT：15～30分钟/次	各肌肉群：每个动作2～4组，每组12～15次
运动频率	3～5天/周	至少2天/周
运动强度	MICT：50%～60%×（最大心率－静息心率）＋静息心率 HIIT：60%～80%×（最大心率－静息心率）＋静息心率	Borg自主感觉劳累分级表的劳累评分为12～13分

注：①MICT为中等强度持续运动，如健步走、慢跑、游泳等；②HIIT为高强度间歇训练，如爬楼梯、跳绳、划船等。

2. 药物治疗

针对各组如糖尿病或糖调节受损、高血压、血脂紊乱及肥胖等的药物治疗，治疗目标如下。

（1）体重在1年内减轻7%～10%，争取达到正常BMI和腰围。

（2）血脂：糖尿病患者HDL-C＞1.04 mmol/L（男）或＞1.30 mmol/L（女）；空腹HbA1C＜7.0%。

八、中医疾病介绍

（一）病因病机

中医学文献中无代谢综合征这一病名，根据其临床表现特点，将其归属于“脾瘅”“肥胖”“消渴”“痰饮”等范畴。大多学者认为代谢综合征的病因可分为以下几个方面：一是先天禀赋不足，机体禀赋源自先天，受承于父母，禀赋强弱因人而异，故在受到外界病邪侵袭时，机体的抗病能力会因个体差异而不相同，故代谢综合征发病与否与个体先天密切相关。二是过食膏粱厚味，脾胃受到损伤，故脾运失调，水谷精微不得运化，留滞机体，湿邪内生，进而聚湿生痰化浊而困阻脾阳，使气机凝滞，发为代谢综合征。三是情志不畅，长期情志不畅导致肝失疏泄，肝气郁结，气机阻滞，故而三焦气化失常，对五脏功能有直接的影响，加重体内痰浊潴留；且肝郁乘脾，脾失健运，津液运化失常，聚液而成痰，痰湿中阻，发为代谢综合征。四是年老体虚，肾气逐渐亏虚、元气渐衰，五脏功能衰退，水谷精微的转运功能降低，均导致机体各功能升降失常，阳气内困，不得升发，引起代谢综合征。

（二）中医特色治疗

1. 穴位埋线

利用埋线疗法对穴位的刺激作用，选取健脾利湿祛痰穴位医治代谢综合征患者，并选取中脘、大横、天枢，此三穴可以健脾和胃、调理肠道、化痰祛饮、沟通表里内外。结果表明实验组患者的各项生化指标显著降低，尤其是患者腰围及腰臀比，提示穴位埋线能有效改善患者肥胖状态，同时改善血糖、血脂、血压情况。

2. 针刺疗法

选取下焦关元、肾俞等腧穴鼓舞肾间动气，促进五脏六腑功能的正常发挥，从而改善代谢综合征患者的各种症状。取足三里、三阴交、曲池、天枢、关元、中脘、上巨虚、下巨虚能显著改善代谢综合征患者临床症状及糖脂代谢状态，且无不良反应。

3. 推拿、刮痧、拔罐

可以疏通经络、调气活血、祛湿排浊。腹型肥胖患者往往局部气血运行不畅，聚湿凝痰而使膏脂积聚。配穴组方：背部刮痧、拔罐脾俞至肾俞，继而腹部按揉中脘至关元及脐旁天枢，然后刮、按双侧曲池、阴陵泉、三阴交，足三里、上巨虚、丰隆。

参考文献

[1] 中华医学会糖尿病学分会. 中国2型糖尿病防治指南（2020年版）（下）[J]. 中国实用内科杂志，2021，41（9）：757-784.

[2] ALIZAEI YOURSEFABADI H，NIYAZI A，ALASS S，et al. Anti-inflammatory effects of exercise on metabolic syndrome patients：a systematic review and meta-analysis [J]. Biol Res Nurs，2021，23（2）：280-292.

[3] LI M，CHI X，WANG Y，et al. Trends in insulin resistance：insights into mechanisms and therapeutic strategy [J]. Signal Transduct Target Ther，2022，7（1）：216.

[4] VALENET V，IZZO R，MANZI M V，et al. Modulation of insulin resistance by renin angiotensin system inhibitors：implications for cardiovascular prevention [J]. Monaldi Arch Chest Dis，2021，91（2）：1602.

[5] XU S，ILYAS I，LITTLE P J，et al. Endothelial dysfunction in atherosclerotic cardiovascular diseases and beyond：from mechanism to pharmacotherapies [J]. Pharmacol Rev，2021，73（3）：924-967.

[6] 王玉琦，王彦华，孙文善. 穴位埋线治疗痰湿困脾型代谢综合征的临床作用 [J]. 成都中医药大学学报，2019，42（3）：52-55.

[7] 程玲，黄冬梅，黄艳，等. 秦亮甫教授“从脾论治”针刺治疗中心型肥胖伴高脂血症的临床研究 [J]. 世界中医药，2018，13（5）：1233-1237，1241.

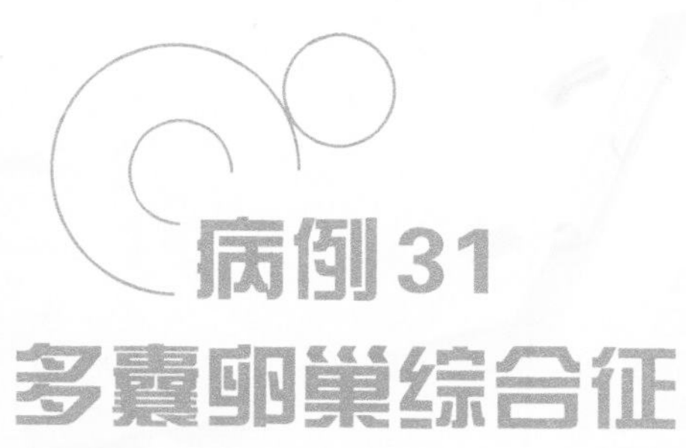

病例31 多囊卵巢综合征

一、病历摘要

患者女性，19岁，因“闭经21个月，乏力懒言半年”入院。

患者10个月前无明确原因出现闭经7个月，就诊于当地医院予黄体酮应用后正常月经来潮1次（2022年6月12日），之后未再用药，停药至今（2022年10月18日）月经未来潮。半年前无明显原因出现乏力懒言，半年内体重增加8 kg。现症见闭经，肥胖，面部可见散在痤疮，颈后黑纹，腹部无紫纹，乳房未正常发育，乏力懒言，脱发。患者自发病以来，神志清，精神一般，纳眠可，大便黏厕，小便正常，体重近3个月增加3 kg。

既往体健。未婚未育。发病前患者月经规律，初潮年龄12岁，行经天数5～7天，月经周期30天，末次月经时间为2022年6月（用药后）。母亲有糖尿病病史。

中医望、闻、切诊：患者精神一般，神志清晰，面色萎黄，气息平和，语声无力，舌淡红，苔白，脉弦滑。

二、入院查体

体格检查：BP 114/75 mmHg，BMI 33.80 kg/m^2，面部可见散在痤疮，颈后皮肤可见黑棘皮征，毛孔增大，头部轻度脱发，心、肺查体均未见明显异常。

三、辅助检查

实验室检查见表31-1 ～表31-2。

表31-1 内分泌六项

项目	结果	参考范围
卵泡刺激素（IU/L）	5.81	卵泡中期：3.85 ～ 8.78；周期中期高峰：4.54 ～ 22.51；黄体中期：1.79 ～ 5.12
促黄体素（IU/L）	11.08	卵泡中期：2.12 ～ 10.89；周期中期高峰：19.18 ～ 103.3；黄体中期：1.2 ～ 12.86
雌二醇（pg/mL）	27	卵泡中期：20 ～ 148；周期中期高峰：29 ～ 443；黄体中期：30 ～ 274
孕酮（ng/mL）	＜0.1	卵泡中期：0.31 ～ 1.52；黄体中期：5.16 ～ 18.56
睾酮（ng/mL）	0.83	0.1 ～ 0.75
垂体催乳素（mIU/L）	216.25	绝经前：70.81 ～ 566.46

表31-2 血浆皮质醇测定（nmol/L）

项目	结果	参考范围
胰岛素（空腹）（mU/L）	26.05	2.6 ～ 24.9
皮质醇（nmol/L）		
7：00	194.14	7：00—10：00 171 ～ 536
16：00	46.56	16：00—20：00 64 ～ 327

影像学检查，妇科（子宫、双附件）彩超示子宫前位，宫体大小约4.1 cm×2.8 cm×3.6 cm，肌层回声均匀，内膜厚约0.7 cm，居中；左、右卵巢大小分别约4.2 cm×2.2 cm、4.6 cm×2.0 cm，内均可见多个小无回声区。

四、诊断

西医诊断：多囊卵巢综合征；肥胖症。
中医诊断：闭经—气虚湿阻证。

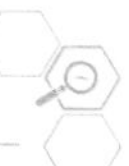

五、治疗过程

（一）调整月经

口服黄体酮软胶囊（100 mg，每日2次）10天；月经来潮第一天口服屈螺酮炔雌醇片（Ⅱ）（每日1次，每次1粒）3 ～ 6个周期，每个周期28天。

（二）中医辨证论治

中医辨证为气虚湿阻，治以益气除湿，应用苍附导痰丸加减，方药如下。

茯苓45 g	法半夏30 g	陈皮45 g	甘草30 g
苍术60 g	香附60 g	胆南星30 g	枳壳60 g

水煎服，每日1剂，14日为1个疗程。

（三）穴位埋线及饮食、锻炼

1. 穴位埋线

选取天枢（双）、归来（双）、中脘、关元、中极、足三里（双）、三阴交（双）、次髎（双）、脾俞（双）及肾俞（双）等穴位。

2. 饮食调理

饮食清淡，多食甘寒甘平的食物，如西瓜、绿豆、黄瓜、空心菜等，少食辛辣助热的食物。

3. 医学营养减重

定每日热量1400 kcal。餐后运动，每次20 ～ 30分钟中等强度运动，每天2次。

六、病例特点

患者青年女性，19岁，因“闭经1年余，乏力懒言半年”入院。

既往月经规律，近1年半月经不规律，出现闭经。

肥胖，面部可见散在痤疮，颈后黑纹，轻度脱发。

睾酮升高，子宫及附件彩超提示双侧卵巢多囊样改变。

七、西医疾病介绍

多囊卵巢综合征（PCOS）是以内分泌异常、生殖功能障碍及代谢紊乱为主要特点的疾病，常见于育龄期女性，中国女性发病率约为5.6%，是造成女性月经紊乱及不孕的主要原因。目前，PCOS的发病机制尚未完全阐明，但越来越多的证据表明胰岛素抵抗是该病发生的中心环节。

（一）诊断标准

育龄期及围绝经期PCOS的诊断根据2011年中国PCOS的诊断标准，采用以下诊断名称。①疑似PCOS：月经稀发或闭经或不规则子宫出血是诊断的必需条件。另外再符合下列2项中的1项：a.高雄激素临床表现或高雄激素血症；b.超声下表现为卵巢多囊样改变。②确诊PCOS：具备上述疑似PCOS诊断条件后还必须逐一排除其他可能引起高雄激素的疾病和引起排卵异常的疾病才能确定PCOS的诊断。

青春期PCOS的诊断必须同时符合以下3个指标。①初潮后月经稀发持续至少2年或闭经。②高雄激素临床表现或高雄激素血症。③超声下卵巢多囊样改变表现，同时应排除其他疾病。

（二）鉴别诊断

1. 高雄激素血症或高雄激素症状

（1）库欣综合征：是由多种病因引起的以高皮质醇血症为特征的临床综合征。约80%的患者会出现月经周期紊乱，并常出现多毛体征。根据测定血皮质醇水平的昼夜节律、24小时尿游离皮质醇、小剂量地塞米松抑制试验可确诊库欣综合征。

（2）非经典型先天性肾上腺皮质增生症：占高雄激素血症女性的1%～10%。临床主要表现为血清雄激素水平和（或）17α-羟孕酮、孕酮水平的升高，部分患者可出现超声下的卵巢多囊样改变及月经紊乱。根据血基础17α-羟孕酮水平［≥6.06 nmol/L（2 ng/mL）］和促肾上腺皮质激素刺激60分钟后17α-羟孕酮水平［≥30.3 nmol/L（10 ng/mL）］可诊断。鉴于以上相关检查须具备特殊的检查条件，可转至上级医院内分泌科会诊以协助鉴别诊断。

（3）卵巢或肾上腺分泌雄激素的肿瘤：患者快速出现男性化体征，血清睾酮或脱氢表雄酮水平显著升高，如血清睾酮水平＞5.21 nmol/L（150 ng/dL）或高于检测实验室上限的2倍。可通过超声、MRI等影像学检查协助鉴别诊断。

（4）其他：药物性高雄激素血症须有服药史。特发性多毛有阳性家族史，血睾酮水平及卵巢超声检查均正常。

2. 排卵障碍

（1）功能性下丘脑性闭经：通常血清卵泡刺激素、促黄体素水平低或正常、卵泡刺激素水平高于促黄体素水平，雌二醇相当于或低于早卵泡期水平，无高雄激素血症，在闭经前常有快速体重减轻或精神心理障碍、压力大等诱因。

（2）甲状腺疾病：根据甲状腺功能测定和抗甲状腺抗体测定可诊断。建议疑似PCOS的患者常规检测血清促甲状腺激素及抗甲状腺球蛋白抗体水平。

（3）高催乳素血症：血清催乳素水平升高较明显，而促黄体素、卵泡刺激素水平偏低，有雌激素水平下降或缺乏的表现，垂体MRI检查可能显示垂体占位性病变。

（4）早发性卵巢功能不全：主要表现为40岁之前出现月经异常（闭经或月经稀发）、促

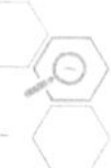

性腺激素水平升高（卵泡刺激素＞25 U/L）、雌激素缺乏。

（三）相关实验室检查

1. 高雄激素血症

血清总睾酮水平正常或轻度升高，通常不超过正常范围上限的2倍；可伴有雄烯二酮水平升高，脱氢表雄酮、硫酸脱氢表雄酮水平正常或轻度升高。

2. 抗米勒管激素

PCOS患者的血清抗苗勒管激素水平较正常明显增高。

3. 其他生殖内分泌激素

非肥胖PCOS患者多伴有促黄体素/卵泡刺激素比值≥2；20%～35%的PCOS患者可伴有血清催乳素水平轻度增高。

4. 代谢指标的评估

口服葡萄糖耐量试验，测定空腹血糖、服糖后2小时血糖水平；空腹血脂指标测定；肝功能检查。

5. 其他内分泌激素

酌情选择甲状腺激素、胰岛素、皮质醇、促肾上腺皮质激素、17α-羟孕酮测定。

八、中医辨证论治

中医将多囊卵巢综合征分为肾虚、脾虚痰湿、气滞血瘀、肝郁化火4种证型。

1. 肾虚证

肾虚证还细分为肾阴虚证、肾阳虚证。若为肾阴虚证，因肾阴亏虚，精血不足，冲任亏虚，则天癸延迟不至，见月经初潮迟至，或月经后期，经量少，甚至闭经、婚久不孕；肾虚精亏血少，不能上荣头面部，则头晕耳鸣；精血内不荣脏腑则腰膝酸软，手足心热，便秘，小便黄。舌脉可见舌质红，少苔或无苔，脉细数，均为阴虚内热之象。故肾阴虚证在治疗时以滋肾填精为主。若属肾阳虚证，可由于先天禀赋不足，命火不旺，天癸至而不盛，血海不满，故可见月经初潮迟至，月经后期，量少色淡质稀，甚至闭经、婚久不孕，亦可见月经周期紊乱；腰为肾之外府，肾阳不足则腰痛时作；肾阳不足，气化不利，小便清长，大便时溏。舌脉可见舌淡苔白，脉沉弱，均为肾阳虚之表现。故肾阳虚证治宜温肾助阳。

2. 脾虚痰湿证

脾虚痰湿证是由于痰湿之邪阻滞于冲任，气血运行受阻，血海不能按时充盈，故月经后期、量少甚至闭经；痰湿内阻胞宫，则不能摄精成孕；脾虚痰湿不化，下注冲任，则带下量多；痰湿内困，清阳不升，浊阴不降，则头晕胸闷，喉间痰多；痰湿泛溢肌肤，则形体肥胖，留滞于经髓，则肢倦神疲。可见舌体胖大色淡，苔厚腻，脉沉滑，均为痰湿内生之征象。治法宜化痰除湿、通络调经，可选用苍附导痰丸治疗。

3. 气滞血瘀证

多因情志内伤或外邪内侵，气机郁滞，冲任气血郁滞，经行不畅，则月经后期，量少有血块，或经闭不孕；情志伤肝，肝失条达，气机郁滞，则精神抑郁、心烦易怒、胸胁胀满、乳房胀痛。舌脉可见舌质暗红或有瘀点瘀斑，脉沉弦涩，均为气滞血瘀之象。故治法宜理气活血、祛瘀通经，可选择膈下逐瘀汤。

4. 肝郁化火证

可因情志不舒导致肝气郁结，疏泄无度导致月经或先或后，或淋漓不止，或闭经；肝气郁结日盛不得发散，则经前胸胁、乳房、肢体肿胀；肝热内盛，则面生痤疮、便秘难解、小便黄。可见舌红，苔黄厚，脉沉弦或弦数的肝郁化火征象。治法宜疏肝理气、泻火调经，可选丹栀逍遥散加减治疗。

九、治疗心得

由于PCOS患者存在不同的年龄和治疗需求，且临床表现具有高度异质性，因此，应该根据患者主诉、治疗需求、代谢改变，采取个体化对症治疗措施，以达到缓解临床症状、解决生育问题、维护健康和提高生命质量的目的。西医针对PCOS尚无特效治疗方案，而中医药在治疗PCOS方面有独特优势。

本患者证属气虚湿阻，拟方以益气化湿，效果良好。中医学认为，“脾为生痰之源”，现代许多中医学者也认为PCOS发病多责之于脾，多本虚标实，以脾虚为本，痰湿为标，其中痰湿停于中焦不能上下输布，则见肥胖；痰湿停于胞宫，胞脉闭阻，则见月事不调或不能受孕。王立霞等发现化痰益脾汤可显著改善脾虚痰湿型PCOS伴IR患者的临床症状及糖、脂代谢水平，减轻胰岛素抵抗，并调节性激素水平，改善卵泡发育。陈清梅等发现运用苍附导痰丸结合生活管理可显著改善痰湿型PCOS合并复发性流产患者卵巢功能、提高妊娠率与保胎率。二术二陈汤加减可调节脾虚痰湿证PCOS患者脂肪细胞因子，改善糖、脂代谢和超重情况，并能调节内分泌激素，减轻临床症状，改善卵巢的结构，为受孕创造条件。

同时，针灸疗法也是中医学重要的治疗手段，姜梅芳等将多囊卵巢综合征患者分为穴位埋线联合中药治疗组与单纯中药治疗组，穴位埋线取双侧脾俞、子宫、天枢、肾俞、足三里、丰隆、三阴交及中脘、关元等穴位，进行注线式埋线，治疗3个月经周期后结果显示，穴位埋线联合中药治疗组总体疗效及总有效率均优于单纯中药治疗，能够进一步抑制促黄体素、促黄体素/卵泡刺激素比值，改善C反应蛋白、白细胞介素-6、肿瘤坏死因子α水平的表达，调节炎症反应，提高妊娠率。治疗上取穴以任脉、脾胃经穴及背俞穴为主。任脉上的胃之募穴中脘、膀胱之募穴中极、小肠之募穴关元，既可健脾益气，调理胃肠以祛痰湿，又可培元固脱，调节冲任以通经下血。三阴交是肝、脾、肾经交会的1个妇科要穴，肝主疏泄，脾主运化，肾主生殖，故能通冲任、调脏腑，达到疏通经血、健脾利水、孕育胚胎的目的。大肠之募穴天枢、胃之下合穴足三里、妇科经验要穴归来均位于胃经上，具有调理脾胃、通降腑气的作用。背部的脾俞、肾俞及次髎，据“阴病治阳”“背部为阳”治疗原则，刺之可补肾健脾、活血通经。遵循脏腑辨证，结合循经取穴、经验取穴等原则，共奏补虚泻实之效，以期经期恢复，妊娠得子。

多囊卵巢综合征的病因较为复杂，目前尚不明确，常认为是多因素共同导致疾病的

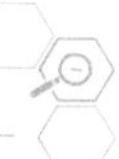

发生发展。中医认为非肥胖型多囊卵巢综合征的病因病机是由于情志和体质因素导致“气郁”“血虚”，辨证分型主要为肾虚肝郁型。临床治疗方面，中医药有着显著特色，在中药治疗的同时配合针刺、艾灸和生活管理等非药物治疗，可显著提高疗效。另外，中药熏蒸疗法、耳穴压豆、推拿、中药沐足等中医特色疗法对治疗非肥胖型多囊卵巢综合征也起着不可忽视的作用，对改善女性的生殖健康做出了巨大的贡献。未来对中医药治疗非肥胖型多囊卵巢综合征的作用机制进行深入研究，有利于提高临床疗效，对多囊卵巢综合征的早期干预具有重要意义。

参考文献

[1] 张观梅，宋晓波，丁彩飞，等. 多囊卵巢综合征伴胰岛素抵抗中医证型与证素分布特点的文献研究[J]. 浙江中医杂志，2024，59（6）：503-505.

[2] 王庭伟，宗利丽，钟洁，等. 多囊卵巢综合征证型分布与胰岛素抵抗的相关性[J]. 实用妇科内分泌电子杂志，2020，7（13）：55，59.

[3] 王立霞，查华英，李春梅. 化痰益脾汤联合达格列净治疗PCOS伴IR痰湿证48例观察[J]. 浙江中医杂志，2023，58（7）：517-518.

[4] 陈清梅，王琼，温静颖，等，中医药阶段疗法在痰湿型PCOS合并复发性流产中的应用[J]基层医学论坛，2021，25（13）：1886-1888.

[5] 姜梅芳，朱晶瑜，陈朋，等. 穴位埋线联合中药治疗对多囊卵巢综合征患者血清CRP、TNF-α、IL-6水平影响的临床研究[J]. 广州中医药大学学报，2019，36（7）：998-1002.

[6] 陈丹姗，黄建业，雷火灸配合穴位埋线治疗肥胖型和非肥胖型多囊卵巢综合征的临床观察[J]. 针灸临床杂志，2019，35（1）：26-29.

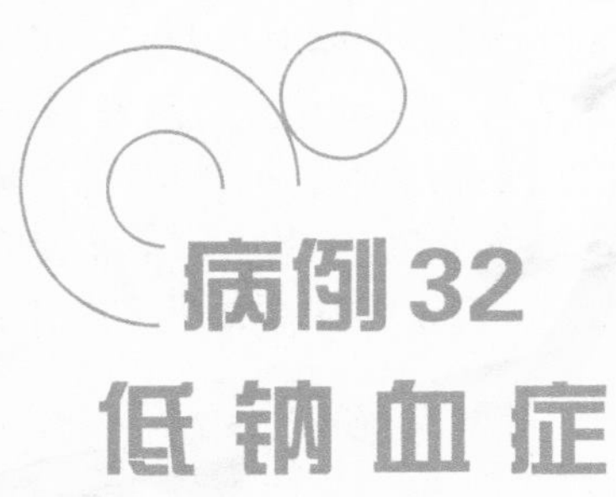

病例32 低钠血症

一、病历摘要

患者男性，57岁，因“反复乏力、恶心、纳差半年”入院。

患者自2023年1月起无明显诱因反复出现恶心、呕吐、纳差，严重时胡言乱语、意识模糊，2023年6月6日于急诊就诊，相关检查示钠111.3 mmol/L，氯77.9 mmol/L，二氧化碳20.7 mmol/L。颅脑MRI＋DWI示双侧额叶脑白质少许脱髓鞘斑。给予浓钠补液治疗后意识模糊较前改善。为明确病因，于2023年6月6日入院，症见乏力、恶心、咳嗽，纳眠差，体力明显下降。

既往体健。无吸烟史，有饮酒史，平均每日饮白酒1两左右。20岁结婚，育有2子，配偶及儿子均体健。否认家族中有遗传倾向疾病。

中医望、闻、切诊：患者精神萎靡，神志清晰，面色少华，气息平和，语声乏力，舌淡红，苔白，脉弦。

二、入院查体

体格检查：T 36.3 ℃，P 60次/分，R 17次/分，BP 131/85 mmHg。心、肺、胸、腹查体均未见明显异常。

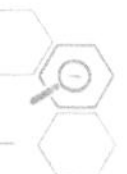

三、辅助检查

入院后完善尿常规、大便常规、肝功能、肾功能、甲状腺功能三项、心肌酶谱、血脂、甲状旁腺激素、皮质醇节律、促肾上腺皮质激素（ACTH）节律、无机磷、腹部彩超等检查，均未见明显异常。其检查结果见表32-1、表32-2。

胸部CT示右肺近肺门处占位，右肺阻塞性肺炎，右肺中叶阻塞性肺不张；纵隔内肿大淋巴结。

表32-1 检验结果

项目	结果	参考范围
电解质（mmol/L）		
钾	3.80	3.5 ~ 5.5
钠	117.6	135 ~ 147
氯	84.0	96 ~ 108
二氧化碳	20.3	21 ~ 29
血气分析		
血液酸碱度	7.47	7.35 ~ 7.45
二氧化碳分压（mmHg）	33	35 ~ 45
氧分压（mmHg）	76	80 ~ 105
钠（mmol/L）	117	136 ~ 145
钙离子（mmol/L）	1.01	1.10 ~ 1.34
雌二醇（pg/m L）	8.76	25.8 ~ 60.7
血常规		
中性粒细胞百分比（%）	76.7	40 ~ 75
淋巴细胞百分比（%）	16.8	20 ~ 50
嗜酸性粒细胞百分比（%）	0.3	0.4 ~ 8.0
血红蛋白（g/L）	126	130 ~ 175
血细胞比容（%）	36.7	40 ~ 50
血小板（$\times 10^9$/L）	365	125 ~ 350
大血小板比率（%）	8.5	13 ~ 43

表32-2　补充浓钠后复查电解质结果（mmol/L）

项目	2023年6月6日11：10	2023年6月6日16：57	2023年6月7日6：50	参考范围
钾	3.80	3.41	4.41	3.5 ～ 5.3
钠	117.6	121.4	122.6	135 ～ 147
氯	84.0	86.8	86.6	96 ～ 108
二氧化碳	20.3	23.1	22.9	21 ～ 29

患者血钠水平持续偏低，胸部CT提示肺部占位性病变，请肺病科、肿瘤科医师会诊，肺病科医师建议行支气管镜检查进一步明确病变性质，肿瘤科医师建议完善肺癌肿瘤标志物、胸部强化CT、腹部CT及颅脑强化MRI协助诊治。后予支气管镜检查，取标本后行病理检查，结果提示小细胞肺癌，患者转入肿瘤科进一步诊治。

患者转入肿瘤科后行手术治疗，手术后于2023年6月10日9：50复查电解质，结果见表32-3。

表32-3　手术治疗后复查电解质结果（mmol/L）

项目	结果	参考范围
钾	4.6	3.5 ～ 5.3
钠	140	135 ～ 147
氯	101	96 ～ 108
二氧化碳	25	21 ～ 29

四、诊断

西医诊断：低钠血症；小细胞肺癌；抗利尿激素分泌失调综合征。
中医诊断：虚劳—脾气亏虚证。

五、治疗过程

高盐饮食，适量运动。
西医治疗上予口服及静脉补钠治疗，并监测电解质变化。
中医治疗上予中药健脾益气、益肾强骨治疗，以补中益气汤加减为主，方药如下。

黄芪30 g	人参15 g	白术15 g	当归12 g
升麻9 g	赤芍15 g	川芎30 g	红花20 g
山药30 g	熟地黄10 g	山茱萸15 g	陈皮10 g
生姜12 g	生山楂9 g	甘草6 g	

共5剂，水煎服，每日1剂。

六、讨论与分析

（一）病例特点

患者中年男性，以“乏力”为主症入院，既往体健。

入院症见乏力、恶心、咳嗽，无明显咳痰，未诉胃脘部不适、头痛头晕、胸闷心慌，纳眠差，体力明显下降。

体格检查未见异常。

辅助检查示小细胞肺癌。

（二）诊疗思路

入院后完善相关检查，结果提示低钠血症，予补钠治疗。查低钠相关指标，提示小细胞肺癌，转入肿瘤科诊疗。

七、西医疾病介绍

低钠血症是指血清钠＜135 mmol/L的一种电解质紊乱的疾病。包括缺钠性低钠血症、稀释性低钠血症、转移性低钠血症、特发性低钠血症、脑性盐耗损综合征5种类型。

（一）分型

1. 缺钠性低钠血症

缺钠性低钠血症即低渗性失水。机体总钠量减少，血清钠浓度降低。可见于慢性肾盂肾炎、肾髓质囊性病、多囊肾及肾钙化、原发性肾上腺皮质功能减退症及利尿剂的使用等。

2. 稀释性低钠血症

稀释性低钠血症即机体水过多，血钠被稀释。总钠量可正常或增加，血清钠浓度降低。可见于抗利尿激素分泌失调综合征（syn-drome of inappropriate secretion of antidiuretic hormone，SIADH）、继发性肾上腺皮质功能减退症、甲状腺功能减退、肾病综合征、心功能不全、肝硬化等。

3. 转移性低钠血症

转移性低钠血症少见。机体缺钠时，钠从细胞外移入细胞内。总体钠正常，细胞内液钠增多，血清钠减少。

4. 特发性低钠血症

特发性低钠血症多见于恶性肿瘤（最常见于小细胞肺癌）、肝硬化晚期、营养不良、年老体衰及其他慢性病晚期，亦称消耗性低钠血症。可能与细胞内蛋白质分解消耗有关。

5. 脑性盐耗损综合征

脑性盐耗损综合征是外伤等原因导致的下丘脑或脑干损伤，使下丘脑与肾脏神经的联系中断，远曲小管出现渗透性利尿，血中钠、氯、钾降低，尿中含量增高。

任何存在神经系统受损的患者，在发生低钠血症时均应鉴别脑性盐耗损综合征和SIADH。前者血容量降低，伴有失水症状，血浆渗透压升高；后者血容量增多。因此血容量消耗是诊断脑性盐耗损综合征的鉴别要点。

（二）诊断与治疗

1. 疾病诊断

电解质测定可协助诊断，血钠＜130 mmol/L。

2. 病因诊断

转移性低钠血症少见，临床上主要表现为低钾血症，治疗以去除原发病和纠正低钾血症为主。特发性低钠血症主要是治疗原发病。

对于颅内疾病引起的脑性盐耗损综合征，可补充晶体电解质和水，必要时应用精氨酸血管升压素（AVP）拮抗剂治疗。此外可用皮质醇治疗，但不宜长期应用。

3. 鉴别诊断

（1）肾上腺皮质功能减退症：两者均可表现为乏力、倦怠等，但低钠血症主要表现与机体摄水量有关，而肾上腺皮质功能减退症可有皮肤颜色的改变等，查电解质、皮质醇水平等可鉴别。

（2）甲状腺功能减退：二者均可有乏力懒言等表现。甲状腺功能减退是由于各种原因导致的甲状腺功能的下降，包括炎症、^{131}I治疗后、抗甲状腺功能亢进症药物的使用等，查电解质水平、甲状腺功能等可鉴别。

（三）抗利尿激素分泌失调综合征

1. 定义

SIADH是指内源性抗利尿激素分泌异常增多或作用增强，导致水潴留、尿排钠增多及稀释性低钠血症等临床表现的一组综合征。

2. 病因

SIADH常见病因为恶性肿瘤、呼吸系统及神经系统疾病、炎症、药物、外科手术等。病因不明者称为特发性SIADH，多见于老年患者。

（1）恶性肿瘤：最多见者为小细胞肺癌（或燕麦细胞癌），约80%的SIADH患者由此

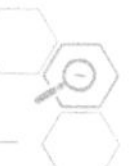

引起。

（2）肺部疾病：如肺结核、肺炎、慢性阻塞性肺疾病等。

（3）中枢神经病变：包括脑外伤、炎症、出血、肿瘤、多发性神经根炎、蛛网膜下隙出血等。

（4）药物：如卡马西平、三环类抗抑郁药、秋水仙碱等。

3. 临床表现

临床表现为正常血容量性低钠血症，一般无水肿。临床症状的轻重与抗利尿激素分泌量有关，同时取决于水负荷的程度。多数患者在限制水分时，可不出现典型症状。当血清钠浓度低于120 mmol/L时，可出现食欲减退、恶心、呕吐，甚至精神错乱等；当血清钠低于110 mmol/L时，可出现肌力减退、惊厥、昏迷，如不及时处理可导致死亡。本病血浆渗透压常低于275 mOsm/（kg·H_2O），而尿渗透压可高于血浆渗透压。

4. 诊断与鉴别诊断

（1）诊断依据：①血钠降低；②尿钠增高；③血浆渗透压降低；④尿渗透压＞100 mOsm/（kg·H_2O），可高于血浆渗透压；⑤正常血容量；⑥存在外肾上腺皮质功能减低、甲状腺功能减退、利尿药使用等原因。

（2）病因诊断：首先考虑恶性肿瘤的可能性，特别是小细胞肺癌。其次排除中枢神经系统疾病、肺部感染、药物等因素。

（3）鉴别诊断：抗利尿激素分泌失调综合征的病因多种多样，主要鉴别如下。①肾失钠所致低钠血症：原发性肾上腺皮质功能减退症、醛固酮减少症、利尿药治疗等均可导致肾小管重吸收钠减少，尿钠排泄增多而致低钠血症。常见原发疾病；②胃肠消化液丧失：如腹泻、呕吐等；③甲状腺功能减退：有时也可出现低钠血症；④顽固性心力衰竭、晚期肝硬化伴腹腔积液或肾病综合征等，可出现稀释性低钠血症。

（4）治疗：①病因治疗，纠正基础疾病，药物引起者需立即停药；②对症治疗，限制水摄入对控制症状十分重要。严重患者伴有神志错乱、惊厥或昏迷时，可静脉输注3%氯化钠溶液，使血清钠逐步上升，症状改善。应注意监测血钠，控制血钠24小时内升高不超过12 mmol/L。当患者病情改善时，即停止高渗盐水滴注，继续采用其他治疗措施。有水中毒者，可同时注射呋塞米20～40 mg，排出水分，以免心脏负荷过重，但必须注意纠正因呋塞米引起的低钠或其他电解质的丧失。③使用尿激素受体拮抗剂，托伐普坦片可选择性拮抗位于肾脏的AVP受体，调节集合管对水的通透性，提高对水的清除，促使血钠浓度提高。每日1次，起始剂量为15 mg，服药24小时后可酌情增加剂量。服药期间不必限制患者饮水。

八、中医疾病介绍

（一）病因病机

先天不足，重病久病，误治失治，烦劳过度，饮食不节等。

（二）辨证论治

血虚证

（1）心血虚证

临床表现：心悸怔忡，健忘，失眠，多梦，面色不华；舌质淡，脉细或结代。

治法：养血宁心。

方药：养心汤。

（2）肝血虚证

临床表现：头晕，目眩，胁痛，肢体麻木，筋脉拘急，或肌肉瞤动，女性月经不调甚则闭经，面色不华；舌质淡，脉弦细或细涩。

治法：补血养肝。

方药：四物汤。

参考文献

[1] 陈适，顾锋. 低钠血症诊断思路 [J]. 中国实用内科杂志，2013，33（7）：497-500.

[2] 李银英，邱磊，王淑亮. 抗利尿激素分泌失调综合征临床研究现状 [J]. 继续医学教育，2017，31（6）：74-76.

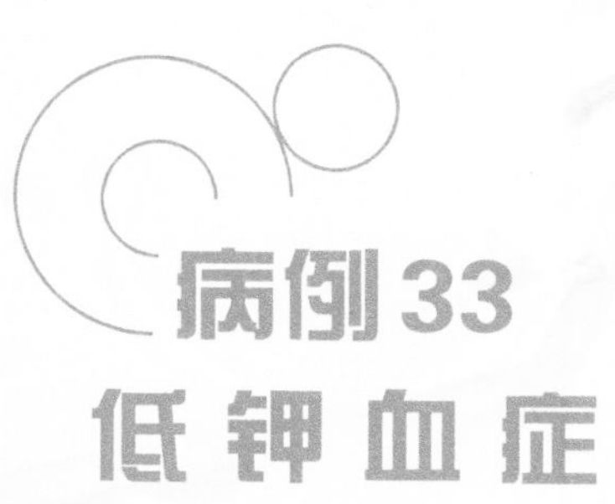

病例33 低钾血症

一、病历摘要

患者女性，26岁，因“乏力3天，恶心、呕吐2天”入院。

患者2017年9月28日开始出现全身乏力症状，2017年9月29日开始出现恶心、呕吐，呕吐物为胃内容物，伴腹泻，无腹痛、血便及里急后重感，无胸痛、咯血，2017年10月1日来我院就诊，诉乏力，伴胸闷、憋气，急查心电图疑诊低血钾，遂急查血钾1.5 mmol/L，二氧化碳8.6 mmol/L，考虑为低钾血症，为明确低钾血症原因收入院。

既往体健。23岁结婚，育有1子，配偶及儿子均体健。月经初潮14岁，行经天数3～5天，月经周期28～30天，末次月经为2017年9月11日。否认家族中有遗传倾向疾病。

中医望、闻、切诊：患者神志清，精神萎靡不振，语声低微，舌淡红，苔黄，脉弦。

二、入院查体

体格检查：T 37.2 ℃，P 82次/分，R 18次/分，BP 100/70 mmHg。心、肺、胸部未见明显异常。腹部平坦、柔软，无压痛，无反跳痛，墨菲征阴性，麦氏点无压痛，双肾区无叩击痛，无移动性浊音，肠鸣音正常。

三、辅助检查

入院查血常规、血气分析、电解质等以明确病情。结果见表33-1。

表33-1 入院检查项目及结果

项目	结果	参考范围
血气分析		
血液酸碱度	7.20	7.35 ～ 7.45
二氧化碳分压（mmHg）	23	35 ～ 45
钾（mmol/L）	1.5	3.5 ～ 5.5
二氧化碳总量（mmol/L）	9.7	23 ～ 27
碱剩余（mmol/L）	−19.0	−3 ～ −2
电解质（mmol/L）		
钾	1.54	3.5 ～ 5.5
二氧化碳	8.6	21 ～ 29
血常规		
中性粒细胞百分比（%）	80.2	40 ～ 75
白细胞计数（$\times 10^9$/L）	15.93	3.5 ～ 9.5

血气分析、电解质提示患者存在低钾血症、代谢性酸中毒。

四、诊断

西医诊断：低钾血症（重度）；代谢性酸中毒；急性胃黏膜病变。
中医诊断：虚劳—脾气亏虚证。

五、治疗过程

口服氯化钾及持续静脉补氯化钾、门冬氨酸钾镁治疗，复查结果见表33-2。

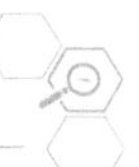

表33-2 治疗后复查电解质（mmol/L）

项目	2017年10月5日	2017年10月6日	2017年10月9日	2017年10月11日	2017年10月12日	参考范围
钾	4.1	3.0	3.3	4.1	3.7	3.5 ～ 5.3
二氧化碳	10.2	11.4	16.3	19.9	25.3	21 ～ 29

注：2017年10月5日查24小时尿电解质尿钾140.6 mmol/d（25 ～ 100 mmol/d），2017年10月6日复予静脉补氯化钾治疗，2017年10月9日给予口服枸橼酸钾，同时继续静脉补氯化钾治疗。

患者持续低钾血症，难以纠正，并合并代谢性酸中毒，考虑肾小管性酸中毒，结合患者多饮多尿症状，为寻找原因查相关项目，检查结果见表33-3。

表33-3 抗核抗体谱、红细胞沉降率、C反应蛋白、肾功能检查

项目	结果	参考范围
抗核抗体谱		
抗核抗体阳性核颗粒	1 ∶ 1000	＜1 ∶ 100
抗SSA抗体	阳性	阴性
抗Ro-52抗体	阳性	阴性
抗SSB抗体	弱阳性	阴性
红细胞沉降率（mm/h）	45	0 ～ 20
风湿三项		
C反应蛋白（mg/L）	9.6	0 ～ 4.1
肾功能		
肌酐（μmol/L）	71	44 ～ 133
尿素（mmol/L）	5.7	1.83 ～ 8.2

请风湿科会诊，考虑诊断：干燥综合征，肾小管性酸中毒。建议完善免疫球蛋白、红细胞沉降率检查，必要时予激素及免疫抑制剂治疗，检查结果见表33-4。

表33-4 免疫球蛋白、红细胞沉降率检查

项目	结果	参考范围
免疫球蛋白（g/L）		
IgG	13.5	6 ～ 16
IgA	1.03	0.78 ～ 3.9
IgM	0.63	0.4 ～ 3.45
红细胞沉降率（mm/h）	45	0 ～ 20

双腮腺彩超示双侧腮腺不均质改变；唾液腺动态显像：①双侧腮腺功能降低，排泄未见明显异常；②双侧颌下腺摄取功能未见明显异常，但排泄不畅。

西医治疗上予羟氯喹、白芍总苷胶囊抗风湿，同时予口服枸橼酸钾治疗。

中医治疗上予中药益气养血治疗，方以补中益气汤加减而成，方药如下。

人参10 g　白术15 g　黄芪20 g　当归16 g
茯苓15 g　远志10 g　木香9 g　升麻12 g
柴胡15 g　苦杏仁10 g　半夏12 g　厚朴10 g
薏苡仁20 g　麦冬20 g　桔梗10 g　甘草10 g
龙眼肉12 g

共5剂，水煎服，每日1剂。

患者出院后定期复查电解质，血钾检查结果提示患者血钾持续偏低，平素服用羟氯喹等药物抗风湿治疗，见图33-1。

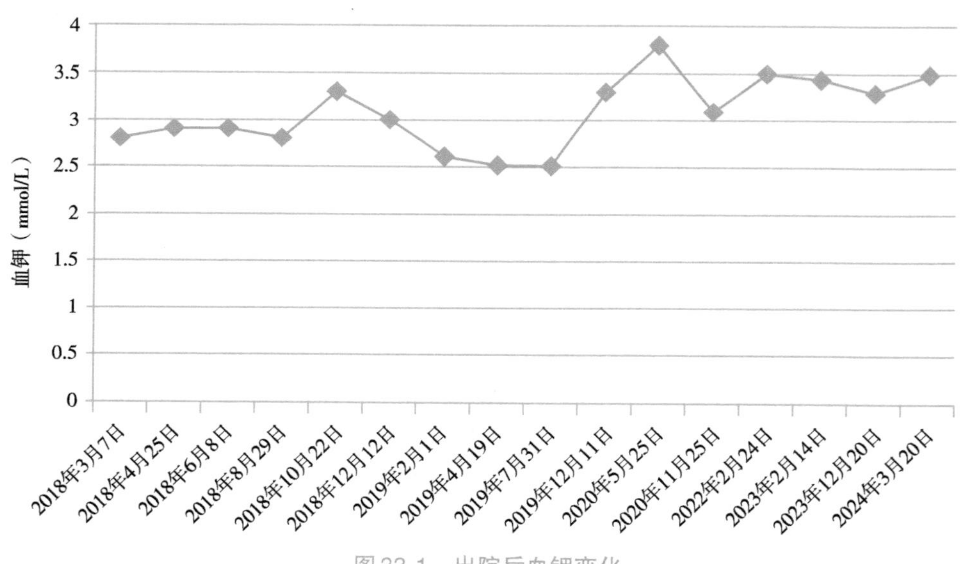

图33-1　出院后血钾变化

六、讨论与分析

（一）病例特点

患者青年女性，因“乏力3天，恶心、呕吐2天”入院，既往体健。

患者2017年9月28日开始出现全身乏力症状，2017年9月29日开始出现恶心、呕吐，

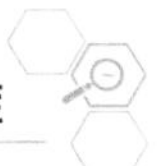

呕吐物为胃内容物，伴腹泻，无腹痛、血便及里急后重感，无胸痛、咳痰带血，2017年10月1日来我院就诊，诉乏力，伴憋气、气短、胸闷，急查心电图疑诊低血钾，遂急查血钾1.5 mmol/L，二氧化碳8.6 mmol/L，考虑为低钾血症，为明确低钾血症原因收入院。

体格检查示T 37.2 ℃，P 82次/分，R 18次/分，BP 100/70 mmHg。心、肺、胸部均未见明显异常。腹部平坦、柔软，无压痛，无反跳痛，墨菲征阴性，麦氏点无压痛，双肾区无叩击痛，无移动性浊音，肠鸣音正常。

辅助检查提示患者低钾血症、代谢性酸中毒、干燥综合征。

（二）诊疗思路

患者血钾低，24小时尿钾140.6 mmol/d，考虑肾性失钾，引起肾性失钾的内分泌性疾病临床上主要有醛固酮增多症、库欣综合征、先天性肾上腺皮质增生症、利德尔综合征、肾小管性酸中毒、Gitelman综合征等。患者代谢性酸中毒，结合抗核抗体谱、红细胞沉降率、风湿三项等结果，诊断为干燥综合征、肾小管性酸中毒。

七、西医疾病介绍

（一）低钾血症

1. 分型

（1）缺钾性低钾血症：表现为体内总钾量、细胞内钾和血清钾浓度降低。①摄入钾不足：长期禁食、偏食、厌食，每日钾的摄入量＜3 g，并持续2周以上。②排出钾过多：主要经胃肠或肾丢失过多的钾。

（2）转移性低钾血症：因细胞外钾转移至细胞内引起，表现为体内总钾量正常，细胞内钾增多，血清钾浓度降低。①代谢性或呼吸性碱中毒或酸中毒的恢复期，一般血pH每升高0.1，血钾约下降0.7 mmol/L。②使用大量葡萄糖液（特别是同时应用胰岛素时）。③周期性瘫痪，如家族性低血钾性周期性麻痹、格雷夫斯病。④急性应激状态，可致肾上腺素分泌增多，促进钾进入细胞内。⑤棉籽油或氯化钡中毒。⑥使用叶酸、维生素B_{12}治疗贫血。⑦反复输入冷存洗涤过的红细胞，因冷存过程中可丢失钾50%左右，进入人体后细胞外钾迅速进入细胞内。⑧低温疗法使钾进入细胞内。

2. 临床表现

取决于低钾血症发生的速度、程度和细胞内外钾浓度异常程度的轻重。慢性轻型者的症状轻或无症状，急性而迅速发生的重型者症状往往很重，甚至致命。

（1）缺钾性低钾血症：患者感疲乏、软弱、乏力，甚则全身性肌无力、肢体软瘫、肌肉麻痹等。可伴麻木、疼痛等感觉障碍，以及恶心、呕吐、腹胀等消化系统的表现；神经系统表现有萎靡不振、反应迟钝等。在缺钾早期，可有房性、室性期前收缩；重者呈低钾性心肌病，更严重者可因心室扑动、心室颤动、心搏骤停或休克而猝死。长期或严重失钾会出现口渴多饮和夜尿多、蛋白尿和管型尿等。缺钾会出现代谢性碱中毒等表现。

（2）转移性低钾血症：出现周期性瘫痪，主要表现为发作性软瘫或肢体软弱乏力，多数以双下肢为主，重者累及颈部以上部位和膈肌。

3. 诊断及鉴别诊断

（1）诊断：根据血清钾测定结果即可诊断。反复发作的周期性瘫痪是转移性低钾血症的重要特点。诊断时应首先区分肾性（通常尿钾＞20 mmol/L）或肾外性失钾。

（2）鉴别诊断：此患者为代谢性酸中毒，应与肾小管性酸中毒、甲状腺功能亢进症相鉴别。

1）肾小管性酸中毒：是由于近端肾小管对碳酸氢根离子的重吸收障碍和（或）远端肾小管泌铵或氢离子的能力受损，造成机体酸碱平衡紊乱致高氯血性代谢性酸中毒的一组临床综合征。可继发于多种肾脏疾病或干燥综合征等自身免疫性疾病。应排查有无干燥综合征等自身免疫性疾病或肾脏病。

2）甲状腺功能亢进症：可致血钾细胞内转移致低钾血症，多合并心悸、怕热、多汗、烦躁、消瘦等症状，甲状腺功能三项示TSH低，FT3、FT4升高。

4. 治疗

低钾血症的治疗目前以补钾为主，并积极治疗原发病。

5. 补钾过程中的注意事项

第一，补钾时必须检查肾功能和尿量，每日尿量＞700 mL、每小时＞30 mL则补钾安全；第二，低钾血症时将氯化钾加入生理盐水中静脉滴注，如果血钾已经基本正常，将氯化钾加入葡萄糖溶液中补充有助于纠正钾缺乏症、预防高钾血症，如停止静脉补钾24小时后的血钾正常，可改为口服补钾（血钾3.5 mmol/L，仍缺钾约10%）；第三，除非在严重缺钾时，如严重心律失常、肠麻痹、呼吸肌麻痹，通常补钾都采用缓慢静脉滴注的方法。

（二）干燥综合征

干燥综合征起病多隐匿，临床表现多样，主要与被破坏腺体的外分泌功能减退有关。局部表现包括口干燥症、干燥性角膜炎等。系统表现可有乏力、低热、皮疹、关节痛等，还可表现为鼻干、干燥性咽喉炎、食管黏膜萎缩，可出现感觉、运动神经异常，出现白细胞或血小板减少等，部分患者还会出现甲状腺功能的异常。

1. 诊断及鉴别诊断

（1）诊断：有赖于干燥性角膜炎和口干燥症检测、血清抗SSA抗体和（或）抗SSB抗体阳性、唇腺组织病理学检查有灶性淋巴细胞浸润，后两项特异性较强。

（2）鉴别诊断

1）系统性红斑狼疮：好发于青年女性，常伴发热、面部蝶形红斑、口腔溃疡、脱发、关节肿痛，血尿、蛋白尿常见，血清学检查有特征性的抗dsDNA抗体、抗Sm抗体和低补体，出现明显口、眼干症状，肾小管性酸中毒者少见。

2）类风湿关节炎：以对称性多关节肿痛、晨僵为突出特点，除类风湿因子阳性外，还会检测到特异性较高的抗环瓜氨酸肽抗体，关节病变是进展性的，X线检查能看到关节破坏，晚期可出现特征性的关节畸形；而干燥综合征患者的关节症状远不如类风湿关节炎明显和严

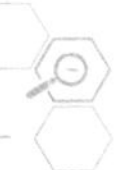

重，极少有关节破坏、畸形和功能受限。

2. 治疗

目前尚无根治方法。没有内脏损害者以替代和对症治疗为主，有内脏损害者则需进行免疫抑制治疗。

（1）局部治疗：减轻口、眼干很困难，可应用如人工泪液、人工唾液和凝胶等减轻局部症状，M受体激动剂毛果芸香碱可用于改善口、眼干症状。

（2）系统治疗：对出现关节炎、肺间质病变者可给予糖皮质激素、免疫抑制剂等治疗。

（3）低钾血症予以补钾治疗。

（4）生物制剂抗CD20单克隆抗体可能成为有效的治疗药物。

八、中医疾病介绍

（一）病因病机

先天不足，重病久病，误治失治，烦劳过度，饮食不节等。

（二）辨证论治

1. 阴虚证

（1）肺阴虚证

临床表现：干咳，咽燥，甚或失音，咯血，潮热，盗汗，面色潮红；舌红少津，脉细数。

治法：养阴润肺。

方药：沙参麦冬汤。

（2）心阴虚证

临床表现：心悸，失眠，烦躁，潮热，盗汗，或口舌生疮，面色潮红；舌红少津，脉细数。

治法：滋阴养心。

方药：天王补心丹。

（3）脾胃阴虚证

临床表现：口渴，唇舌干燥，不思饮食，甚则干呕，呃逆，大便燥结，面色潮红；舌红少苔，脉细数。

治法：养阴和胃。

方药：益胃汤。

（4）肝阴虚证

临床表现：头痛，眩晕，耳鸣，目干畏光，视物不明，急躁易怒，或肢体麻木，筋惕肉瞤，面潮红；舌干红，脉弦细数。

治法：滋养肝阴。

方药：补肝汤。

（5）肾阴虚证

临床表现：腰酸，遗精，两足痿弱，眩晕，耳鸣，甚则耳聋，口干，咽痛，颧红；舌红少津，脉沉细。

治法：滋补肾阴。

方药：左归丸。

2. 阳虚证

（1）心阳虚证

临床表现：心悸，自汗，神倦嗜卧，心胸憋闷疼痛，形寒肢冷，面色苍白；舌淡或紫暗，脉细弱或沉迟。

治法：益气温阳。

方药：保元汤。

（2）脾阳虚证

临床表现：面色萎黄，食少，形寒，神倦乏力，少气懒言，大便溏薄，肠鸣腹痛，每因受寒或饮食不慎而加剧；舌淡，苔白，脉弱。

治法：温中健脾。

方药：附子理中汤。

（3）肾阳虚证

临床表现：腰背酸痛，遗精，阳痿，多尿或不禁，面色苍白，畏寒肢冷，下利清谷或五更泄泻；舌淡，舌边有齿痕，脉沉迟。

治法：温补肾阳。

方药：右归丸。

参考文献

[1] 王阿倩，苏红玲，蒋凯煜，等. 电解质紊乱与心律失常［J］. 实用心电学杂志，2019，28（2）：120-126.

[2] 杨晓瑞，向茜. 低钾血症的病因及临床诊治［J］. 医学理论与实践，2019，32（24）：3959-3962.

[3] 邵勤，吴斌. 原发性干燥综合征的治疗进展［J］. 中国免疫学杂志，2018，34（1）：144-148，157.

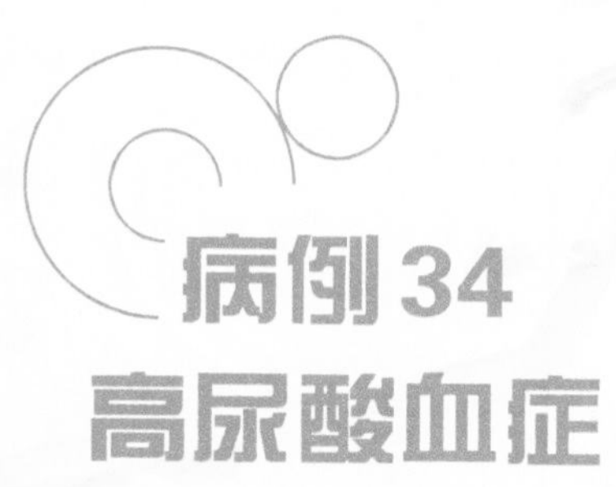

病例34 高尿酸血症

一、病历摘要

患者女性，50岁，因“膝关节疼痛5日”入院。

患者5天前在我科门诊检查发现尿酸489 μmol/L，今为求进一步治疗来诊，门诊查尿酸491 μmol/L，症见膝关节疼痛，乏力，肢体困重，时有胸闷、心悸，纳少，寐欠安，小便尚调，大便黏滞，近期体重无明显变化。

否认高血压、糖尿病、心脏病、脑血管病病史。初潮年龄13岁，行经天数4～5天，月经周期28天，末次月经日期为2024年4月12日。育有1子，配偶及儿子均体健。否认家族中有遗传倾向疾病。

中医望、闻、切诊：患者精神不振，神志清晰，面色无华，气息平和，语声无力，舌淡胖，有齿痕，苔白腻，脉滑。

二、入院查体

体格检查：T 36.5℃，P 75次/分，R 18次/分，BP 126/75 mmHg，体重58 kg，身高160 cm，BMI 22.7 kg/m^2。心前区无隆起，心浊音界正常，心律齐，各瓣膜听诊区未闻及病理性杂音。胸、肺、腹部查体未见明显异常。脊柱无畸形，四肢无畸形，关节活动自如，双下肢无水肿。

三、辅助检查

入院行实验室检查，尿ACR、血常规、甲状腺功能、内分泌六项及相关风湿因子检测等检查结果均未见异常，见表34-1。

表34-1 化验检查项目及结果

项目	结果	正常范围
尿酸（μmol/L）	491	＜350（绝经前）
尿酸碱度	7.0	4.6～8.0
尿微量白蛋白（mg/L）	9.70	＜20
总胆固醇（mmol/L）	6.33	3.0～5.7
甘油三酯（mmol/L）	2.15	0.5～1.7
高密度脂蛋白胆固醇（mmol/L）	1.23	0.9～1.8
低密度脂蛋白胆固醇（mmol/L）	3.89	2.1～3.1
25-羟维生素D（ng/mL）	10.5	30.01～100
空腹血糖（mmol/L）	5.7	3.9～6.1

全身骨密度及双侧膝关节CT检查结果见表34-2。

表34-2 全身骨密度测定及双侧膝关节CT检查

项目	结果
全身骨密度测定	总体T值均为-0.3，Z值分别为-0.2和0.5属正常骨密度范围
双侧膝关节CT	未见明显异常

四、诊断

西医诊断：高尿酸血症；混合性高脂血症。
中医诊断：痹病—湿浊内蕴证。

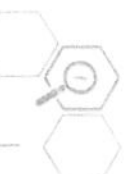

五、治疗过程

入院后完善相关实验室及影像学检查，结合既往辅助检查结果明确诊断为高尿酸血症。治疗上，予别嘌醇片50 mg每日1次以降尿酸，予瑞舒伐他汀钙片10 mg每晚1次以调脂。

中医予隔吴茱萸末灸神阙以益气健脾，黄连末、肉桂末穴位贴敷双涌泉以固本培元，耳针内分泌、神门、胰腺、皮质下及埋针双内关以调节脏腑功能。中药汤剂予平胃散合五苓散加减以健脾利水、祛湿化浊，方药如下。

苍术15 g	厚朴12 g	陈皮6 g	炙甘草6 g
茯苓9 g	猪苓9 g	泽泻12 g	桂枝6 g
白术9 g	广藿香6 g	生姜2片	大枣2枚

水煎服，每日1剂，早晚分服。

平胃散功效为燥湿运脾，行气和胃。主治脾胃湿滞证。症见脘腹胀满，口淡食少，恶心呕吐，嗳气吞酸，肢体倦怠，怠惰嗜卧，大便溏泄，舌苔白腻而厚，脉缓。方中以苍术为君，以其味苦性温而燥，最善燥湿，兼以健脾，能使湿祛而脾运有权，脾健则湿邪得化。脾气之转输，湿邪之运化，皆赖于气之运行，况湿邪阻碍气机，气滞则湿郁，故方中以厚朴为臣药，辛苦性温，不但能行气消满，且有芳香苦燥之性，行气而兼祛湿，与苍术配伍，燥湿以健脾，行气以化湿，湿气引则脾得运化。佐以陈皮理气和胃，芳香醒脾助苍术、厚朴之力。使以炙甘草甘缓和中，调和诸药。煎加姜枣，其调和脾胃之功益佳。综合全方，重在燥湿运脾，兼能行气除满，使湿浊得化，气机调畅，脾气健运，胃得和降，则诸症自除。五苓散治以利水渗湿、温阳化气，方中重用泽泻为君，取其甘淡性寒，直达肾与膀胱，利水渗湿。臣以茯苓、猪苓之淡渗，增强利水渗湿之力。佐以白术健脾而运化水湿，转输精津，使水精四布，而不直驱于下。又佐以桂枝，一药二用，既外解太阳之表，又内助膀胱气化。桂枝能入膀胱温阳化气，故可助利小便之功。若欲其解表，又当服后多饮暖水取汗，以水热之气，助人体之阳气，以资发汗，使表邪从汗而解。五药合用，利水渗湿，化气解表，使水行气化，表邪得解，脾气健运，则蓄水留饮诸症自除。

患者2周后复查，尿酸降为419 μmol/L，腰膝部疼痛减轻，周身不适及困重感缓解。

六、讨论与分析

（一）病例特点

中年女性，未绝经。

非同日2次尿酸结果均明显升高。

未见其他系统疾病。

查体：T 36.5 ℃，P 75次/分，R 18次/分，BP 126/75 mmHg，体重58 kg，身高160 cm，BMI 22.7 kg/m^2。心、胸、肺、腹部查体均未见明显异常。脊柱无畸形，四肢无畸形，关节活动自如，双下肢无水肿。

（二）诊疗思路

患者非同日2次尿酸结果均高于350 μmol/L，可明确诊断为高尿酸血症，且患者并发高脂血症，可以应用降尿酸药物进行治疗。患者肾功能检查结果正常，影像学检查未见痛风征象。

七、西医疾病介绍

高尿酸血症是嘌呤代谢紊乱引起的代谢异常综合征。若血尿酸超过其在血液或组织液中的饱和度，可在关节局部形成尿酸钠晶体并沉积，从而引发局部炎症反应和组织破坏，即痛风；也可在肾脏沉积引发急性肾病、慢性间质性肾炎或肾结石，称为尿酸性肾病。

痛风则是由于嘌呤代谢紊乱和（或）尿酸排泄减少，单钠尿酸盐沉积导致机体损伤的代谢性风湿病。2015年ACR/EULAR痛风分类标准将“发生至少1次外周关节或滑囊的肿胀、疼痛或触痛”作为诊断流程准入的必要条件，“偏振光显微镜检证实在（曾）有症状关节或滑囊或痛风石中存在尿酸钠晶体”作为确诊的充分条件；若不符合充分条件则依据临床症状、实验室及影像学检查结果，累计得分≥8分可临床诊断痛风性关节炎。

（一）诊断

依据2023版《中国高尿酸血症相关疾病诊疗多学科专家共识》，高尿酸血症诊断标准，成年人在正常嘌呤饮食情况下，不分男女，非同日2次空腹血尿酸水平均超过420 μmol/L，即可诊断。

（二）鉴别诊断

1. 急性风湿性关节炎

急性风湿性关节炎病前有A族溶血性链球菌感染史，病变主要侵犯心脏和关节，下述特点可以鉴别：①青少年多见；②起病前1～4周常有溶血性链球菌感染如化脓性扁桃体炎病史；③常侵犯膝、肩、肘、踝等关节，且具有游走性、对称性；④常伴有心肌炎环形红斑和皮下结节等表现；⑤抗溶血性链球菌抗体升高，如抗链球菌溶血素O＞500 U、抗链球菌激酶＞80 U、抗透明质酸酶＞128 U；⑥水杨酸制剂治疗有效；⑦血尿酸含量正常。

2. 假性痛风

假性痛风由焦磷酸钙沉积于关节软骨引起，急性发作时表现与痛风相似，但有下述特点：①老年人多见；②病变主要侵犯膝、肩、髋等大关节；③X线检查见关节间隙变窄和软骨钙化灶呈密点状或线状，无骨质破坏改变；④血尿酸含量正常；⑤滑液中可见焦磷酸钙单斜或三斜晶体；⑥秋水仙碱治疗效果较差。

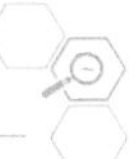

3. 化脓性关节炎

化脓性关节炎主要为金黄色葡萄球菌所致，鉴别要点：①可发现原发感染或化脓病灶；②多发生于重大关节如髋关节、膝关节，并伴有高热、寒战等症状；③关节腔穿刺液为脓性渗出液，涂片镜检可见革兰阳性葡萄球菌，可培养出金黄色葡萄球菌；④滑液中无尿酸盐结晶；⑤抗痛风药物治疗无效。

（三）治疗

1. 生活习惯改变

控制体重，限制高嘌呤食物（表34-3、表34-4），每日饮水2000～3000 mL，限制果糖、酒精的摄入，保持适当强度的运动。

表34-3　每100 g含嘌呤50～150 mg的食物

豆类及制品	嘌呤（mg）	肉类	嘌呤（mg）	海鲜	嘌呤（mg）	其他	嘌呤（mg）	坚果、果干	嘌呤（mg）
红豆	53.2	猪脑	66.3	小龙虾	60	笋干	53.6	黑芝麻	57
豆腐	55.5	猪大肠	69.8	螃蟹	81.6	米糠	54	李干、无花果	64
杂豆	57	牛肚	79	乌贼	87.9	菜豆	58.5	腰果	80
豆腐干	66.5	牛肉	83.7	鳝鱼	92.8	金针菇	60.9	白芝麻	89.5
绿豆	75.1	兔肉	107.6	鳍鱼	109	啤酒	79.3		
豌豆	75.7	羊肉	111.5	鱼翅	110.6	海带	96.6		
黑豆	137.4	鸭肠	121	鲍鱼	112.4	银耳	98.9		
		猪肉	122.5	鳗鱼	113.1				
		鸡心	125	龙虾	118				
		猪肚	132.4	刀鱼	134.9				
		猪肾	132.6	鲤鱼、鲫鱼	137.1				
		鸭肉	138.4	虾	137.7				
		猪肺	138.2	草鱼、红鲋	140.3				
		鸡肉	140.3	黑鲳鱼	140.6				

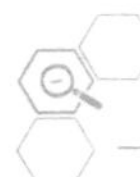

表34-4　每100 g含嘌呤>150 mg的食物

肉类	嘌呤（mg）	海鲜	嘌呤（mg）	其他	嘌呤（mg）
鹅肉	165	鲨鱼	166.8	黄豆	166.5
猪肝、牛肝	169.5	目鱼	180	香菇	214.5
猪小肠	262.2	鲢鱼	202.4	紫菜	274
鸡肝	293.5	白鲳鱼	238.1	酵母	589.1
鸭肝	301.5	牡蛎	239	浓肉汤	160 ～ 400
猪心	530	泥鳅	247	鸡精	518
		带鱼	291.6		
		沙丁鱼	295		
		鲑鱼	297		
		凤尾鱼	363		
		干贝	390		
		蚌蛤	436.3		
		虾皮、虾干、蟹黄	>150		
		小鱼干	1538.9		

2. 患者教育

建议对所有高尿酸血症与痛风患者进行宣教，使其了解并始终关注血尿酸水平的影响因素，始终将血尿酸水平控制在理想范围内。血尿酸水平升高是高尿酸血症和痛风及其相关合并症发生、发展的根本原因。血尿酸的长期有效控制可明显减少痛风发作频率、预防痛风石形成、防止骨破坏、降低死亡风险及改善患者生活质量，是预防痛风及其相关合并症的关键。所有患者应知晓需要终身将血尿酸水平控制在目标范围240 ～ 420 μmol/L，为此可能需要长期甚至终身服用降尿酸药物。大部分患者需终身服用降尿酸药物治疗；部分患者，若低剂量药物能够维持长期尿酸达标且没有痛风石的证据，可尝试停用降尿酸药物，但仍需定期监测血尿酸水平，维持血尿酸水平在目标范围内。

建议所有高尿酸血症与痛风患者都应了解疾病可能出现的危害，应定期监测靶器官损害并及时处理相关合并症。高尿酸血症与痛风、肾结石和慢性肾病有明确的因果关系，同时越来越多的研究发现，血尿酸升高是心脑血管疾病、糖尿病等疾病的独立危险因素。合并肾损害的无症状高尿酸血症患者，降尿酸治疗可明显改善其肾功能、延缓慢性肾功能不全的进展，显著降低高血压患者收缩压和舒张压水平。因此推荐定期筛查与监测靶器官损害和相关合并症，以期早期发现、早期治疗，改善患者总体预后。

3. 治疗

高尿酸血症的治疗以控制血尿酸为主，开始药物治疗的起点为高尿酸血症患者血尿酸

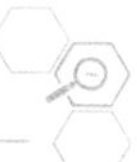

水平≥540 μmol/ L，或血尿酸水平≥480 μmol/ L且有下列合并症之一：高血压、脂代谢异常、糖尿病、肥胖、脑卒中、冠心病、心功能不全、尿酸性肾石病、肾功能损害（≥CKD 2期），即开始降尿酸药物治疗。中华医学会内分泌学分会制定的《高尿酸血症和痛风治疗中国专家共识》指出：高尿酸血症合并心血管危险因素和心血管疾病者，应同时进行生活指导及药物降尿酸治疗，使尿酸长期控制在360 μmol/L以下，对于有痛风发作的患者，则需将尿酸长期控制在300 μmol/L以下，对于无心血管危险因素或者无心血管伴发疾病的高尿酸血症患者，建议仍需相应的干预。

（1）常用降尿酸药物具体如下。

1）黄嘌呤氧化酶抑制剂：常用药物有别嘌醇和非布司他等。

①别嘌醇：成年人常用量为初始剂量1次50 mg，每日1～2次，每周可递增50～100 mg，至每日200～300 mg，分2～3次服。每2周测血尿酸水平，如已达正常水平，则不再增量，如仍高可再递增。但每日最大量不得大于600 mg。②非布司他：推荐起始剂量为40 mg，每日1次。如果2周后血尿酸水平仍不低于360 μmol/L建议剂量增至80 mg，每日1次。

2）促肾脏尿酸排泄药物：常见药物有苯溴马隆和丙磺舒等。

①苯溴马隆：成年人每次口服50 mg，每日1次，早餐后服用，长期服用对肾脏没有显著影响。②丙磺舒：成年人1次0.25 g，每日2次，1周后可增至1次0.5 g（2片），每日2次。

3）促进尿酸分解药物：如拉布立酶等，临床不常用。

（2）其他兼有降尿酸作用的药物：可根据疾病优先选择。

1）降压药中的氯沙坦和氨氯地平。

2）调脂药物中的阿托伐他汀和非诺贝特。

3）降糖药物中的二甲双胍（联合用药）。

（3）碱化尿液：有利于尿酸的排出，代表药物有碳酸氢钠，1次1 g，1日3次。

（4）消炎镇痛药物主要用于痛风性关节炎急性发作期，或在慢性痛风降尿酸治疗的同时预防痛风性关节炎的急性发作，急性发作期首选药物为秋水仙碱、非甾体抗炎药和糖皮质激素。

秋水仙碱：急性期成年人常用剂量为每1～2小时服0.5～1 mg，直至关节症状缓解，达到治疗量一般为3～5 mg，24小时内不宜超过6 mg，停服72小时后每日用量为0.5～1.5 mg，分次服用，共7日。预防用药为每日0.5～1.0 mg，分次服用，但疗程酌定，如出现不良反应应随时停药。而一般临床原则为小剂量，早使用。发作早期使用，开始先服用1 mg，1小时后再服用0.5 mg，12小时后规律用药，1日1～1.5 mg。

八、中医疾病介绍

高尿酸血症于中医可归为“痹病”，其临床常见证型为湿浊内蕴证、湿热毒蕴证、寒湿痹阻证、痰瘀痹阻证、脾虚湿热证及脾肾亏虚证6个证型。

1. 湿浊内蕴证

证候特点：关节局部肿胀明显，按之柔软或有凹陷，关节重痛、酸痛，痛处固定，四肢沉重，活动不利，舌体胖大，舌苔白腻或黄腻，脉濡滑或沉滑。

治则：健脾利水，祛湿化浊。

代表方剂：平胃散（《太平惠民和剂局方》）合五苓散（《伤寒论》）。

2. 湿热毒蕴证

证候特点：关节红肿热痛，口渴，小便黄赤，舌红苔黄腻，脉滑数。

治则：清热解毒，利湿化浊。

代表方剂：四妙散（《成方便读》）。

3. 寒湿痹阻证

证候特点：关节冷痛，遇寒加重，得热则减，舌淡苔白，脉沉紧。

治则：温经散寒，祛湿通络。

代表方剂：桂枝附子汤（《伤寒论》）。

4. 痰瘀痹阻证

证候特点：关节刺痛，固定不移，夜间加重，舌紫暗或有瘀斑，脉涩。

治则：化痰散结，活血通络。

代表方剂：上中下通用痛风方（《丹溪心法》）。

5. 脾虚湿热证

证候特点：关节肿胀，乏力，食欲不振，大便稀溏，舌淡苔白腻，脉濡缓。

治则：益气健脾，清热利湿。

代表方剂：防己黄芪汤（《金匮要略》）。

6. 脾肾亏虚证

证候特点：关节隐痛或酸痛，劳累后加重，腰膝酸软，肢体无力，头晕耳鸣，舌质淡胖，舌边有齿痕，苔白或薄白，脉沉细弱。

治则：健脾益肾，利湿化浊。

代表方剂：济生肾气丸（《济生方》）合参苓白术散（《太平惠民和剂局方》）。

参考文献

[1] 方宁远，吕力为，吕晓希，等. 中国高尿酸血症相关疾病诊疗多学科专家共识（2023年版）[J]. 中国实用内科杂志，2023，43（6）：461-480.

[2] 王菱，彭艾. 中国高尿酸血症及痛风诊疗指南（2019）解读[J]. 西部医学，2021，33（9）：1254-1257.

[3] 刘维. 痛风及高尿酸血症中西医结合诊疗指南[J]. 中医杂志，2023，64（1）：98-106.

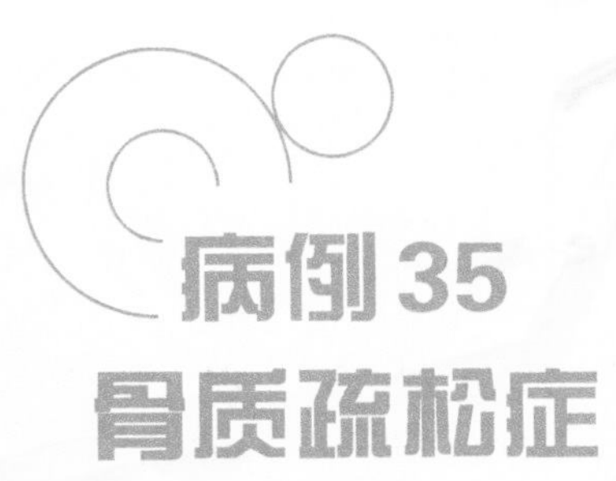

病例35 骨质疏松症

一、病历摘要

患者男性，35岁，因“腰痛3年，右膝关节疼痛半年”入院。

患者2020年因搬重物导致腰椎压缩性骨折，在我院骨科行腰椎椎体成形术治疗，查腰椎骨密度：T值为−4.7，Z值为−4.3，诊为重度骨质疏松症。查内分泌六项：卵泡刺激素2.84 IU/L，促黄体素0.8 IU/L，雌二醇＜15 pg/mL，孕酮0.33 ng/mL，睾酮0.34 ng/mL，垂体催乳素106.83 mIU/L。患者自觉睾丸及阴茎小，阴毛、腋毛未见生长，嗅觉不灵敏。3年来自觉乏力，腰膝酸软、疼痛，右膝关节疼痛，食少纳呆，入睡困难，小便清长，夜尿3～5次，大便正常，遂来诊。

既往高血压病史，平时口服缬沙坦80 mg每日1次治疗，血压控制在130～140/80～90 mmHg。33岁结婚，未育，配偶体健。个人史无特殊。否认家族遗传病病史。

中医望、闻、切诊：患者面色萎黄，精神不振，舌体胖大而嫩，苔白，脉细。

二、入院查体

体格检查：身高186 cm，体重85 kg，BMI 24.6 kg/m^2。脊柱轻微侧弯，皮肤无明显色素沉着，腋下、面部、会阴部无明显毛发。阴毛Tanner分期为V期，阴茎长度约3 cm，睾丸容积5～6 mL。指间距182 cm，上部量86 cm，下部量99 cm。

三、辅助检查

（一）实验室检查

1. 促性腺激素释放激素兴奋试验

促黄体素（0分钟、15分钟、30分钟、60分钟、90分钟）分别为0.2 mIU/mL、1.23 mIU/mL、2.16 mIU/mL、2.31 mIU/mL、2.08 mIU/mL；卵泡刺激素（0分钟、15分钟、30分钟、60分钟、90分钟）分别为0.15 mIU/mL、0.42 mIU/mL、0.71mIU/mL、1.12mIU/mL、1.27 mIU/mL。

2. 皮质醇节律

ACTH（0：00、8：00、16：00）分别为1.13 pmol/L、6.68 pmol/L、2.02 pmol/L；皮质醇（0：00、8：00、16：00）分别为27.25 nmol/L、342.57 nmol/L、87.44 nmol/L，提示皮质醇节律存在。

3. 午夜1片（1 mg）地塞米松抑制试验

ACTH 0.67 pmol/L，皮质醇3.87 nmol/L，可被抑制。

4. 骨代谢指标

β-胶原降解产物0.209 ng/mL、总Ⅰ型胶原氨基延长肽27.32 ng/mL、骨钙素12.6 ng/mL、25-羟维生素D 39.4 ng/mL（＞30ng/mL）。

5. 其他实验室检查

胰岛素样生长因子-1 66.9 ng/mL（60 ～ 350 ng/mL）、ACTH 25.074 pg/mL（7.2 ～ 63.4 pg/mL）；甲状旁腺素40.6 pg/mL（15 ～ 65 pg/mL）、TSH 2.13 mIU/L（0.27 ～ 4.2 mIU/L）、FT3 5.29 pmol/L（3.1 ～ 6.8 pmol/L）、FT4 17.18 pmol/L（12 ～ 22 pmol/L）。余血常规、血生化等指标均基本正常。

（二）影像学检查

阴囊彩超示双侧睾丸微石症。

垂体MRI平扫示垂体腺发育不良。

肾上腺CT示未见明显异常。

嗅觉检测示对酸性、酒精气味稍迟钝，对无味、香精味道反应不敏感。

四、诊断

西医诊断：重度骨质疏松症；男性迟发性性腺功能减退症；高血压1级（低危）。

中医诊断：骨痿—脾肾亏虚证。

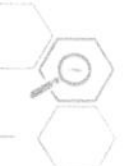

五、治疗过程

日常生活养护，低盐低脂高钙饮食，避免剧烈活动，嘱患者适量负重运动，防止跌倒。

西医治疗上，自2020年开始应用唑来膦酸治疗。并常规服用骨化三醇软胶囊1粒，每晚1次；碳酸钙D_3片1片，每日1次。本次入院，结合患者症状体征及辅助检查，患者诊断考虑卡尔曼综合征引起的继发性骨质疏松，予以促性腺激素释放激素泵替代治疗（间隔90分钟给予戈那瑞林10 μg皮下注射），带泵出院。

带泵7个月门诊复诊，查体示睾丸容积左侧15 mL，右侧12 mL，阴茎长度约4 cm。复查卵泡刺激素6.62 mIU/mL，促黄体素3.25 mIU/mL。睾丸彩超示左侧精索静脉曲张，双侧睾丸微石症。

带泵11个月后出现晨勃及遗精，住院复诊，复查促性腺激素释放激素兴奋试验，（0分钟、30分钟、60分钟、120分钟）：促黄体素（即时、30分钟、60分钟、120分钟）分别为19.06 mIU/mL、34.29 mIU/mL、41.21 mIU/mL、34.29 mIU/mL，卵泡刺激素（即时、30分钟、60分钟、120分钟）分别为4.21 mIU/mL、4.69 mIU/mL、5.71 mIU/mL、6.15 mIU/mL；目前继续予以促性腺激素释放激素脉冲式泵替代治疗。

中医治疗上，患者肾中元气亏虚，血失气摄而运行无力，迟滞成瘀，瘀阻骨络，致骨骼失养，发为骨痿。该患者睾丸及阴茎小，阴毛、腋毛未见生长，且3年来乏力，腰膝酸软、疼痛，右膝关节疼痛，食少纳呆，入睡困难，小便清长，起夜3～5次，面色萎黄，精神不振，舌体胖大而嫩，苔白，脉细，判断患者先天肾精不足，后天脾胃亏虚，骨髓无以化生，遂予患者补益脾肾、强筋壮骨生髓之右归饮加减，整方如下。

熟地黄24 g	山药12 g	山茱萸9 g	党参12 g
炙甘草9 g	黄芪15 g	肉桂6 g	枸杞子9 g
当归9 g	杜仲12 g	菟丝子12 g	鹿角胶12 g
制附子6 g	骨碎补12 g	鸡内金9 g	狗脊9 g

水煎服，每日2次。

右归饮“治元阳不足，或先天禀衰，或劳伤过度，以致命门火衰，不能生土，而为脾胃虚寒……总之，真阳不足者，必神疲气怯。或心绪不宁，或四肢不收，或眼见邪祟，或阳衰无子等证。速宜益火之源，以培右肾之元阳，而神气自强矣”。方中制附子、肉桂温壮元阳，鹿角胶温肾阳、益精血，共为君药。熟地黄、山茱萸、枸杞子、山药滋阴益肾，填精补髓，并养肝补脾，即所谓“善补阳者，必于阴中求阳，则阳得阴助而生化无穷”（《类经》），共为臣药。佐以菟丝子、杜仲，补肝肾、强腰膝；当归养血补肝，与补肾之品相合，共补精血。诸药合用，温壮肾阳，滋补精血。

因患者发生过脊柱骨质疏松压缩骨折，遂予我院自制剂骨宁丸5 g，每日3次，口服治疗以补肾壮骨、化瘀通络。同时给予中药热奄包热敷腰部与双膝以活血化瘀、通络止痛。

经唑来膦酸＋促性腺激素释放激素脉冲式泵替代治疗＋中医治疗后，患者病情平稳，腰膝酸软伴有疼痛等症状明显好转。治疗前后骨密度变化见表35-1，性激素变化见表35-2，骨代谢指标变化见表35-3。

表35-1　患者治疗前后骨密度变化

项目	2020年	2021年	2022年	2023年5月	2023年11月	参考范围
T值	−4.7	−4.5	−4.3	−3.4	−2.8	−1.0～1.0
Z值	−4.3	−4.0	−4.0	−3.0	−2.5	＞−2.5

注：2023年为治疗后数据。

表35-2　患者治疗前后性激素水平变化

项目	2020年	2021年	2022年	2023年5月	2023年11月	参考范围
雌二醇（pg/mL）	＜15	16	＜15	17	19	15～39
孕酮（ng/mL）	0.33	0.35	0.31	0.43	0.39	0.1～0.84
睾酮（ng/mL）	0.34	0.38	0.29	3.56	3.89	1.24～8.62
垂体催乳素（mU/L）	106.83	141.36	126.41	103.43	136.87	55.97～278.36
促黄体素（IU/L）	0.8	0.65	1.01	3.25	3.60	1.75～7.81
卵泡刺激素（IU/L）	2.84	2.36	3.14	6.62	6.96	1.27～19.26

注：2023年为治疗后数据。

表35-3　患者治疗前后骨代谢指标变化

项目	2021年	2022年	2023年5月	2023年11月	参考范围
β-胶原降解产物（ng/mL）	0.314	0.209	0.421	0.338	0～0.854
总Ⅰ型胶原氨基端延长肽（ng/mL）	28.45	27.32	28.23	30.15	9.06～76.24
骨钙素（ng/mL）	10.5	12.6	13.5	14.1	14～46

注：2023年为治疗后数据。

六、病例特点

患者，青年男性，既往“腰椎压缩性骨折”病史。

以腰背部疼痛不适、右膝关节疼痛为主要表现。

身高186 cm，体重85 kg，BMI 24.6 kg/m^2。阴毛Tanner分期Ⅴ期，阴茎长度约3 cm，睾

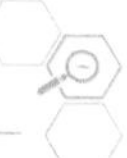

丸容积5～6 mL。指间距182 cm，上部量86 cm，下部量99 cm。脊柱轻微侧弯。消瘦，营养状态欠佳，皮肤无明显色素沉着，腋下、胡须、会阴部无明显毛发。

骨密度T值为−4.5，Z值为−4.3，内分泌六项如上所示，生长激素、催乳素、皮质醇等均无明显异常。

阴囊彩超示双侧睾丸微石症；垂体MRI平扫示垂体腺发育不良；肾上腺CT未见明显异常。

促性腺激素释放激素兴奋试验阳性。

七、西医疾病介绍

骨质疏松症是一种由多种原因导致的全身性骨病，主要特征是骨密度和骨质量下降，骨微结构损害，使骨脆性增加，形成易发生骨折的状态。骨质疏松症主要分为原发性骨质疏松症和继发性骨质疏松症，原发性骨质疏松症又分为绝经后骨质疏松（Ⅰ型）、老年性骨质疏松症（Ⅱ型）和特发性骨质疏松症。另外，观察到多种疾病，如内分泌代谢疾病、结缔组织疾病、慢性肾脏疾病、胃肠疾病和血液系统疾病，均可能引发骨质疏松症。

骨质疏松症的症状包括疼痛、脊柱变形和脆性骨折。这些症状可能导致疼痛、日常生活中的功能障碍或更严重的并发症，如影响心肺功能的胸廓畸形。

（一）诊断

男性骨质疏松症的诊断遵循一般疾病诊断的基本原则，即依据患者病史、体格检查和其他临床相关检查，具体参照中华医学会骨质疏松和骨矿盐疾病分会2020年发布的《男性骨质疏松症诊疗指南》中的诊断标准。该标准主要包括两个方面：一是基于脆性骨折的判定；二是基于骨密度的判定。

1. 基于脆性骨折的判定

脆性骨折是指在站立的高度跌倒所导致的骨折，属于典型的骨质疏松性骨折。脆性骨折是骨质疏松症诊断的重要部分，如发生脆性骨折，无论骨密度测量结果如何，即可诊断为骨质疏松症。脆性骨折可通过病史加以评估；椎体的骨质疏松性骨折可根据胸腰椎侧位X线或椎体骨折评估加以判定，基于侧位X线的判定依据为Genants半定量方法。另外，胸腰椎的CT和（或）MRI有助于椎体骨折的影像诊断和鉴别诊断。

2. 基于骨密度的判定

以DXA骨密度测量结果诊断骨质疏松时，可选择WHO推荐的判定标准。测量部位通常为第1～4腰椎和股骨近端（股骨颈和全髋部），如第1～4腰椎和股骨近端不能满足测量和诊断的需要，可选择非优势侧桡骨远端1/3处的测量结果进行评估。男性骨质疏松诊疗指南建议DXA诊断的测量部位及感兴趣区首选髋部，这主要是因为它对髋部骨折风险的预测值较高，不首选腰椎主要是因为老年人腰椎退行性变较为明显，可导致测量结果出现假性增高。但也有指南认为，腰椎是疗效评估的首选部位。

DXA诊断骨质疏松症的标准见表35-4。需说明的是，该标准仅适用于50岁以上的男性，多个测量部位及感兴趣区的测量结果应选较低的T值作为评估指标。对于50岁以下的男性，推荐使用Z值进行评估，Z值=（骨密度测定值−同种族同性别同龄人骨密度均值）/同种族同性别同龄人骨密度标准差。将Z值≤−2.0 SD判读为低于同年龄段预期范围或低骨量。

表35-4　DXA诊断骨质疏松症的标准

分类	标准
骨量正常	T值≥−1.0 SD
低骨量	−2.5 SD <T值<−1.0 SD
骨质疏松	T值≤−2.5 SD
严重骨质疏松	T值≤−2.5 SD＋脆性骨折

注：T值=（实测值−同种族同性别正常青年人峰值骨密度）/同种族同性别正常青年人峰值骨密度的标准差；DXA：双能X线吸收法。

（二）鉴别诊断

诊断骨质疏松症时，区分原发性骨质疏松症与其他疾病所致继发性骨质疏松症是临床诊断中的重要环节。继发性骨质疏松症在男性中的发生率为30%～70%。有研究表明，43%的男性骨质疏松症患者属于继发性骨质疏松症。

由于继发性骨质疏松症的病因很多，对任何患有骨质疏松症的男性患者都应该进行详细的病史询问和仔细的体格检查，并询问是否用过导致骨质疏松的任何药物。此外，还需询问可导致骨质流失的生活方式因素，包括吸烟、酗酒、缺乏运动和营养不良等。

在仔细询问病史和体格检查后，可进行常规的实验室检查。根据病情和常规检查项目的结果，确定进一步的检测项目。例如，对于性腺功能减退者，需进行睾酮、游离睾酮、性激素结合球蛋白和促性腺激素测定；对于有甲状腺疾病的患者，需要进行甲状腺功能测定；对于有库欣综合征症状和体征的患者，需要进行血、尿皮质醇等指标的测定；对于红细胞沉降率升高的患者，需要进行免疫学方面的检查；对于贫血患者，需要进行血清蛋白电泳，血游离κ和λ轻链检测，必要时进行骨髓穿刺检查；对于起病年龄小、病程短、骨痛明显、骨转换指标水平较高、抗骨质疏松药物治疗反应差，或有骨质疏松家族史的患者，更要重视骨质疏松症的鉴别诊断，以明确疾病的原因。

（三）常用药物

1. 钙剂

充足的钙摄入对获得理想骨峰值、减缓骨丢失、改善骨矿化和维护骨骼健康有益。

2. 维生素D

充足的维生素D可增加肠钙吸收、促进骨骼矿化、保持肌力、改善平衡能力和降低跌倒风险。维生素D不足可导致继发性甲状旁腺功能亢进，会增加骨吸收，从而引起或加重骨质疏松症。同时补充钙剂和维生素D可降低骨质疏松性骨折风险。维生素D不足还会影响其他

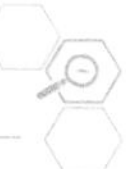

抗骨质疏松药物的疗效。

3. 抗骨质疏松症药物

按作用机制可分为骨吸收抑制剂、骨形成促进剂。一般首选具有较广抗骨折谱的药物（如阿仑膦酸钠、唑来膦酸、利塞膦酸钠和狄诺塞麦等）。对低中度骨折风险者（如绝经后女性，骨密度水平较低但无骨折史）首选口服药物治疗。对口服不能耐受、禁忌、依从性欠佳及高骨折风险者（多发椎体骨折或髋部骨折的老年患者、骨密度极低的患者）可考虑使用注射制剂（如唑来膦酸、特立帕肽或狄诺塞麦等）。仅椎体骨折高风险，而髋部和非椎体骨折风险不高的患者，可考虑选用雌激素或选择性雌激素受体调节剂。

八、中医疾病介绍

历代医家多认为肾虚是本病的主要内在因素。《素问·上古天真论》中说："女子七岁，肾气盛，齿更发长……七七，任脉虚，太冲脉衰少，天癸竭，地道不通，故形坏而无子也。丈夫八岁，肾气实，发长齿更……七八，肝气衰，筋不能动，天癸竭，精少，肾脏衰，形体皆极。八八，则齿发去。"首先提出了人的生长状态随着年龄的增长、肾气的盛衰而变化。《素问·痿论》云："肾主身之骨髓……肾气热，则腰脊不举，骨枯而髓减，发为骨痿。"明确指出骨痿的病因及发病机制。

我院国家级名老中医王景彦主任对于脊柱骨质疏松压缩骨折的观点，认为肾为先天之本，主骨生髓。若肾精充沛，则骨髓生化有源，骨骼坚固有力；反之肾精不足，髓枯骨痿。骨痿以肾虚为本，血瘀为标，系本虚标实之证。治疗应以补益肝肾、强筋壮骨、活血通络为治疗原则。

王老根据其治疗经验研制我院自制剂——骨宁丸，方中补骨脂、狗脊、骨碎补、鹿茸滋补肝肾、强筋健骨，丹参、当归、琥珀活血祛瘀、通络止痛，川芎、黄芪活血益气，威灵仙、乌梢蛇祛湿通络，透骨草引药入骨。全方共奏补肝肾、活气血、通经络、强筋骨之功效。经过临床经验的不断积累，证实了骨宁丸对于骨折后修复、骨关节病等有显著疗效。

结合历代医家经验及临床实践结果，本病的内因在于肾虚，肾气不足，肾精亏虚，则骨髓失充，骨骼失养，脆弱无力，严重者腰脊不举，骨枯而髓减，发为骨痿。根据中医脏腑、八纲辨证理论分为肾虚证、脾肾两虚证、肝肾阴虚证、瘀血阻络证4种证型，其中肾虚证又分为肾阴不足证、肾阳虚衰证。

1. 肾虚证

（1）肾阴不足证

临床表现：腰背酸痛，或全身骨痛，下肢无力或伴腿脚抽筋，手足麻木，五心烦热，口咽干燥，形体消瘦，潮热盗汗，骨蒸发热，午后颧红，小便短黄，舌红少津、少苔或无苔，脉细数。

治法：滋阴清热解痹。

方药：左归丸加减。

药物组成：生地黄、山药、山萸肉、菟丝子、枸杞子、牛膝、鹿角胶、龟板胶等。

（2）肾阳虚衰证

临床表现：腰背冷痛，腿膝软弱，少气乏力，不能久坐，面色淡白，畏寒肢冷，夜尿频多。头晕目眩，精神萎靡，性欲减退，舌淡，苔白，脉沉细无力，尺脉尤甚。

治法：温补肾阳，祛寒化湿。

方药：右归丸加减。

药物组成：熟地黄、山药、山萸肉、枸杞子、杜仲、菟丝子、附子、肉桂、当归、鹿角胶等。

2. 脾肾两虚证

临床表现：腰背酸痛，下肢痿软，神疲乏力，腰弯背驼，不能久立、久行，步履艰难，食少腹胀。少气微言，自汗，易感冒，气短喘促，大便溏泄，面色萎黄或苍白，性功能减退，失眠健忘，发槁齿摇，舌淡，苔薄白，脉弱。

治法：补益脾肾，强筋壮骨。

方药：右归饮加减。

药物组成：熟地黄、山萸肉、山药、杜仲、枸杞子、炙甘草、肉桂、制附子等。

3. 肝肾阴虚证

临床表现：腰膝酸软，形体消瘦，肌肉抽筋，头晕耳鸣，五心烦热，口干咽燥，潮热盗汗，骨蒸发热，齿松发脱，遗精早泄，失眠多梦，舌红少津，少苔或无苔，脉细数。

治法：滋补肝肾，填精壮骨。

方药：六味地黄丸加减。

药物组成：熟地黄、山萸肉、牡丹皮、山药、泽泻、茯苓等。

4. 瘀血阻络证

临床表现：腰背酸痛，骨痛，刺痛，痛有定处，拒按，肢体痿软麻木，筋肉挛缩，脉络瘀血，皮下瘀斑，肌肤甲错，口唇爪甲晦暗，肢体麻木或偏瘫，局部感觉异常，舌质紫暗或有瘀斑瘀点，舌脉粗张，脉涩、无脉或沉弦、弦迟。

治法：补肾活血，通络止痛。

方药：补肾活血汤加减。

药物组成：熟地黄、补骨脂、菟丝子、杜仲、枸杞子、当归、山萸肉、肉苁蓉、没药、独活、红花等。

参考文献

[1] 姚新苗. 骨质疏松症“亏瘀致痿”的理论构建及临床应用[J]. 康复学报，2024，34（2）：97-102，109.

[2] 中华医学会骨质疏松和骨矿盐疾病分会. 男性骨质疏松症诊疗指南[J]. 中华骨质疏松和骨矿盐疾病杂志，2020，13（5）：381-395。

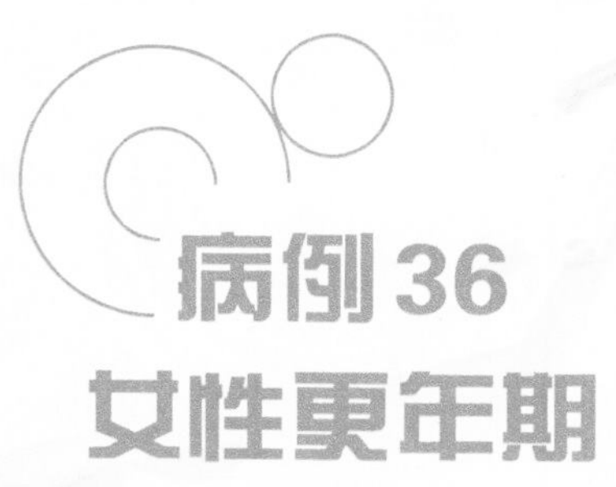

病例36 女性更年期

一、病历摘要

患者女性，51岁，2024年1月20日因“汗出异常1年，加重伴纳差10天”入院。

患者自诉1年前无明显诱因出现阵发性多汗，全身汗出，情绪起伏后症状明显加重，伴面部潮红，无夜间盗汗，未系统诊疗。10日前受凉后见汗出增多、纳差，伴口中异味，腹胀、头痛、失眠、乏力、忧郁多思，无恶心呕吐，无腹痛腹泻，无心悸胸闷，为求系统治疗来诊。现症见阵发性多汗，乏力，纳差，腹胀，睡眠质量差，入睡困难。自发病以来，大便干，2～3日1行，小便正常，近期体重无明显变化。

既往体健，否认食物、药物过敏史。个人史无特殊。31岁结婚，育有1子，配偶及儿子均体健。初潮年龄16岁，行经天数5～7天，月经周期28～45天，末次月经日期为2023年12月15日，近1年月经不规律，周期逐渐延长、经期缩短、经量减少。否认家族中有遗传倾向疾病。

中医望、闻、切诊：患者精神萎靡，神志清晰，面色萎黄，气息平和，语声有力，舌红，苔薄黄，脉浮细。

二、入院查体

体格检查：T 36.5℃，P 68次/分，R 18次/分，BP 132/93 mmHg。患者中年女性，发育正常，营养良好，意识清楚，自主体位，查体合作。语言清晰，正常面容，表情自如，甲状腺无肿大。胸廓对称，双肺呼吸音清，未闻及干湿啰音，无胸膜摩擦音。心前区无隆起，心浊音界正常，心率68次/分，律齐，各瓣膜听诊区未闻及病理性杂音，双下肢无水肿。外阴经产型，阴道通畅，阴道皱襞略少，宫颈表面光滑，子宫前位，子宫略小，轻度压痛，双附件区未触及包块，无压痛。

三、辅助检查

（一）实验室检查

1. 内分泌六项

卵泡刺激素59.73 IU/L（1.27 ～ 19.26 IU/L）、促黄体素33.40 IU/L（1.75 ～ 7.81 IU/L）、雌二醇＜15 pg/mL（15 ～ 39 pg/mL）、孕酮0.21 ng/mL（0.1 ～ 0.84 ng/mL）、垂体催乳素168.08 mIU/L（55.97 ～ 278.36 mIU/L）、睾酮0.37 ng/mL（1.24 ～ 8.62 ng/mL）。

2. 甲状腺功能相关指标

游离三碘甲腺原氨酸、游离甲状腺素、高敏促甲状腺激素、抗甲状腺过氧化物酶自身抗体、抗促甲状腺激素受体抗体结果均正常。

3. 血脂

总胆固醇5.57 mmol/L（2.9 ～ 6.3 mmol/L）、甘油三酯1.53 mmol/L（0.48 ～ 1.7 mmol/L）、高密度脂蛋白胆固醇0.81 mmol/L（0.83 ～ 1.96 mmol/L）、低密度脂蛋白胆固醇3.73 mmol/L（0 ～ 3.10 mmol/L）。

4. 其他实验室检查

25-羟维生素D 13.0 ng/mL（＞30 ng/mL）；特异β人绒毛膜促性腺激素（β-hCG）、血常规、血糖、肝功能、肾功能、电解质、凝血四项等均无明显异常。

（二）影像学检查

盆腔彩超示子宫前位，大小正常，子宫内膜厚5 mm，未见宫内节育器，双侧卵巢略小。乳腺超声未见异常。腹部彩超示脂肪肝（中度）。大致正常心电图。腰椎骨密度T值为−1.7（−1 ～ 1），Z值为−1.5（＞−2.5）。

四、诊断

西医诊断：绝经综合征；轻度脂肪肝；骨量减少。
中医诊断：绝经前后诸证—肝郁脾虚证。

五、治疗过程

饮食定时定量，均衡，低脂高钙高蛋白饮食，饮食结构要多样化，荤素搭配，增加多种水果、蔬菜、膳食纤维摄入。适当增加户外运动，每周至少坚持150分钟中等强度的有氧运

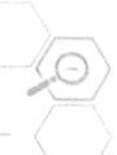

动，如走路、慢跑、骑车、游泳、跳舞等。嘱患者培养个人兴趣爱好，转移注意力，对患者进行更年期宣教，以平和心态看待更年期。

西医治疗上予维生素D滴剂2粒（每粒含维生素D_3 400 IU）口服，每日1次，碳酸钙D_3咀嚼片2片（每片含钙300 mg/维生素D_3 60 IU）口服，每日1次。长期应用。

结合患者症状体征，患者中年女性，以汗多为主症，1年来月经不规律，周期逐渐延长，量逐渐减少，女子七七后以肾虚为本，患者又因受凉出现汗出增多的症状，以风寒袭表、卫阳不固为标，遂中药先以治标为主兼顾治本，予玉屏风散加减，以补肺益气、固表敛汗，方药如下。

防风15 g	黄芪30 g	白术30 g	五倍子10 g

共3剂，每日1剂，水煎服。

3天后复诊，效果不佳。更改方案为中西医结合治疗。

西医治疗：根据患者症状及查体和相关检查，排除其他疾病后，诊断为绝经综合征，因患者发病时间较短，尚属于过渡期，予单孕激素方案，本次月经2024年1月26日来潮，本次至完全绝经每次月经出血第14日开始应用地屈孕酮片10 mg口服，每日1次，连用2周。

中医综合治疗：患者素以肾虚为本，阴阳失和，近期情绪起伏剧烈，肝气郁结不舒，诊为肾虚肝郁。又因患者10日前受风寒侵袭，玉屏风散无效，遂诊为营卫失和，自汗加重，予患者补益肝肾、调和阴阳之剂滋水清肝饮合桂枝汤加减，方药如下。

熟地黄15 g	山萸肉30 g	山药15 g	茯苓12 g
泽泻12 g	牡丹皮10 g	炒栀子12 g	白芍15 g
合欢皮24 g	炒酸枣仁30 g	当归15 g	柴胡12 g
桂枝15 g	甘草12 g	生姜15 g	大枣12枚

每日1剂，水煎温服。

滋水清肝饮最早载于《医宗己任编》。《寿世新编》云："治胃脘燥痛，气逆左胁而上，呕吐酸水，忽热忽寒，或心腹发烧，或小便赤热。"其方以六味地黄丸为基础。方中"三补三泻"滋补肝肾，填精益髓；配以白芍、柴胡、当归、炒栀子、炒酸枣仁疏肝养血，清热敛阴，其奏滋补肝肾、清热疏肝凉血之效。主要用于治疗肾阴亏虚、肝郁肝热之证。临床应用以肾虚耳鸣、听力减退、腰膝酸软、咽痛口干、口苦胁痛、大便干结、舌红少苔、脉象细弦或细数等为辨证要点。

《伤寒论》有云："病人脏无他病，时发热，自汗出，而不愈者，此卫气不和也。先其时发汗则愈，宜桂枝汤。""病常自汗出者，此为荣气和，荣气和者，外不谐，以卫气不共荣气谐和故尔。以荣行脉中，卫行脉外。复发其汗，荣卫和则愈。宜桂枝汤。"病者经常自汗出，而无发热、恶风、头痛等症，可排除太阳中风，当属杂病自汗。营卫二气，卫行脉外，而敷布于表，司固外开阖之权；营行脉中，调和五脏，洒陈六腑。卫在外为营之使，营在内为卫之守，是为生理之常态，即谓之营卫调和。今卫气不能行于外，失其开阖固摄之权，以致腠理不密，而营气在内，虽未受邪，但营阴难以内守，故常自汗出。“以卫气不共荣气谐和故尔”，即营卫失调而致自汗。方用桂枝汤“复发其汗”，促使营卫调和，则自汗痊愈。

同时应用我科自拟方——止汗方贴敷治疗，以五味子、五倍子、煅牡蛎三味药等量研成细末，每次15 g，以陈醋一定比例调制，贴敷于神阙，每晚贴敷6 ～ 8小时。

2周后患者门诊复诊，患者汗出明显减轻，腹胀、纳差、口中异味明显好转，现患者情绪仍有轻微烦躁、忧郁，舌淡红、苔薄白、脉弦数，较前病机尚无变化，去除合欢皮，加浮小麦12 g，淡豆豉9 g以养心除烦。继服14剂。

1个月后患者门诊复查，诉诸症均已消失，停药后症状未再出现，查内分泌六项：卵泡刺激素7.87 IU/L，促黄体素4.92 IU/L，雌二醇54.56 pg/mL，孕酮0.18 ng/mL。血常规、血生化均大致正常。

之后每6个月复查一次。

六、病例特点

患者女性，51岁，因“汗出异常”入院。

患者1年前出现阵发性出汗，情绪起伏时面部潮红，潮热汗出。10天前受凉后出现汗出增多，纳差，伴腹胀、头痛、失眠、乏力、口中异味，无恶心呕吐，无腹痛腹泻，10天以来体重下降2 kg。

外阴经产型，阴道通畅，阴道皱襞略少，宫颈表面光滑，子宫前位，子宫略小，轻度压痛，双附件区未触及包块，无压痛。

内分泌六项示卵泡刺激素、促黄体素升高、雌二醇、睾酮下降；血脂示高密度脂蛋白胆固醇0.81 mmol/L、低密度脂蛋白胆固醇3.73 mmol/L；25-羟维生素D 13.0 ng/mL。

盆腔彩超示子宫前位，大小正常，子宫内膜厚0.5 cm，未见宫内节育器，双侧卵巢略小；腰椎骨密度示T值为−1.7，Z值为−1.5；乳腺超声示未见异常；腹部彩超示脂肪肝（中度）；心电图示大致正常心电图。

七、西医疾病介绍

（一）绝经综合征

绝经综合征是女性由于卵巢功能衰退，雌激素水平降低，出现以自主神经系统功能紊乱为主伴有神经心理症状的一组综合征。报告指出，中国女性常见的绝经相关症状为乏力、情绪波动剧烈、失眠多梦、肌肉关节疼痛和潮热出汗等。通常情况下，女性开始进入围绝经期的平均年龄为46岁，绝经平均年龄为48 ～ 52岁，约90%的女性在45 ～ 55岁绝经。绝经综合征症状几乎涉及全身各系统，症状常参差出现，发作时间、次数无明显规律，病程长短不一，短者数月，长者可迁延数十年。我国约有80%的女性在绝经期前后出现焦虑抑郁、潮热

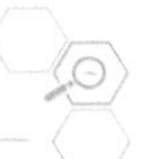

多汗、睡眠障碍等症状，严重影响其日常工作和生活。随着人口老龄化程度的急性加剧，我国围绝经期女性有1.67亿左右，绝经综合征已经成为我国中老年女性的常见病之一。

《中国绝经管理与绝经激素治疗指南2023版》明确提出，绝经激素治疗（menopausal hormone therapy，MHT）是唯一能解决因绝经后雌激素水平下降所带来的各种与之相关问题的方法，MHT的本质就是解决卵巢功能衰退而采取的一项治疗措施。经过近几十年的临床实践，MHT已日趋成熟。在医师指导下应用MHT既可以缓解绝经相关症状，也能在一定程度上延缓或避免中老年慢性代谢性疾病的发生，改善和提高中老年女性的生命质量。MHT必须遵循医疗规范，严格掌握适应证并排除禁忌证，在适宜人群中推广使用但又要避免滥用，才能使绝经过渡期和绝经后期女性在低风险下获得最大的受益。

（二）鉴别诊断

1. 甲状腺功能亢进症

（1）症状不同：甲状腺功能亢进症和女性更年期患者均可出现情绪波动大，易生气、易激惹，月经紊乱；但甲状腺功能亢进症患者表现为神经过敏、易激动、急躁等，而且情绪波动的同时会出现颈部憋胀，甲状腺肿大，月经过多，或月经周期不规则，无闭经症状。

（2）发生原因不同：甲状腺功能亢进症患者多汗是由甲状腺激素增多导致，甲状腺激素能提高机体代谢率、增加产热过程；女性更年期患者多汗是由雌激素水平锐减，导致自主神经功能紊乱而出现的。

（3）出汗表现不同：甲状腺功能亢进症患者出汗是全身性持续出汗；更年期患者出汗表现为阵发性出汗，可致前胸部向颜面蔓延。

（4）伴随症状不同：甲状腺功能亢进症患者在多汗的同时伴有心悸、消瘦、多食、易饥饿、易激动等高代谢症状；女性更年期患者也可以有阵发性心悸、潮热、焦虑、烦躁等症状，但更年期女性不伴有体重下降。甲状腺功能亢进症化验检查表现为T3、T4升高，TSH降低。通过甲状腺功能可对二者进行区分。

2. 精神病性抑郁症

更年期抑郁症与精神病性抑郁症都有焦虑不安、紧张恐惧、主观臆断、疑神疑鬼、情绪低落、自责自怨、悲观绝望等症状。区别在于精神病患者多有遗传病病史，有家族史倾向，家族中总能找到类似的病例，多为年轻时发病，症状一般都延续终身。更年期抑郁症则发病在更年期年龄段，并且随着更年期其他症状的好转而好转。

（三）治疗

1. 单孕激素方案

单孕激素方案适用于绝经过渡期早期，可以调整卵巢功能衰退过程中的月经问题。单纯的孕激素补充一般于月经或撤退性出血第14天起，连用10 ～ 14天。

（1）后半周期孕激素治疗：地屈孕酮10 ～ 20 mg/d或微粒化孕酮200 ～ 300 mg/d，于月经周期或撤退性出血的第14天后，连续用10 ～ 14天。

（2）长周期或连续孕激素治疗：适合于有子宫内膜增生病史或月经量多的患者。左炔诺孕酮宫内缓释节育系统对子宫内膜的保护作用最强，可优先选用。当出现低雌激素相关症状后，建议转为雌激素联合孕激素方案。

2. 单雌激素方案

单雌激素方案适用于切除子宫后的女性，一般连续用药。

（1）口服：戊酸雌二醇0.5～2 mg/d或17β-雌二醇1～2 mg/d或结合雌激素0.3～0.625 mg/d。

（2）经皮：雌二醇凝胶每天1.25～2.5 g（含1.5 mg 17β-雌二醇），涂抹于手臂、大腿、臀部等处的皮肤（避开乳房和会阴）。半水合雌二醇贴片每7天使用0.5～1贴。

3. 雌孕激素序贯方案

雌孕激素序贯方案适用于有完整子宫，期望有月经样出血的女性。

（1）连续序贯方案：治疗过程中每天应用雌激素，孕激素周期用药。可应用连续序贯复方制剂，如连续口服或经皮使用雌激素，每28天后半程加用孕激素10～14天，亦可连续使用雌二醇片/雌二醇地屈孕酮片（1/10或2/10剂型），1片/天，每周期28天。

（2）周期序贯方案：周期治疗过程中有3～7天停药期。可应用复方制剂，如戊酸雌二醇片/雌二醇环丙孕酮片，1片/天，共21天，停药7天后开始下一周期。亦可连续口服或经皮使用雌激素21～25天，后10～14天加用孕激素，停药3～7天再开始下一周期。

4. 雌孕激素连续联合方案

雌孕激素连续联合方案适用于绝经1年以上，有子宫但不希望有月经样出血的女性。

可连续使用口服雌激素（雌二醇1～2 mg/d、结合雌激素0.3～0.625 mg/d）或经皮雌激素（雌二醇凝胶0.75～1.5 mg/d、雌二醇透皮贴25～50 μg/24 h），同时口服地屈孕酮（5～10 mg/d）或微粒化孕酮（100～200 mg/d）。也可连续使用复方制剂如雌二醇屈螺酮片（每片含1 mg 雌二醇，2 mg屈螺酮）1片/天。对已经放置左炔诺孕酮宫内缓释节育系统的绝经期女性，只需每日口服或经皮使用雌激素。

同时，为了发挥孕激素对子宫内膜的充分保护作用，孕激素用量应该与雌激素用量相适应。

5. 替勃龙方案

替勃龙1.25～2.5 mg/d，连续服用，适用于绝经1年以上，且服药期间不希望有月经样出血的女性。

6. 阴道局部雌激素方案

阴道局部雌激素方案是绝经期泌尿生殖系统综合征的首选方案。可选择普罗雌烯阴道胶丸或乳膏、雌三醇乳膏和结合雌激素乳膏，阴道胶丸1粒/天、乳膏0.5～1 g/d，连续使用2～3周，可根据药物疗效逐渐减少每周的使用次数。短期内局部使用雌激素阴道制剂，不需加用孕激素，长期使用（6个月以上）者应监测子宫内膜。

7. 其他MHT方案

（1）尼尔雌醇：口服尼尔雌醇2 mg，每15天1次，每3个月加用孕激素10天，以免尼尔雌醇对子宫内膜的刺激。

（2）巴多昔芬20 mg结合雌激素0.45 mg，可用于有完整子宫的女性预防骨质丢失和缓解绝经相关症状，不用额外添加孕激素，在北美地区常用。

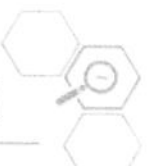

（3）普拉睾酮（活性成分为脱氢表雄酮），已经美国食品药品管理局批准作为绝经期泌尿生殖系统综合征用药。

八、中医疾病介绍

（一）病因病机

绝经综合征在古籍中未专篇论述，其症状散见于“经断复来”“脏躁”“百合病”“郁证”等病证描述中。《素问·上古天真论》云：“七七，任脉虚，太冲脉衰少，天癸竭，地道不通，故形坏而无子也。”记载了女性衰老的自然规律，大多数女性可自然度过这一时期，也有少部分女性会出现五心烦热、潮热面红、头晕乏力、心悸失眠、腰酸背痛或伴月经周期紊乱等与绝经相关的症状，中医将绝经综合征称为“经断前后诸证”“绝经前后诸证”等。随着肾气渐衰，天癸将竭，冲任二脉逐渐亏虚，精血日趋不足，肾阴阳易于失和，进而导致脏腑功能失调，多数女性脏腑调节有度，可自行适应，部分女性由于体质较弱，以及产育、疾病、营养、劳逸、社会环境、精神等因素的影响，不能自身调节，而出现一系列脏腑功能紊乱。

本病病机以肾虚为本，女子七七，肾气渐衰，冲任亏损，天癸将绝，精气不足，阴阳失去平衡，故出现肾阴不足，阳失潜藏；或肾阳虚衰，经脉失其温养等阴阳失调的现象，从而影响脏腑功能，以致出现种种功能失常症状。

肝肾同源，肾阴亏虚，水不涵木，则表现为阴虚阳亢之象；肾阳虚，命火衰，脾土失煦，则出现脾肾阳虚之候；肾精不足，心阴虚而心阳亢，可致心肾不交。此外，尚有肝气郁结、心脾两虚导致气血失调，影响冲任，而出现绝经前后诸证者。根据临床症状体征可分为以下几个证型。

（二）辨证论治

1. 肾阴虚证

临床表现：腰膝酸软，潮热汗出，口干，便秘，阴道干涩，舌红苔少，脉细数。

治法：滋补肾阴，育阴潜阳。

方药：六味地黄丸或左归丸加减。

药物组成：熟地黄、山茱萸、牡丹皮、山药、茯苓、泽泻、川牛膝、菟丝子、鹿角胶、龟板胶等。

2. 肾阳虚证

临床表现：畏寒肢冷，腰膝冷痛，性欲减退，夜尿频数，舌淡苔白滑，脉沉弱无力。

治法：温补肾阳，填精养血。

方药：金匮肾气丸或右归丸加减。

药物组成：熟地黄、炮附片、肉桂、山药、山茱萸、菟丝子、鹿角胶、枸杞子、当归、杜仲。

3. 肾阴阳两虚证

临床表现：畏寒肢冷，潮热汗出或汗出后畏寒，腰膝酸痛，舌淡苔薄，脉沉弱。

治法：肾阴阳双补。

方药：二仙汤加减。

药物组成：仙茅、淫羊藿、当归、巴戟天、黄柏、知母。

4. 心肾不交证

临床表现：腰膝酸软，心烦，失眠，口咽干燥，舌红苔少，脉沉细数。

治法：滋阴降火，交通心肾。

方药：黄连阿胶汤或交泰丸加减。

药物组成：黄连、阿胶、黄芩、芍药（白芍）、鸡子黄。

5. 肾虚肝郁证

临床表现：腰膝酸软，潮热汗出，精神抑郁，胸闷，两胁及乳房胀痛，舌红，苔薄白或薄黄，脉沉弦或细弦。

治法：滋补肾阴，养肝疏肝。

方药：滋水清肝饮加减。

药物组成：熟地黄、当归、白芍、酸枣仁、山茱萸、茯苓、山药、柴胡、山栀子、牡丹皮、泽泻。

6. 脾肾两虚证

临床表现：阴道异常流血、血色淡红质稀，神疲乏力，腰膝酸软，舌淡，苔白，脉沉弱无力。

治法：健脾益气，补肾固冲。

方药：补肾固冲汤加减。

药物组成：黄芪、党参、熟地黄、山茱萸、白术、白芍、续断、菟丝子、阿胶、茜草、煅牡蛎、海螵蛸。

（三）特色治疗

我科经长期治疗更年期的临床实践形成了中西医结合、内治外治并用的治疗体系。根据患者临床症状、体征结合相关化验检查进行辨证，根据理、法、方、药给予患者合适的中药汤剂，并且结合穴位贴敷、耳针、耳穴压豆、针灸、中药热奄包等外治方法，内外兼治，发挥疗效。

例如，耳穴压豆、耳针可取内分泌、肾、肝、神门等相关耳穴。每日揉捏3～5次，以微微酸痛不产生剧烈疼痛为度。针灸一般取太溪、气海、关元、中极、肾俞、阴陵泉、三阴交、复溜等穴位，并根据症状病情加减穴位，留针15～30分钟，7日为1个疗程。

参考文献

[1] BAI R，LIU Y，ZHANG L，et al．Projections of future life expectancy in China up to 2035：a modelling

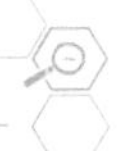

study [J]. Lance Public Health，2023，8 (12) : 915-922.

[2] 中华医学会妇产科学分会绝经学组. 中国绝经管理与绝经激素治疗指南2023版 [J]. 中华妇产科杂志，2023，58: 4-21.

[3]《围绝经期综合征（更年期综合征）重点人群治未病干预指南》编写组，中国医学科学院北京协和医院. 围绝经期综合征（更年期综合征）重点人群治未病干预指南 [J]. 北京中医药大学学报，2023，46 (8) : 1048-1062.

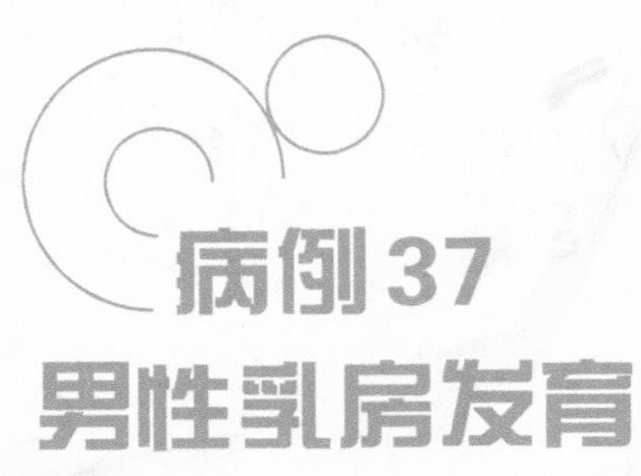

病例37 男性乳房发育

一、病历摘要

患者男性，12岁5个月，因“发现乳房增大半年余，疼痛2个月”来诊。

患者半年前发现乳房增大，无触痛，未触及乳核，未在意，未行特殊诊治。近2个月患者发现乳房增大明显，乳晕增大，乳晕处时有红肿，伴触痛，无乳房溢液，无溢乳，无头痛，无视野缺损，无嗅觉异常，无变声，无口干、多饮、多尿，腹部皮肤两侧可见紫纹。2023年2月19日门诊以“男性乳房增大原因待查”收住院。患者自发病以来，纳食较多，喜食肉食，眠尚安，二便正常。近半年体重增加约8 kg，伴身高增长明显（约6 cm）。

患者生于2010年9月4日（生活年龄12岁5个月），顺产，母亲孕期无特殊用药史。出生时无窒息缺氧，出生身长50 cm，体重3.75 kg，母乳喂养。出生后发育正常。身高处于同龄儿中偏高水平，体重较同龄儿明显增高。平素学习成绩中等。22：00—23：00入睡，7：00起床。无长期腹泻、腹痛，无肾脏系统或呼吸系统疾病史及其他慢性病病史。父亲身高178 cm，母亲身高158 cm，遗传靶身高（174.5±5.0）cm。否认家族中有遗传倾向疾病。

中医望、闻、切诊：患者精神一般，神志清晰，面色暗黄，气息平和，语声有力，舌红，苔薄黄，脉弦滑。

二、入院查体

体格检查：T 36.5 ℃，P 75次/分，R 18次/分，BP 107/62 mmHg，体重82.5 kg，身高168 cm，BMI 29.23 kg/m^2，腰围90 cm。青少年男性，超力体形。皮肤无皮疹，无皮下出血，

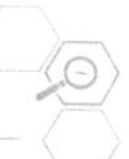

无脱屑，无黑颈。胸廓对称，双乳Ⅲ级，未触及结节，有触痛。双肺呼吸音清，未闻及干湿啰音，无胸膜摩擦音。心前区无隆起，心浊音界正常，律齐，各瓣膜听诊区未闻及病理性杂音。腹部膨隆，腹部两侧皮肤可见紫纹。喉结发育，有胡须，偶有遗精，双侧睾丸大小约8 mL。

三、辅助检查

2023年2月19日入院行实验室检查，肝功能、肾功能、血脂、葡萄糖检查结果见表37-1，甲状腺功能五项检查见表37-2，内分泌六项检查见表37-3，血清促肾上腺皮质激素和血浆皮质醇检查见表37-4，血清生长激素、血hCG检查见表37-5，影像学检查见表37-6。

表37-1 肝功能、肾功能、血脂、葡萄糖检查

项目	结果	参考范围
丙氨酸氨基转移酶（U/L）	23	7～40
天冬氨酸氨基转移酶（U/L）	17	13～35
天冬氨酸/丙氨酸	0.74	0.8～1.5
碱性磷酸酶（U/L）	89	50～135
γ-谷氨酰基转移酶（U/L）	19	7～45
总蛋白（g/L）	65.3	65～85
白蛋白（g/L）	43.1	38～53
球蛋白（g/L）	22.2	20～40
白蛋白/球蛋白	1.94	1.2～2.4
总胆红素（μmol/L）	6.0	5.1～24.1
直接胆红素（μmol/L）	1.6	0.0～6.8
尿酸（μmol/L）	583	208～428
尿素（mmol/L）	5.09	1.83～8.2
肌酐（μmol/L）	48	35～80
总胆固醇（mmol/L）	4.08	2.9～6.3
甘油三酯（mmol/L）	0.83	0.48～1.7
高密度脂蛋白胆固醇（mmol/L）	1.08	0.83～1.96
低密度脂蛋白胆固醇（mmol/L）	2.72	0～3.10
葡萄糖（mmol/L）	5.13	3.9～6.1

表 37-2　甲状腺功能五项检查

项目	结果	参考范围
游离三碘甲腺原氨酸（pmol/L）	5.48	3.1 ～ 6.8
游离甲状腺素（pmol/L）	15.75	12 ～ 22
高敏促甲状腺激素（mIU/L）	3.34	0.27 ～ 4.2
抗甲状腺球蛋白抗体（IU/mL）	17.54	0 ～ 115
抗甲状腺过氧化酶物自身抗体（IU/mL）	7.35	0 ～ 34

表 37-3　内分泌六项检查

项目	结果	参考范围
卵泡刺激素（IU/L）	5.92	1.27 ～ 19.26
促黄体素（IU/L）	3.01	1.24 ～ 8.62
雌二醇（pg/mL）	＜15	15 ～ 39
孕酮（ng/mL）	0.29	0.1 ～ 0.84
睾酮（ng/mL）	1.21	1.75 ～ 7.81
垂体催乳素（mU/L）	182.88	55.92 ～ 278.36

表 37-4　血清促肾上腺皮质激素和血浆皮质醇节律测定

项目	结果	参考范围
ACTH 节律（pg/mL）		
0:00	4.244	最低
8:00	16.617	7：00—10：00　7.2 ～ 63.4
16:00	15.344	16：00—20：00　3.6 ～ 31.7
皮质醇节律（nmol/L）		
0:00	14.50	最低
8:00	222.00	6：00—10：00　133 ～ 537
16:00	71.13	16：00—20：00　68.2 ～ 3275

表 37-5　血清生长激素、血 hCG

项目	检查结果	范围
生长激素（ng/mL）	0.075	0.003 ～ 0.97
胰岛素样生长因子 -1（ng/mL）	252.71	143 ～ 686
β-hCG（IU/L）	＜0.6	0 ～ 5

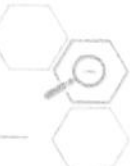

表37-6　影像学检查项目及结果

项目	结果
乳腺彩超	左、右乳头下均探及腺体样低回声，范围分别约为3.5 cm×0.6 cm、3.2 cm×0.9 cm；CDFI：未见明显血流信号。符合男性乳腺发育
骨龄测定	左侧腕骨示有8枚，桡骨远端及掌指骨骨骺规则，骨骺较清晰。左腕关节间隙适度。BMI为29.23 kg/m^2。遗传身高为174.5 cm，骨龄身高预测为182.8 cm。骨龄相当于14岁2个月男孩标准（TW3-RUS法）
肾上腺CT	双侧肾上腺大小、形态及密度未见明显确切异常，双侧肾上腺最厚处均未超过同侧膈肌角。肠系膜根部见多个小淋巴结
双侧肾上腺彩超	双侧肾上腺区未见明显异常占位
垂体MRI	矢状面T_1flair＋FS、T_2WI＋FS，冠状面T_1flair＋FS、T_2WI＋FS序列平扫示垂体大小形态可，高约0.3 cm，内信号均匀，鞍底居中，腺垂体信号较均匀，神经垂体形态信号可
男性生殖器（前列腺、睾丸、附睾、精索静脉）彩超	左侧睾丸大小约为2.6 cm×1.6 cm×2.0 cm，右侧睾丸大小约为2.9 cm×1.5 cm×1.8 cm，实质回声均匀，双侧附睾大小形态正常，未见异常回声。左、右侧精索静脉内径不宽，瓦氏动作后，未见明显反流信号

四、诊断

西医诊断：特发性男性乳房发育；肥胖病；高尿酸血症。

中医诊断：乳疬—肝郁气滞证。

五、治疗过程

儿童特发性男性乳房发育是否予药物治疗，尚存在着争议。只有当增生的乳腺不能消退，引起疼痛或导致患儿不安、痛苦，以致影响其日常生活时，可考虑药物治疗，不宜轻易使用雌激素受体阻断剂。中医药较早干预，尤其在腺体增生活跃时期采用中医药手段治疗最为有效，若腺体发生纤维化和玻璃样变，则组织对药物的敏感性大大降低，中药和化学药均难以起效。另患者有高尿酸血症，嘱低嘌呤饮食，注意控制饮食，加强运动，减轻体重。

中医予以中药汤剂疏肝行气、软坚散结，穴位贴敷双涌泉以固本培元，贴敷双侧乳房阿是穴以软坚散结、行气止痛，耳针取内分泌、神门、胰腺、皮质下等穴以调节脏腑功能。

患者因"发现乳房增大半年，疼痛2个月"入院。综合四诊，当属中医学"乳疬"范畴，证属肝郁气滞。患者青少年男性，情志不畅，肝气不舒，郁久化火，炼液成痰，痰气互结，发为乳疬。治以疏肝行气、软坚散结，方选参苓白术散合柴胡疏肝散加减，整方如下。

紫豆蔻6 g	米炒党参12 g	麸炒白术9 g	炒白扁豆9 g
陈皮9 g	麸炒山药12 g	莲子3 g	炒薏苡仁12 g
砂仁3 g（后下）	柴胡12 g	香附9 g	当归6 g
煅牡蛎9 g	浙贝母9 g	炙甘草3 g	玳玳花3 g

水煎服，每日1剂，早晚分服。1个月为1个疗程，3个疗程后判断疗效。

2023年5月30日门诊复查，查乳腺彩超：左、右乳头下均探及腺体样低回声，范围分别约为3.2 cm×0.5 cm、3.0 cm×0.7 cm。无特殊不适，继续中医疗法。每隔3个月门诊复查，患者乳房逐渐减小，疼痛减轻至消失。

六、病例特点

患者青少年男性，乳房增大病史，近2个月症状加重。既往体健。无类似疾病家族史。

乳房增大明显，乳晕增大，乳晕处时有红肿，伴触痛，无乳房溢液，无溢乳，无头痛，无视野缺损，无嗅觉异常，无变声，无口干、多饮、多尿，腹部皮肤两侧可见紫纹，纳多，眠可，大小便正常，近期体重增加约8 kg，身高增加约6 cm。

体格检查示P 75次/分，BP 107/62 mHg，体重82.5 kg，身高168 cm，BMI 29.23 kg/m^2，腰围90 cm。青少年男性，超力体形。胸廓对称，双乳Ⅲ级，未触及结节，有触痛。双肺呼吸音清，未闻及干湿啰音，无胸膜摩擦音。心前区无隆起，心浊音界正常，律齐，各瓣膜听诊区未闻及病理性杂音。腹部膨隆，腹部两侧皮肤可见紫纹。喉结发育，有胡须，偶有遗精，双侧睾丸大小约8 mL。

肝功能、肾功能、血脂、血糖、内分泌六项、血清促肾上腺皮质激素测定、血浆皮质醇、血清生长激素、血hCG结果大致正常。乳腺彩超示左、右乳头下均探及腺体样低回声，范围分别约为3.5 cm×0.6 cm、3.2 cm×0.9 cm；CDFI示未见明显血流信号。骨龄测定示骨龄相当于14岁2个月男孩标准。男性生殖器（前列腺、睾丸、附睾、精索静脉）彩超示左侧睾丸大小约为2.6 cm×1.6 cm×2.0 cm，右侧睾丸大小约为2.9 cm×1.5 cm×1.8 cm，实质回声均匀，双侧附睾大小形态正常，未见异常回声；左、右侧精索静脉内径不宽，瓦氏动作后，未见明显反流信号。垂体MRI、肾上腺CT及彩超未见明显异常。

七、西医疾病介绍

正常男性乳腺组织仅有不发育的乳腺导管及少量结缔组织，乳头小，乳晕呈褐色或浅褐色，外表平坦，如果乳房出现异常发育，即称为男性乳房发育（GM），是男性乳房组织的一种良性弥漫性或局灶性发育异常疾病。可发生在单侧或双侧，呈弥漫性或局灶性，最常见的是双侧弥漫性发育。GM可发生在任何年龄，常见于婴幼儿期、青春期和中老年期。依据乳房内部的组织比例分腺体型、脂肪型、腺体脂肪混合型 3 种临床分型；依据乳房形态及大小临床分Ⅰ级（轻度）、Ⅱ级（中度）、Ⅲ级（重度）、Ⅳ级（极重度）；依据病因可分为生理性、病理性、药物性和特发性4种类型。

（一）病因

生理性、病理性、特发性男性乳房发育的常见病因如下（表37-7）。

1. 生理性

新生儿约50%出生时乳腺增大；青春期可出现一过性乳腺增生，12～14岁男孩中发生率约为60%；健康老年男性也可能因为雄激素下降，雌激素/雄激素比值升高导致乳腺增生。

2. 病理性

GM的病理生理改变归因于雌激素与雄激素水平比例失衡，原有比例只要偏向雌激素相对增高，GM即可发生。雌激素增多，雄激素减少，雄激素受体异常，雌激素增多尤其是芳香化酶增强后的雌激素增多或相对增多，均可造成GM；此外，高催乳素血症时，促黄体素相对抑制所致雄激素相对减少，且乳腺的催乳素受体激活，促进了GM。高胰岛素样生长因子-1血症、生长激素腺瘤、青春期亦可导致GM。男性乳腺组织中含有雌激素受体和雄激素受体，雌激素与受体结合可促进乳腺导管的增殖和发育，与其相反，雄激素与受体结合会抑制乳腺导管的生长和分化。

3. 特发性

部分患者经全面检查也未能找到病因，可能因为内分泌紊乱尚在早期，或为一过性，或是多次小剂量接触雌激素或雄激素拮抗剂导致，也有研究发现可能与环境有关。

表37-7　生理性、病理性、特发性男性乳房发育的常见病因

类别	常见原因
生理性	见于新生儿/婴儿期、青春期、中老年期 原发性睾丸功能减退症：Klinefelter综合征、睾丸炎 继发性睾丸功能减退症：垂体及下丘脑疾病、营养不良 甲状腺功能亢进症
病理性	肿瘤：睾丸肿瘤，肾上腺肿瘤，绒毛膜癌及异位分泌hCG肿瘤（肺癌、肝癌、胃癌、肾癌） 肝肾功能不全、肥胖 罕见病因：睾酮生成酶缺陷、雄激素不敏感综合征、真两性畸形、腺外芳香化酶活性过高 环境污染物
特发性	常见于中青年，找不到确切的病因

（二）诊断

临床工作中主要采用体格检查、影像学检查（B超、钼靶、MRI）、性激素检查及病理检测进行诊断及鉴别诊断。

1. 临床分型

（1）腺体型：以乳腺腺体发育为主，在乳晕下摸到较硬的乳腺组织，底端游离（可以推动），腺体组织体积≥全部乳房体积的75%，成年人此类型中乳腺肿瘤、男性生殖器肿瘤存在的风险增高。

（2）脂肪型：以脂肪组织发育为主，脂肪沉积，常见于肥胖男性，外观上已达到女性乳房，腺体组织体积≤全部乳房体积的25%。

（3）腺体脂肪混合型：腺体及脂肪组织均发育，腺体体积占全部乳房体积的25%～75%。

2. 临床分级

（1）Ⅰ级（轻度）：发育乳房组织内侧没有达到同侧胸骨旁线，外侧没有达到腋前线，不伴皮肤冗余，乳头乳晕复合体在正常位置。

（2）Ⅱ级（中度）：发育乳房组织内侧达到同侧胸骨旁线，外侧没有超过腋前线，伴皮肤冗余，乳头乳晕复合体下垂但没有低于乳房下皱褶。

（3）Ⅲ级（重度）：发育乳房组织内侧达到同侧胸骨旁线，外侧超过腋前线、未超过腋中线，伴明显皮肤冗余，乳头乳晕复合体低于乳房下皱褶，但是高于乳房的最低点。

（4）Ⅳ级（极重度）：发育乳房组织内侧达到同侧胸骨旁线，外侧超过腋中线，乳头乳晕复合体低于乳房下皱褶，但未达到乳房最低点；乳头乳晕复合体就是乳房最低点，二者具备一项即可诊断。

（三）鉴别诊断

1. 假性男性乳房发育

患者呈脂肪性乳房而无实质腺体增生，多见于肥胖男性或营养不良恢复期，双侧乳房常对称性肥大，触诊不能触及明显肿块，无乳房疼痛及压痛，通过超声检查无明显腺体增生，较易鉴别。

2. 男性乳腺癌

多见于老年男性，可触及无痛性肿块且常位于乳晕区域外（多为单侧），偶尔伴有皮肤变化（橘皮样外观或皮肤溃疡）及腋窝淋巴结肿大，可疑患者应尽快行X线检查或穿刺活检以明确诊断。

（四）治疗

1. 临床观察

无症状的生理性GM通常不需要治疗，大多数患者的症状会自行消退。病因明确的GM患者，首要的是消除潜在的致病因素（如药物、职业暴露、意外接触、内分泌疾病及系统

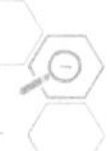

性疾病），对于持续时间较短的GM，去除病因常常会使乳房发育症状在之后1年内减轻和消退。在去除病因后应每隔3个月进行一次临床随访，以观察疾病是否有持续或进一步发展的可能。儿童特发性男性乳房发育大多数不需要治疗，当增生的乳腺不能消退、引起疼痛或导致患儿不安、痛苦，以致影响其日常生活时，应考虑药物或手术治疗。

2. 药物治疗

GM的药物治疗包括雄激素、雌激素受体调节剂和芳香化酶抑制剂等。目前认为药物治疗只在GM早期活跃期（1年内）有效，后期伴随疾病进展，乳房疏松结缔组织发生纤维化，乳房肥大症状较难消退。雄激素治疗GM仅适用于性腺功能减退导致睾酮分泌量降低的患者，对于雄激素芳香化酶过量导致的GM有反效果，因此临床不推荐作为一线药物。选择性雌激素受体调节剂（如他莫昔芬）可抑制雌激素在乳腺组织中发挥作用，虽无明确指南支持，但据报道，其针对伴随疼痛的GM，患者症状常能得到有效缓解。芳香化酶抑制剂（如阿那曲唑）在治疗青春期GM患者时可能不如他莫昔芬有效，但在雄激素过量导致芳香化酶增加的特定患者中具有重要作用。hCG分泌过剩引发的GM可用达那唑对抗激素作用，缓解乳房疼痛，减轻乳房发育症状。

3. 手术治疗

对于乳房过大及药物治疗无效或怀疑肿瘤者，可使用手术治疗。手术方法包括皮下脂肪切除术、脂肪抽吸术、乳房切除术等。

八、中医辨证论治

（一）病因病机

男性乳房发育属于中医“乳疬”范畴。肾虚肝郁是乳房发育的核心病机，乳房与肝肾具有密切联系。《外科正宗》言：“男子乳节与妇女微异，女损肝胃，男损肝肾。”《疡科心得集》言：“男子乳头属肝，乳房属肾。”痰瘀凝滞是乳房发育的病理关键，乳房形成肿块必是有实邪留滞局部，诚如《医学入门》所言“痰瘀凝滞，亦能结核”。乳疬病机多因情志不畅，肝气郁结，气郁化火，炼液成痰，痰气互结，脉络失和而成；或先天肾气不足，后天肝肾亏虚，冲任失调，肝失所养，气滞痰凝而成。

（二）辨证论治

1. 肝郁气滞证

临床表现：乳房肿块、疼痛，情绪不畅时加重，伴有胸闷、嗳气、叹息、胁肋胀满，舌红，苔薄白，脉弦。

治法：疏肝理气，化痰散结。

方药：柴胡疏肝散加减。

2. 脾虚痰凝证

临床表现：乳房肿块、不痛或微痛，伴有神疲乏力、纳差、大便溏泄，舌淡胖，边有齿痕，苔白腻，脉滑或沉细。

治法：健脾化痰，散结消肿。

方药：六君子汤加减。

3. 肝肾阴虚证

临床表现：乳房肿块隐痛或刺痛，腰膝酸软，潮热盗汗，五心烦热，舌红少苔或无苔，脉细数。

治法：滋补肝肾，调理冲任。

方药：左归丸加减。

4. 痰凝血瘀证

临床表现：乳房肿块刺痛，痛处固定不移，面色晦暗或有瘀斑，舌质紫暗或有瘀点瘀斑，苔薄白或腻，脉涩或沉弦。

治法：活血化瘀，散结消肿。

方药：血府逐瘀汤加减。

（三）中医特色治疗

1. 针灸治疗

在肿块上下左右旁开1寸处，向肿块方向平刺入约1寸，但不刺入肿块中。主穴为天宗、膻中、足三里、三阴交。配穴为肝火型去足三里，加太冲；气血两虚型加气海；肝肾阴亏型去足三里，加太溪。留针30分钟，2日1次，连续7次为1个疗程。

2. 中药贴敷

中药贴敷作为治疗乳疬最常用的中医外治法之一，贴于乳房局部阿是穴，通过皮肤将药物渗透到体内直达病灶，起效快，效果好，依从性高。组方：三棱、莪术、延胡索、香附、黄芩、甘遂、僵蚕、芒硝、半夏、白芥子、冰片、鹿角胶。根据皮肤状况可贴敷2～8小时。

参考文献

[1] 徐新宇，李洁心，应志康，等. 崔云运用补肾疏肝法治疗男性乳房发育症经验［J］. 浙江中西医结合杂志，2022，32（4）：297-300.

[2] 师丙帅，韩宝三，汪海滨，等. 中国男性乳房发育临床诊治专家共识［J］. 中国肿瘤外科杂志，2023，15（4）：313-323.